자연치유력·면역력은 장내세균

난치병, 3권
암을 극복한 체험담

예술미디어

자연치유력·면역력은 장내세균

난치병, 암을 극복한 체험담

초판인쇄 : 2008년 4월 4일
초판발행 : 2008년 4월 8일

번　역 : 최자현, 박미주, 박정소, 이선희,
펴낸이 : 김 칠 규
펴낸곳 : 예술미디어

출판등록 : 1997년 6월 3일 (제305-1997-000039호)
주소 : 서울시·동대문구 신설동 18번지 진성빌딩 204호
전화 : 0505-770-0079
팩스 : 02-923-8035

E-mail : cgkim@hanmail.net
ISBN 978-89-476-0039-2

* 잘못된 책은 바꾸어 드립니다.
　값은 표지에 있습니다.

자연치유력·면역력은 장내세균

난치병,
암을 극복한 체험담

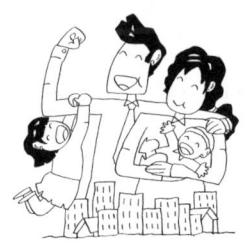

책을 펴낸 이유

저는 30여년 전 친형님이 경영하시는 요구르트 회사에 근무하면서 풀지 못한 의문이 있었습니다. 그것은 요구르트를 마시면 유산균이 입 안에서부터 이미 산이나 열에 의해 죽어버리는데 어째서 장기 복용을 하는 사람들이 만성 설사병이 호전되었다고 하는지, 장도 좋아졌다고 하는지 30년이 지난 후에도 풀리지 않는 숙제로 남아 있었습니다. 그런데 이러한 의문이 2007년 1월 중순 경 지인의 소개로 유산균대사산물인 <세이겐>을 소개받고 지금까지 복용해오면서 풀리기 시작했습니다. 그것은 살아있는 '생균(生菌)'이 아닌 유산균의 대사산물(代謝産物)을 이용하는 것이었습니다. 그제서야 거짓으로만 인식되던 만병통치라는 말이 현실적으로 가능할 수도 있겠구나… 라는 생각이 들었습니다.

제 자신 스스로가 <세이겐>을 복용하면서, 현대 의학을 창시한 히포크라테스의 불멸의 건강 진리인 "음식으로 고치지 못하는 병은 의사도 고치지 못한다, 음식을 통해 자연 치유력으로 고쳐라"라는 진리를 실감하고 있습니다. 약은 약을 부릅니다. 복용하는 약의 부작용으로 또다른 약을 먹게 됩니다. 결국 약이 약을 먹는 악순환의 고리를 끊기 위해서는 면역력을 높여 자신의 체질을 개선하는 것이 최선의 방책입니다.

"암, 난치병을 극복하기 위한 첫 단계는 장내세균을 유익균으로 다스려 자연치유력(면역력)을 높이는 것입니다."

 일본, 미국 등의 선진국에서는 이미 오래 전에 장내세균의 중요성에 대해 깨달았으며, 지금으로부터 약 1세기 전 일본의 시혼간지(西本願寺)파 제 22대 법주인 오오타니 코우즈이(大谷光瑞)법사는 불교 경전인 대반열반경(大般涅槃經) 속에서 '제호'와 그것을 제조하는 과정을 발견하였습니다.
 이 제조법을 바탕으로 68년 전에 공서배양법(共棲培養法)을 국제발명특허하고 국제적 연구 기관인 일본 국립 이화학연구소, 미국 뉴호프 의학연구소, 일본 국내 5개 대학 및 연구소, 중국의 유명한 화동의원에서 모든 환자 200명을 대상으로 임상 실험한 결과 그 효과에 대해 18년 동안 과학적으로 증명되었다는 점, 애용자들을 통해 암 등 난치병까지도 극복했다는 수많은 체험담을 우리 나라의 환우들과 공유해야겠다는 사명감으로 본 책을 출판하기에 이르렀습니다.
 아무리 훌륭한 의사를 만나도 내 몸에 자연치유력이 없다면 병을 이길 수 없다고 공감하시는 분들께 참고가 되실 수 있기를 바랍니다.

(주) 세이겐코리아
회장 이 준 호
010-2040-4789

목차

책을 펴낸 이유

1. 1996 CMC 포럼
1. 길랑바레 증후군 ··· 11
2. 3살 아이의 아토피성 피부염에 대해서 ······························ 13
3. 대장의 악성 폴립이 사라졌다. ·· 15
4. B형 말기 간경변 면역항체가 생겼다. ································ 19
5. 악성 림프종의 재발을 극복... ··· 22
6. 지주막하출혈, 6개월만에 퇴원 ··· 23
7. 발의 정맥류가 없어졌다. ··· 26
8. 뇌정맥류에서 기적적으로 회복, 골다공증도 OK ············· 28

2. 1997 CMC 포럼
1. 재생불량성 빈혈이 악성 림프종으로 ································ 39
2. 뇌경색 극복 ··· 43
3. 난소암을 이겼다. ·· 48
4. 궤양성 대장염과의 싸움 ·· 52
5. 고혈압과 당뇨병 ··· 59
6. 갑상선 호르몬의 이상과 약이 약을 부른 부작용을 극복 61
7. 아토피 ·· 65

3. 1998 도쿄 포럼
1. 암세포가 사라졌다. ·· 71

   2. 신장네프로제, 스테로이드의 부작용과 싸운 19년 ·········· 73
   3. 당뇨병을 빠르게 극복 ······································· 76
   4. 교원병을 이겼다. ·· 78
   5. 자궁암에 이어 갑상선 종양도 극복 ······················ 81
   6. 악성 흑색종을 극복하고... ································· 85
   7. 73세, 신부전도 건강하게 인공 투석을 ················· 87

4. 1999 큐슈 포럼
   1. C형 간염에서 간경변 발증 ································ 91
   2. 80%나 진행됐던 갑상선 종양을 수술하지 않고 개선했다. 96
   3. 결핵성 농흉수술 등 9번의 수술, 흉곽 성형은 너무 쉬웠다.100
   4. 메니에르병, 유방암, 불면증을 뛰어 넘어... ···········103
   5. 대머리에 기적이... ···107

5. 1999 삿포르 포럼
   1. 백반증과 간경변, 신장 장애를 극복 ····················113
   2. 구강저 악성 종양, 그 후유증도 극복 ··················116
   3. 갱년기 장애와 스트레스에서 우울증으로... ···········121
   4. 천시, 무취증, 갑상선 종양을 극복 ······················125
   5. 교원병인 나는 약을 먹지 않았다. ······················129

6. 1999 CMC 포럼
   1. 우울증은 너무 무서워요. ··································135
   2. 악성 관절 류머티즘을 극복하고... ······················139
   3. 호산구성 폐렴을 빨리 극복 ······························143
   4. 25년 간의 당뇨병을 개선하다. ··························147
   5. 유방암과 딸의 투석을 극복하고... ······················151

7. 1999 이시가와 포럼
   1. 직장암, 그리고 죽음의 통증, 전이 ······················158
   2. 염색체 결함인 다운증후군 개선 ························162
   3. 갱년기 장애가 풀코스로 왔다. ··························166
   4. 흉골 6대, 골반, 우견갑골 골절을 쉽게 극복 ·········170

8. 1999 추고쿠 포럼
   1. 지주막하출혈에 걸린 남편을 살렸다. ··················176

   2. 성대암으로 잃은 목소리를 찾았다. ······················· 179
   3. 간암이 사라졌다. ·· 183
   4. 잃은 청각, 소리가 들리기 시작했다. ······················ 187
   5. 대형 교통 사고, 너무 쉽게 회복되었다. ················· 191
9. 2000 CMC 포럼
   1. 공포의 상악암, 지금은 흔적도 없어… ··················· 196
   2. 난치병 사르코이도시스도 극복할 수 있었다. ············ 200
   3. 당뇨병이 순식간에 차도를 보였다. ······················ 204
   4. 유방암 전이로 하반신 마비가 걸을 수 있었다. ·········· 209
   5. 자기면역성 간염을 극복하며… ··························· 212
10. 2001 공개토론회
   1. 악성 뇌종양의 재발을 극복 ······························ 218
   2. 인슐린 의존형 희귀한 당뇨병을 극복 ···················· 222
   3. 약년성 관절 류머티즘, 만성 사구체신염을 극복 ········· 225
   4. 악성 림프종으로 인한 힘든 화학 치료를 극복하였다. ··· 230
   5. 한쪽 폐로도 폐활량이 1,100까지 회복되었다. ··········· 234
11. 2001 CMC 포럼 I
   1. 궤양성 대장염을 극복 ···································· 239
   2. 자궁암과 순암을 함께 극복 ······························ 243
12. 2001 CMC 포럼 II
   1. 딸의 골육종, 나의 바제도병도 극복 ······················ 249
   2. 특발성 혈소판 감소성 자반증을 극복 ···················· 253
13. 2001 홋카이도 포럼
   1. 전립선암, 수신증, 방광암을 개선 ························· 259
   2. 고혈압과 폴립을 극복, 딸 부부는 불임을 극복 ·········· 263
   3. 당뇨병과 뇌척수증을 동시에 극복 ······················· 268
   4. 림프관종과 싸운 3년 ······································ 273
14. 2002 요메고 포럼
   1. 끓는 물에 데인 화상이 완치 ······························ 278
   2. 30년 동안 고민해 온 아토피의 고통에서 해방 ··········· 281
   3. 유방암과 대수술도 다른 환자와는 달랐다. ··············· 283

15. 2002 오비히로 포럼
  1. 골수종도 수술없이 일상 생활을 ················· 287
  2. 자궁근종과 내막증 그리고 자궁암을 극복 ················· 291
  3. 뇌내출혈도 반신마비를 면했다. ················· 295
16. 2002 카루이자와 포럼
  1. 무서운 천식 발작과 독한 약의 부작용에서 탈출 ········ 301
  2. 폐경색, 심부전도 일상 생활을... ················· 305
  3. 관절 류머티즘을 극복 ················· 309
17. 기타
  1. 신부전을 앓아도 일상 생활이 즐겁다 ················· 314
  2. 만성 신장염으로 보낸 긴 투병 생활이 끝났습니다. ········ 316

부록 1. 〈세이겐〉의 성분과 효과
  1) 〈세이겐〉의 성분 ················· 320
  2) 〈세이겐〉의 효과 ················· 321
  3) 임상실험 데이터(중국 화동의원) ················· 322
부록 2. 〈세이겐〉의 역사
  1) 메치니코프의 유산균 요법 ················· 324
  2) 기원은 불교 경전으로부터 ················· 326
  3) 오오타니 코우즈이 농예화학연구소의 업적 ········ 328
  4) 미생물과 공생공존 ················· 330
  5) 사사키 카즈요시의 약력 ················· 334

감수를 마치며 ················· 337

1996 CMC 포럼

1. 길랑바레 증후군
2. 3살 아이의 아토피성 피부염에 대해서
3. 대장의 악성 폴립이 사라졌다.
4. B형 말기 간경변 면역항체가 생겼다.
5. 악성 림프종의 재발을 극복...
6. 지주막하출혈, 6개월만에 퇴원
7. 발의 정맥류가 없어졌다.
8. 뇌정맥류에서 기적적으로 회복, 골다공증도 OK

사회자 : 사카구치
　　　　　미우라 회장
코멘트 닥터
데무라 히로시 : 니시신주쿠 플라자 클리닉 원장
이토 스기오 : 이토 외과 원장
이시카와 노리코 : 신세이 클리닉 원장
히라이시 키쿠 : 히라이시 클리닉 원장
고바야시 아키히코 : 이마이케 내과, 심료내과 원장
운텐 센카즈 : 자연의학 임상예방연구소 상담의
아베 오모마사 : 아베 내과, 소아과 원장

1. 길랑바레 증후군

오이타현 오이타시
다카세 류지

　지금으로부터 4년 전인 6월, 저는 갑자기 다리 힘이 빠지는 것을 느껴 여러 병원을 찾아 다녔습니다. 결국 5번째 찾아간 병원에서야 길랑바레 증후군이라는 병명으로 판명되었습니다. 그 원인은 감기 바이러스로 추측되는데 피로와 스트레스가 겹칠 때 그 바이러스가 척수로 침입하여 발병하는데, 증상은 전신의 말초 신경을 뿌리부터 마비시켜 발병 후 환자의 20%는 후유증이 남거나 죽음에 이른다고 했습니다.
　저의 경우는 오른쪽 다리→왼쪽 다리→오른쪽 팔→왼쪽 팔→얼굴 전체→호흡기→심장 순서로 마비가 진행되며 감각 장애가 나타났습니다. 병원에서 저는 통상적으로 3년 동안 사용할 분량을 3일 동안에 사용할 만큼 스테로이드 호르몬제를 대량으로 투여해, 증상은 조금 개선되었지만 그 후유증 때문에 고생했습니다. 그 후 저는 재활 치료도 받았고, 한방약과 모든 방법을 동원했는데도 여전히 휠체어와 지팡이를 짚는 생활에서 벗어나지 못했습니다. 게다가 혈액 중의 칼륨이 갑자기 저하되어 발생하는 혈압맥 이상 상승에 의한 호흡 곤란으로 몇 번이나 발작을 갑자기 일으켜 구급차로 병원에 실려가곤 했습니다.
　계속 되풀이되는 발작으로 인하여 저도 간호를 하는 아내도 몸과 마음이 모두 지쳤습니다. 아내는 내과 간호사인데 직장에서는 환자를 상대하고, 집에 와서는 저를 돌보는 일로 마음 편히 쉴 수 있는 곳이 없었을 겁니다. 매일 그런 아내와 가족을 위해서도 하루 빨리 건강해지고 싶어 마음만 조급해졌습니다. <세이겐>의 하타케나카 선생님과 인연을 맺은 것은 그런 생활을 하던 1994년 11월이었습니다. 신기한 일이 일어났던 것도 그 때쯤부터 였습니다. 2년 반 동안 힘이 들어가지 않았던 다리가 느리지만 혼자 힘으로 일어날 수 있게 되었습니다. 그런 저를 보고 가장 놀란 것은 2년 반 동안 쉬지 않고 간병을 해 준 아내였습니다. 그렇기 때문에 점점 건강해지는 제 모습에 놀라고 기뻐서 다시 한 번 <세이겐>의 대단함에 감사하는 마음을 가져 봅니다.

그 후부터 계속해서 <세이겐>을 먹고 있으며, 이제는 휠체어는 물론이고 지팡이도 필요 없을 정도의 상태로까지 회복되었습니다. 만약 제가 <세이겐>과 만나지 못했더라면 저는 아직도 휠체어 생활을 하고 있을 것입니다. 앞으로는 한 명이라도 더 많은 분이 <세이겐>과 인연을 맺을 수 있도록 돕고 싶습니다. <세이겐>과 인연을 맺을 수 있게 해 주신 하타게나카 선생님에게 가족 모두의 마음을 담아 감사드립니다.

사회자 : 오이타현에서 오신 다카세씨의 체험담이었습니다. 길랑바레 증후군은 우리들도 익숙치 않은 병명인데 데무라 선생님, 좋은 말씀 부탁드립니다.

데무라((니시신주쿠 플라자 클리닉 원장) : 이 병은 급성 염증성 탈수성, 다발성 뿌리신경염이라는 난치병입니다. 치료 방법은 발병 초기에 액체의 탈수 인자를 빼내고 이상면역반응을 억제하는 것입니다.

다카세씨는 급성 시기에 스테로이드를 대량으로 사용하는 치료를 받았고, 발병 1년 후부터 <세이겐>을 복용하고 신경의 증상이 개선되었습니다. 발병 후 상당히 시간이 경과한 후의 치료는 어려운데도 불구하고 <세이겐>이 효과가 있었던 것은 주목할 만합니다. 그 이유는 <세이겐>이 신경섬유 재생을 촉진하는 것을 도와준 것과 <세이겐>에는 통증과 이상 감각, 불안 등을 제거하는 작용이 있었을 것으로 추정됩니다.

2. 3살 아이의 아토피성 피부염에 대해서

돗토리현
이시다 사토미

제 아들은 현재 3살 반인데 태어난 지 얼마 되지 않아 기관지 천식으로 입원을 반복하였습니다. 그 결과 몸이 많이 약해져서 한 달 동안이나 검진을 받고는 아토피성 피부염이라는 진단을 받았습니다. 맞벌이 부부였기 때문에 육아 휴가가 끝나고 바로 제 아들을 보육원에 맡겼는데, 급식과 간식에도 민감한 반응을 보이는 체질이었습니다. 한 번 그런 것을 먹으면 몸 안에 발진이 일어나 일주일 이상은 가라앉지 않았습니다.

병원에서 준 약한 스테로이드 연고를 매일 사용하지 않으면 아이가 보채서 우리들도 힘들었지만 초등학교에 갈 정도로 크면 좋아지겠지 라고 단순하게 생각했습니다. 그래서 당장 진정시키려 스테로이드를 계속 발라 주었지만 증상은 악화만 되었습니다. 우리 부부는 스테로이드의 부작용을 걱정하고 있었는데 형님이 <세이겐>을 추천해 주었습니다. 그래서 작년 2월 쯤부터 아들에게 <세이겐>을 먹이고, 동시에 바셀린에 섞어서 연고로 바르기 시작했습니다. 4월부터 6월에는 스테로이드를 중지했기 때문에 증상이 더 악화되어 몸 전체가 새빨갛게 부어 오르고, 삼출액으로 속옷이 끈적 끈적해질 정도였습니다. 가려움증 때문에 아이는 매일 밤 1시간 간격으로 계속 울어대는 일이 계속되자 다음 날 출근해야 하는 우리 부부는 항상 기진맥진한 상태였습니다. 그렇지만 지금 노력하지 않으면 이 아이는 평생 이 고통을 안고 살아가지 않으면 안된다는 생각으로 묵묵히 견딜 수 밖에 없었습니다. 가장 힘든 사람은 이 아이라고 스스로에게 말하면서도 한 편으로는 정말로 <세이겐>으로 좋아질까 하는 불안이 몇 번이나 뇌리를 스쳤습니다. 그런데 반 년이 지난 10월 경부터 습진이 거의 사라지고, 피부가 양파처럼 점점 예뻐지는 것입니다. 부어 오른 얼굴도 밝은 표정을 되찾기 시작했고, 8개월이 지나자 정말 좋아졌습니다. 지금은 작년과는 비교할 수 없을 정도로 밤에도 잘 자고 정말로 달라졌습니다. 열이 나도 아이 혼자서 <세이겐>을 먹고 자는데 2포를 먹고 자면 다음 날 아침에는 완전히 회복되서 의사 선생님이 필요 없게 되었습니다. 아토피와 천식으로 입원했던 것이 믿을 수 없을 정도입니다. 앞으로도 저희 가족은 <세이겐>을 복용하며 열심히 살고 싶습니다.

사회자 : 아토피에도 아이와 성인의 경우가 다르다고 합니다. 아이에게는 효과가 있는 것 같습니다만 이토 선생님, 이시가와 선생님 좋은 말씀 부탁드립니다.

이토(이토 외과 원장) : 왜 아토피에 <세이겐>이 효과가 있는

가 하는 문제는 앞으로 미즈다니 선생님의 연구 결과가 기다려 집니다만, 외과 의사인 제가 일하는 곳에도 아토피 환자가 많이 있습니다. 제 환자들에게 시험 삼아 <세이겐>을 사용해 보라고 건네주면 바로 좋아지는 것은 아니지만 점점 좋아지는 경우가 종종 있습니다. 특히 스테로이드 치료를 피하는 데는 좋은 방법이 아닐까 하는 생각이 들었습니다.

이시가와((신세이 클리닉 원장) : 저도 피부과 의사는 아니지만 친구 중에 피부과 의사가 있어서 환자들과 가끔 상담하기도 합니다. 저는 가벼운 아토피인 분에게 <세이겐>이 효과가 있지 않을까 생각합니다. 아기는 많이 좋아진 것 같습니다. 제가 아는 분들 중에는 <세이겐>을 직접 욕조에 넣는 분도 있고, <세이겐> 봉지를 모았다가 욕조에 넣고 좋아졌다는 분도 있습니다. 그리고 젊은 여성 중에서 피부가 건조한 분에게 <세이겐> 미용액을 드리면 피부과에 가는 것보다 효과가 있다고 하시는 분도 있었습니다. 가벼운 증상에는 확실히 좋은 것 같습니다.

3. 대장의 악성 폴립이 사라졌다.

사가현
에하라 미에코

저는 미혼일 때부터 간호사로 일하며 밤낮이 없는 생활을 보냈습니다. 결혼해서도 일은 물론 육아, 농사 일로 매일 바쁘게 보냈지만 아주 건강했습니다. 일 년에 한 번은 위내시경, 간기능 검사, 빈혈 검사 등을 받았지만 매번 이상은 없었습니다. 그러나 1995년 12월, 대장암 검사는 한 번도 받은 적이 없었기 때문에 검진이나 해 볼 생각으로 대장내시경 검사를 받았습니다. 검진 결과 "에하라씨 28cm 들어간 곳에서 폴립이 발견 됐어요."라는 의사 선생님의 말씀을 듣고 저는 너무 놀랐습니다. 2주 후에 결과를 들으러 오라는 말을 듣고, 정밀검사 결과는 분명 양성일 거라고 위안하며 초조하게 2주 간을 보냈습니다.

그 날 안절부절하면서 결과를 들으러 진찰실에 들어가자, 의사 선생님은 "암 세포가 약간이긴 하지만 있습니다. 그룹 III입니다. 별로 걱정은 안하셔도 됩니다. 그러나 방치해 두면 개복 수술을 받아야 할지도 모릅니다."라고 했습니다. 저에게는 쇼크였습니다. 설마 내가 대장암 초기라니 몸 안에서 힘이 다 빠져 나가는 것 같았습니다.

1996년 2월에 재검사를 위해 국립사가병원에 입원하여 검사를 받았습니다. 약 4주 후 나온 검사 결과에서는 "S장 결장인 곳에서는 정확한 폴립은 발견되지 않았습니다. 그러나 변에 숨어 있는 것도 있기 때문에 4월 초에 다시 한 번 검사를 합시다."라고 했습니다. 확실하게 빨리 알고 싶었습니다. 폴립이 커져서 암 세포가 늘어나면 개복 수술을 해야만 한다는 부담감으로 매일 매일을 초조한 마음으로 보내고 있었습니다. 1996년 3월 어느 날 <세이겐>을 먹고 있던 혼조씨로부터 전화가 왔습니다.

혼조씨는 제가 살고 있는 곳의 보건원으로 41년간 근무하며 표창까지 받은 훌륭한 분으로 저도 많이 신뢰하고 있었습니다. 지금의 처지를 상담하고 싶은 마음에 저는 일방적으로 지금까지의 경과를 설명했습니다. 그리고 전화만으로는 충분한 설명을 할 수 없다는 생각에 다음 날 오후에 일을 쉬고 혼조씨를 찾아갔습니다. 혼조씨는 <세이겐>에 대해 구체적이고 알기 쉽게 설명해 주셨습니다. 저는 지푸라기라도 잡는 심정으로 바로 <세이겐 골드>를 하루에 3포씩 먹기 시작하여 일주일 후부터는 5포로 늘렸습니다. 그리고 이제부터 본격적으로 계속 먹어야겠다고 생각했을 때 전신이 가려운 느낌, 만복감, 기침 등의 호전 반응이 나타났습니다. 그러나 10일 정도 지나자 증상은 가라앉았고 무엇보다도 조금씩이지만 의욕이 생겼습니다.

4월에 재입원해 대장내시경 검사를 받았는데 결과는 폴립이 2mm라고 말했습니다. 또 2주가 지나고 검사한 결과 암 세포는 그룹 I 이었습니다. 걱정 안 하셔도 괜찮다는 말을 들었을 때는 설마라고 생각하고 몇 번이나 다시 물었던 것을 생생하게 기억하고 있습니다.

그 해 3월 혼조씨로부터의 전화는 신으로부터의 메시지였음에 틀림없습니다. <세이겐>은 한 가정에 행복과 건강을 주는 것이라는 것을 재확인하게 되었고, 저도 한 사람이라도 많은 사람들에게 같은 감동을 나누어 줄 수 있었으면 좋겠다는 생각을 했습니다.

히라이시(히라이시 클리닉 원장) : 지금 에하라씨의 말씀을 들었는데 에하라씨에게는 정말 잘된 일인 것 같습니다. 저는 장 폴립을 치료하는 일에 많은 경험을 가지고 있습니다. 저는 국제의료센타 방사선과에 근무하고 있었는데, 안타깝게도 침대 수가 모자라서 환자 분들이 오래 기다리셔야 하는 경우가 자주 있었습니다.

입원할 때까지 상황에 따라서는 <세이겐>을 하루 6 ~ 10포 정도 드시는 분들도 계십니다. 대체로 먹기 시작한 지 1, 2개월이 지나야 겨우 침대가 나와서 입원을 하고, 그 다음 주에 수술을 받게 됩니다. 수술 후 다시 한 번 내시경 검사를 받아 보면 폴립이 사라지고 없습니다. 그들 중에는 많이 진행된 대장암 환자도 있지만, 세포 진찰로 조금이라도 악성 소견이 발견되면 지금 바로 떼어내자던지, 앞으로 나빠질 수 있으니까 제거하자고 권유합니다. 이런 환자들에게는 <세이겐>을 거의 일상처럼 처방해주고 있습니다.

사회자 : 여러분, 전 대성건설 전무로 재직하시다가 현재 고문을 맡고 계시는 이토 나오아키씨를 소개합니다. <세이겐>을 복용하고 폴립이 사라져 대단히 기뻐하고 계신 분입니다.

이토 나오아키 : 저는 6, 7년 전부터 장에 폴립이 생겨서 <세이겐>을 열심히 먹고 있습니다. 사실 <세이겐>을 먹기 시작한 것은 올 해에 들어서부터입니다. 그러나 올 해 6월에 받은 검사에서는 폴립이 제로가 되어 있었습니다. 그 때부터 가족 전원이 <세이겐>의 열열한 팬이 되어 항상 감사한 마음을 가지고 살아가고 있습니다.

사회자 : 그럼 이토 선생님 좋은 말씀 부탁드립니다.

이토(이토 외과 원장) : 저는 1951년 이래로 의사 생활을 해왔습니다. 외과 역사를 보면 소화 기관 안에서 생기는 악성 종양으로는 위암이 가장 많았던 것이 현재는 식생활이 서구화되면서 대장암이 더욱 많아진 것 같습니다. 에하라씨의 얘기를 들어 보면 <세이겐>이 에하라씨의 몸에 있는 유해균의 억제작용과 크게 관계하고 있는 것은 아닌가 하는 생각이 들었습니다. 불결하게 들리실 지 모르지만 제가 <세이겐>을 복용하고 제일 처음에 느낀 것은 방귀 냄새가 나지 않는다는 것이었습니다. 유해균이 원인으로 발생하는 가스는 인돌, 스카톨과 같은 역한 냄새가 나는 가스로 대장암의 원인이 되기도 합니다. 그러나 그것을 억제하면 냄새가 없어집니다. 즉 대장에서의 암발생을 억제한다고도 생각할 수 있습니다. 실제로 여러 분이 폴립이 사라진 것을 경험하시는데 그러한 발생촉진 인자가 약해지는 것이 이유인 것 같습니다. 현재 식생활의 영향으로 구미만큼이나 늘어 나고 있는 대장암은 <세이겐>의 유해균 억제 작용으로 막을 수 있는 가능성이 늘어날 것입니다.

4. B형 말기 간경변 면역항체가 생겼다.

오사카
모리야마 노리히로

저는 1981년부터 B형 만성 간염으로 계속 병원을 다니고 있었습니다. 1991년 말 어느 날 혈색이 안좋았던 나를 보며 동생은 병원을 한 번 바꿔 보면 어떻겠냐고 말했습니다. 그래서 다음 해 병원을 옮겨 검사를 받은 결과 간경변이라는 진단을 받고는 쇼크를 받아 이틀 정도는 제대로 잠을 잘 수가 없었습니다. 왜냐하면 저의 할아버지, 아버지가 같은 병으로 돌아가셨기 때문입니다.

그 때까지는 배가 부어 있지 않았지만 1992년 10월 경부터 복수 때문에 점점 배가 부어 올라, 가장 심했을 때는 허리가 42인 바지를 입고, 멜빵 밴드를 차야 했습니다. 아내는 입원을 하라고 몇 번이나 말했지만, 저는 선생님의 소개가 있을 때까지는 집에서 최선을 다해 보겠다고 했습니다. 입원하면 이제 나올 수 없을 거라고 각오하고 있었기 때문에 주변 정리도 했습니다. 심지어는 비상금까지 아내에게 다 밝혔습니다.

아내는 주치의 선생님으로부터 "남편의 간장은 B형 말기 간경변으로 90%의 세포가 작용을 못하는 상태입니다. 간장의 상태는 85살 정도 먹은 사람의 것과 같습니다. 반 년은 사실 수 있는데 일 년은 힘들 것 같습니다."라는 선고를 받았다고 합니다.

예전부터 저는 간장을 고치기 위하여 2년 동안 건강 식품에 매달려 왔습니다. 그러던 중 <세이겐>에 대한 얘기를 들은 것은 1993년 1월입니다. 아내가 권해서 매일 3포씩 먹기 시작했습니다.

<세이겐>을 복용한 지 3개월이 지났을 때 의사 선생님으로부터 저에게 면역항체가 생겼다는 말을 들었습니다. 그 때까지는 전혀 면역항체가 없었다고 합니다. <세이겐>이 정말로 효과가 있구나 하는 생각에 저도 마음을 굳게 먹고, 이번에는 5포에서 10포, 15포로 복용량을 늘려 가며 스스로 임상 실험을 해 보았습니다. 그러던 중 저에게 있었던 정맥류가 파혈되어 목숨을 잃기 전에 수술을 하는 편이 좋겠다고 했습니다. 그래서 작년 11월에 입원해서 7곳의 정맥류 수술을 받고 19일만에 퇴원했습니다. 입원 중에도 <세이겐>은 계속 먹었습니다. 그랬더니 올해 4월에는 의사 선생님이 "B형 간염 세균이 현미경

으로 봐도 보이지 않습니다."라고 말했습니다. 잘못 들은 게 아닌지 몇 번이나 확인을 했지만 틀림없었습니다. 그래서 저는 <세이겐>이 정맥류에는 효과가 없었지만, B형 간염에는 확실히 효과가 있었던 것 같다고 생각했습니다.

  오늘 이렇게 여러분과 얘기할 수 있는 것도 <세이겐>과 이것을 권해 준 가족 덕분이라고 생각하고 감사하고 있습니다. 그래서 아내가 무슨 말을 해도 "네. 네."라고 하면서 대단히 순종적으로 변했습니다. 이것도 <세이겐>의 덕분이라고 대단히 만족해 하고 있습니다.

이토(이토 외과 원장) : 모리야마씨, 아마 2년 전에는 그런 농담도 안 나왔을 것 같은데, 정말 대단히 개선된 모습을 직접 보고 저도 감격했습니다.

  모리야마씨의 B형 간염 바이러스는 아마 아이였을 때 간염되어 성인이 되어 발병된 것으로 보이는데, 다행히 <세이겐>이 바이러스를 소멸시킨 것 같습니다. 간 세포에 기생하는 바이러스가 소멸된 것은 확실하지만 건강 진단만은 자주 받으시길 바랍니다.

  사실 간 세포는 상피 세포에 있어서 재생 능력이 활발한 세포입니다. 따라서 손상을 입어도 원인이 없어지면 원래대로 돌아가기 때문에 남은 손상된 세포도 원래대로 정상으로 회복될 것이라고 생각합니다. 이러한 B형 간염 바이러스가 진행 도중에 사라지는 것은 지금까지의 지식으로는 조금 상상이 가지 않습니다. 이것은 <세이겐>의 효과가 아닐까 추측해 봅니다. 그러나 정말로 좋은 사례를 저희에게 보여 주신 것에 감사하고 앞으로도 건강하시길 바랍니다.

5. 악성 림프종의 재발을 극복

돗토리현
다니구치 도미에

　저는 3년 전 턱쪽에 생긴 큰 종양으로 인해 목덜미의 림프선이 부어 올라 입원을 하게 되었습니다. 그 때 의사 선생님이 악성 림프종이라고 하셨는데, 악성이라고는 생각한 적도 없었기 때문에 너무 놀라 머리 속이 새하얘졌습니다. 왜 이런 일이 나에게 일어날까 하는 생각이 들어 밤에도 잠을 잘 수 없었습니다. 그래서 1993년 7월에 수술을 해서 종양을 떼어냈습니다.
　저는 약 100일 동안 입원을 하였고, 2번의 화학 요법을 받았습니다. 그러나 1, 2개월 후 턱에 종양이 생겨서 1994년 5월에 또다시 입원을 하고 수술을 받았습니다. 퇴원 후 통원 치료를 받으면서 상태를 지켜봤는데 이전과 같은 곳에 생긴 종양이 점점 커졌지만 수술을 할 수 없어 계속적으로 치료만 받았습니다. 왜냐하면 이쪽 피부는 가죽이 얇아서 계속 수술을 할 수 없어 코발트 베타트론 광선으로 치료하기로 했습니다. 턱쪽은 침샘 선이 있기 때문에 광선을 계속 쪼이자 침이 전혀 안 나오게 되어 음식도 먹을 수 없었고, 침을 삼키는 것조차도 힘든 상태가 되어 체중도 많이 줄었습니다.
　저는 4월에 퇴원을 했지만 입 안은 화상을 입은 상태와 같이 소리도 나오지 않았고, 머리카락은 듬성듬성 빠지기 시작했습니다. 그리고 5월에는 오른쪽 팔, 가슴 척수 등이 아파 와서 10월에 또다시 수술을 받아야 했고, 화학 치료가 시작되자 머리카락이 전부 빠져버렸습니다.

　<세이겐>을 먹기 시작한 것은 11월이었습니다. 저는 하루에 <세이겐>을 6포부터 시작해서 8포, 10포로 복용량을 늘려갔습니다. 화학 치료가 끝난 2월에는 <세이겐>을 하루에 12포를 먹고 있었습니다. 요나고에 오신 히라이시 선생님께도 상담을 받았습니다. 현재는 피부색도 좋고, 어깨 결림도 전혀 없습니다. 머리카락도 전체적으로 나서 이제 가발도 벗을 수 있을 것 같습니다. 식욕도 생기고 피로도 느끼지 않습니다.

히라이시(히라이시 클리닉 원장) : 처음 만났을 때보다 훨씬 건강해져서 다행입니다. 이것은 역시 자연치유력 덕분이라고 생각됩니다. "본인이 빨리 낫고 싶다. 꼭 나을 수 있다."는 병에 대한 의지가 좋은 결과를 만든 것 같습니다.

　우리들은 악성 림프종 환자들에게 <세이겐>을 많이 복용시키고 있습니다. 병의 진행을 멎게 하고, 부작용이 사라져 결국에는 스스로 건강해지는 사례가 이번 5가지의 경우처럼 이어지고 있습니다. 큰 병이기 때문에 고민하는 분들도 많이 계시겠지만 이런 방법도 있다는 것을 꼭 알려 주시길 바랍니다.

6. 지주막하출혈, 6개월만에 퇴원

치바현
호소네 가즈오

　60살인 남편이 지주막하출혈로 쓰러진 것은 1993년 10월이었습니다. 구급차로 병원에 실려가 수술을 받았지만 출혈이 너무 심해서 매우 심각한 상황이었습니다. 남편은 의욕이 없는 상태가 계속되어 의사 선생님으로부터 오른쪽 반이 마비되고, 왼쪽 눈이 실명되는 등 중증의 장애가 남아 최악의 경우 식물인간이 될 수도 있다는 얘기를 들었습니다. 그 후 수두증으로 11월에 수술을 받고 의식은 조금 회복됐지만, 남편은 자면서 몸을 뒤척일 수도 없을 정도로 손발의 마비가 조금씩 시작되는 것 같았습니다.

　입원한 지 40일쯤 지났을 때 지인이 <세이겐>을 소개해 주었습니다. 저는 좋다고 하는 것은 다 해 보자는 생각으로 <세이겐>을 남편에게 먹이기 시작했습니다. 하루에 1/3 정도를 유동식 안에 넣어 마시게 했고, 피부도 호흡을 한다는 생각에 하루에 몇 번이나 <세이겐>탄 물로 몸을 닦았습니다. 눈에는 계속해서 가제를 대 두었습니다.

　그런데 그 날 저녁 검은 자위가 안보이는 걸 알았습니다. 그 날은 5mg 정도를 헝겊에 묻혀 대 두었습니다. 그러자 3일째에 다시 눈동자가 돌아왔습니다. 그러나 윗 부분이 안보였습니다. 반달 상태에서 위에서 아래로 돌아오는데 일주일이 걸려서야 겨우 전부 보이게 되었습니다. 10일 간 먹은 양은 1/3씩이었지만, 하루에 <세이겐> 10포 정도를 사용해 몸을 끊임없이 닦아 주었습니다. 그 보람이 있었던 것인지 팔 다리도 움직이게 되었고, 음식도 먹을 수 있게 되어 마비된 오른쪽 반이 낫고 있었습니다.

　아무런 장애 없이 의사 표시도 할 수 있게 되어 같은 병실의 환자 분이 "신기하네, 다행이다."라고 말씀해 주셨습니다. 몇

년 걸릴지 모르는 입원 생활도 반 년만에 퇴원할 수 있었습니다. 이러한 모든 것이 여러분 덕분입니다.

사회자 : 그러면 뇌신경 전문의이신 고바야시 선생님으로부터 설명을 듣도록 하겠습니다.

고바야시(이마이케 내과, 심료내과 원장) : 힘든 상황에서 그것을 극복한 것은 정말 대단하시다고 생각합니다. <세이겐>의 힘도 있었겠지만 부인의 헌신적인 간병과 어떻게 해서라도 낫게 하겠다는 진심이 통한 것으로 보여집니다. 의식이 있든 없든 주위 사람이 열심히 간병하고 있다는 사실은 환자에게도 전해집니다. 그러한 행위 속에 "좋아지고 있어."라는 신념이 생기는 것입니다. 환자는 그것을 느끼며 반응해 치유되어 가는 것입니다.

　일반적으로는 남편 분은 계속 누워있는 상태이거나 또는 그대로 식물 인간 상태로 끝날 수도 있는 상당히 심각한 상황이었습니다. 그러나 <세이겐>을 먹는 양은 적었어도 하루에 몇 번이나 닦아 주고, 헝겊을 대서 피부에 자극을 준 것이 대단히 좋은 결과를 가져온 것 같습니다. 즉 신경이라는 것은 외배엽이라고 해서 피부에 계속해서 지속적으로 자극을 주는 것이 중요합니다. 이것은 모르고 하신 것 같지만 부인의 진심이 그런 지혜를 무의식적으로 느끼게 한 것 같습니다. 정말 대단하십니다. 기적에 가까운 일이지만 실제로는 종종 있는 일입니다. 장과 뇌의 관계는 정말 밀접하기 때문에 앞으로도 <세이겐>을 계속 드셔서 장을 정상화시키고, 뇌에 나쁜 영향이 가지 않도록 해 주십시오.

7. 발의 정맥류가 없어졌다.

동경도
이와모토 노리

저는 오페라 가수로써 합창 지도를 하는 등 하루 종일 계속 움직여야 하는 바쁜 나날을 보내고 있었습니다. 1992년 어느 날 남편이 좋은 거라고 먹어보라며 <세이겐>을 저에게 주었습니다. 몸에 별로 이상도 없는 저였기에 안먹어도 된다고 생각했지만 남편의 성의가 고마워서, 7월부터 일단 1포씩 먹기 시작했습니다. 그러나 저는 셋째를 임신했을 때 정맥류가 많이 나와서 집 안에서 밖으로 움직이지도 못하고, 움직여도 물건을 잡지 않으면 일어설 수 없었으며, 의자에 앉지 않으면 부엌 일도 할 수 없는 상태가 되었습니다. 출산 후에는 조금 좋아졌지만 항상 두꺼운 양말을 신고 있어야만 할 정도였습니다. 1년 정도 지났을 때 그 해 겨울은 두꺼운 양말을 신지 않아도 항상 나와 있던 정맥류가 없는 것을 알았습니다.

그 다음 해 초부터 성악 활동이 계속되었습니다. 연습을 하고 다음 날 아침이 되면 소리가 갈라지는 것이었습니다. 의사 선생님은 저에게 3개월 간 소리를 내면 안되고, 말을 해도 안 된다고 했습니다. 그렇지만 일주일 후에는 무대에 올라가야 했습니다. 어떻게 해야 할지 고민하는 저에게 남편이 자기 전에 <세이겐>을 먹고, 목을 축이고 자라고 해서 일주일 간 계속했습니다. 그러자 신기하게도 소리가 나와 무대에서 무사히 노래를 마칠 수 있었습니다. 의사 선생님은 제가 목이 악화됐을 거라고 예상하신 것 같았습니다. 그러나 무대에서 노래를 했는데도 불구하고 폴립이 사라지고 없다며 놀라셨습니다.

저는 이제 55살이 되는데 제 주치의 선생님의 말씀은 성대도 20살처럼 튼튼하다고 했습니다. 그래서 저에게 <세이겐>은 앞으로의 생활에 없으면 안되는 것이 되었습니다.

사회자 : 방금 이와모토씨의 체험 발표는 원래 예정에 없던 것이었습니다. 그러나 이시카와 선생님이 정맥류에 걸리셨던 적이 있다는 걸 아시고는 여성에게 정맥류가 낫는다는 것이 얼마나 힘든 일인지 꼭 체험 발표를 해 달라는 부탁이 있었습니다. 정맥류에 관해서는 이시카와 선생님, 성대 분야는 여러 가수들에 관한 경험이 많으신 히라이시 선생님에게 좋은 말씀 부탁드리겠습니다.

이시카와(신세이 클리닉 원장) : 저도 산부인과 의사로써의 직무로 인하여 출산한 후에도 쭉 일을 계속했기 때문에 발에 정맥류가 생겼습니다. 당시 걸을 때마다 오른쪽 무릎 관절 뒤쪽이 너무 아파서 힘들었습니다. 이와모토씨의 얘기를 듣고는 저 역시도 그 때 정맥류가 사라져서 기뻤했던 기억이 납니다. 어쨌든 서서 일하는 시간이 많은 여성, 특히 출산하신 분들에게 정맥류가 많은 것 같습니다. <세이겐>으로 정맥의 혈관이 바뀔 수는 없겠지만 정맥류로 고민하는 분들에게 앞으로도 저는 <세이겐>을 권하고 싶습니다.

히라이시(히라이시 클리닉 원장) : 롯폰기에 있는 저희 클리닉은 위치적으로 연예계에 종사하는 분들이 많이 옵니다. X-JAPAN의 요시키씨는 로스앤젤레스에 살고 있지만, 저희 클리닉에서 로스앤젤레스로 <세이겐>을 보내주고 있습니다. 몇 개월 전 라디오에서 가와나카 미코씨와 얘기를 할 때 가와나카씨가 감기 기운이 있어 보여서 이거 조금 먹어 보라며 주머니에 있던 <세이겐> 몇 포를 주었습니다. 다음 날 아침 바로 전화가 와서 "선생님, 그 목소리가 잘 나오는 약 너무 좋으니까 좀 더 주세요."라고 했을 정도입니다. 제 생각에는 기본적으로 <세이겐>이 성대의 염증을 제거함으로써 목소리가 나오게 되는 것 같습니다.

8. 뇌동맥류에서 기적적으로 회복, 골다공증도 OK

오사카
이쿠다 유우

제가 <세이겐>을 알게 된 지도 2년하고도 3개월이 지났습니다. <세이겐>으로 인해 저는 몸과 마음, 심지어 얼굴 표정까지 100% 변했습니다.

1994년 저는 뇌동맥류에 걸렸지만 <세이겐>의 도움으로 기적적으로 목숨을 건질 수 있었습니다. 그래서 이제 두 번 다시 병에 걸리지 않도록 감사하는 마음으로 <세이겐 골드>, <GH>, <알파>를 각각 섞어서 하루 10 ~ 13포, 피곤할 때는 저녁 후에 5포를 더 먹고 있습니다. 1994년과 95년에 이어서 올 해도 예방의학협회에서 골다공증 DXA검사를 한 결과 놀랄 정도로 골수가 젊었습니다. (94년 1월 81%, 95년 5월 89%, 96년 2월 92%)

특별히 칼슘제를 먹고 있지도 않는 저는 확실히 <세이겐>의 덕이라고 믿고 있습니다. <세이겐>이 제 몸의 칼슘과 면역 세포를 활성화시켜 주고 있기 때문입니다. 그래서 저도 매일 생활 속에서 몇 가지 원칙을 제 나름대로 실행하고 있습니다.

첫 번째는 식사 밸런스를 맞출 것. 식단은 생선과 야채를 중심으로 올리브유를 사용하고, 호르몬 활성화를 위해 유기농 차와 해초, 요오드를 사용합니다. 미역은 조금 소화가 안되기 때문에 다시마를 매일 먹고 있습니다. 과일은 너무 많이는 먹지 않고 있습니다.

두 번째는 운동을 할 것. 저는 매일 한 번에 100개씩 계단을 오르고 내리기를 계속하고 있으며, 아침에는 복식 호흡, 가라오케, 덤벨 운동을 하고 있습니다. 게다가 손과 뇌의 운동을 위하여 70살에 피아노를 시작했습니다.

그리고 매일 여유 있게 살며 감정적으로 되지 않을 것, 사람을 책망하지 않을 것, 화내지 말 것, "~지만", "~는데", "그러나"를 말하지 않을 것, 공연한 걱정을 하지 않을 것 등입니다.

<세이겐>을 애용하고 나 자신에 관심을 기울이면 10년 후인 82살이 됐을 때는 <세이겐>이 제 노화를 멈추게 해서 얼마나 젊게 해 줄까 기대하고 있습니다.

사회자 : 골밀도를 높이고 골다공증을 사전에 예방하는 것은 훌륭하십니다. 데무라 선생님 좋은 말씀 부탁합니다.

데무라(니시신주쿠 플라자 클리닉 원장) : 이케다씨는 정말로 젊어 보이시는데 역시 <세이겐>이 큰 역할을 한 것 같습니다. 폐경 후의 여성은 여성 호르몬이 부족하기 때문에 골다공증에 걸리기 쉽습니다. 그러나 이케다씨는 원래 칼슘, 비타민 D도 잘 섭취하고 계셔서 연령보다 훨씬 뼈가 젊습니다. 게다가 운동을 자주 하시는 것은 골다공증을 예방하는 것으로는 아주 좋습니다. <세이겐>은 장에 작용해서 비타민 D의 칼슘 흡수 작용을 높여줍니다. 이케다씨는 이름처럼 활기차게 언제까지나 젊고 건강하게 사실 수 있을 것 같습니다.

사회자 : 이상으로 체험 발표는 마치고 선생님들로부터 종합적으로 한마디씩 코멘트를 듣도록 하겠습니다. 먼저 운텐 선생님부터 부탁드립니다.

운텐(자연의학 임상예방연구소 상담의) : 저는 오랫 동안 <세이겐>과 관계를 맺어 오면서 여러 가지 병이 있는 분들에게 복용하게 한 결과 대단히 효과가 뛰어나다는 것을 알 수 있었습니다. 지금까지의 의학으로는 인간의 몸은 깨끗한 것으로 치부되어 왔습니다. 병이라는 것은 몸의 밸런스가 무너진 상태라고 볼 수 있습니다. 예를 들면 혈압도 당뇨병도 몸의 균형이 깨져서 생긴 병입니다. 체내 세균에 대한 연구는 지금까지의 의학에서는 별로 없었습니다. 그러므로 21세기의 의학에서는 아마 체내 세균과 병과의 관계에 관해 깊이 있게 연구될 것이라고 생각합니다.

특히 암 환자의 경우, 암으로 죽는 것보다는 암 세포의 제거를 위해 사용되는 방사선이나 항암제로 인해 몸이 약해져 있는 상태에서 세균에 감염되어 열이 나서 죽는 경우가 많습니다. 즉 체내 세균과의 밸런스가 무너지는 것이 문제인 것입니다.

앞으로는 이런 체내 세균과 세균이 기생하는 대상과의 균형 조정에 대한 연구가 행해지지 않을까 생각되며, 그것을 억제하는 작용이 있는 <세이겐>은 앞으로도 점점 더 중요성이 높아지고, 계속적으로 발전할 것으로 보여 집니다.

사회자 : 데무라 선생님은 저와 같은 신주쿠 로터리 소속이시라서 <세이겐>을 많은 분들에게 추천하시고 계십니다.

데무라(니시신주쿠 플라자 클리닉 원장) : 저는 동경여자의대 제 2내과 교수로 재직중이며, 호르몬 연구센터의 소장을 맡고 있습니다. 저는 여러 환자들에게 <세이겐>을 150가지 용법으로 일반 약과 병용 투여하고 있습니다.(보통 하루 3포 정도) 조금 전에 얘기도 있었지만 <세이겐>은 정신신경 장애에 대단히 효과적입니다. 21세기는 뇌의 시대라고 합니다. 따라서 우리들이 지금 가장 관심을 가지고 연구하고 있는 것은 뇌하수체 위에 있는 시상하부라는 부분입니다. 시상하부는 여러 정서와 자율 신경, 혈압, 체온, 식욕 등 모든 것을 통제하는 중추로써 마음과 몸을 이어주는 부분입니다. 최근에는 레프틴이라는 살이 빠지는 호르몬이 발견되었는데 그것도 시상하부에 작용한다는 사실이 밝혀졌습니다. 호르몬의 작용을 조정하는 면역 세포에서 나오는 사이트카인이라는 물질을 <세이겐>이 소생시키는 것은 아닌가 생각하고 있습니다.

<세이겐>을 복용하면 GOT, GPT, 혈당, 혈압, 고지혈증 등은 각각 10 정도 수치가 내려간다는 느낌이 드는데 이제부터 상세히 분석해 보겠습니다. 또 우리들도 여러 실험 통계를 갖고 있기 때문에 간 기능 장애와 위장병, 신경 질환, 피부 알레르기 등에 <세이겐>이 왜 효과가 있는지 기초 연구 측면에서 지금부터 함께 밝혀보도록 하겠습니다. 마지막으로 저도 <세이겐>을 먹고부터 대단히 건강해졌다는 얘길 자주 듣는데, 이것은 역시 직접 해 보자는 마음 자세가 중요한 것 같습니다.

사회자 : 고바야시 선생님은 여러 가지 임상 예를 갖고 계시다고 합니다. 그러면 고바야시 선생님 좋은 말씀 부탁드립니다.

고바야시(이마이케 내과, 심료내과 원장) : 오늘 체험담을 발표해 주신 분들의 공통점은 병에 정면으로 맞섰다는 것입니다. 어중간한 마음이 아니라 "그것에 모든 걸 걸겠다, 이제 이것 밖에 없다."는 마음으로 철저하게 싸워 나가려는 진지함이 있었기 때문에 좋아진 것이라고 볼 수 있습니다.

<세이겐>은 인공적인 것이 아니라 본래 인간의 몸 안에 있는 자연의 산물입니다. 현대인의 식생활과 여러 상황에 의해서 또는 장내세균의 균형이 무너졌기 때문에, 정상인의 장 안에 충분히 포함되어 있어야 할 것이 많이 부족하게 됩니다. 그것을 보충해 장내세균의 밸런스를 정상화하는 것은 아주 자연스러운 일입니다.

면역계, 내분비, 자율신경계는 시상하부라는 뇌의 부분에 하나로 연결되어 있는데, 그곳에 직접 <세이겐> 성분이 침투해 들어갑니다. 뇌혈액 관문을 통과해서 들어간다는 사실은 이미 밝혀져 있으므로 즉시 효과를 많이 볼 수 있습니다. 시상하부는 감정을 컨트롤하는 장소입니다. 따라서 그 부분에서 필요로 하는 것이 충분히 흡수되면 정상적인 감정, 즉 기분이 가라앉거나, 작은 일로 걱정하거나, 고민하거나, 슬프거나 하는 감정이 점점 약해져서, 밝고 솔직한 아주 행복감이 넘치는 감정이 됩니다. 그러므로 데무라 선생님이 말씀하셨듯이 정신과 질환자들이나 신경질적인 환자에게 대단히 효과가 있는 것은 당연합니다. 어쨌든 자신의 몸 안에서 분출되는 건강해지는 느낌, 이 정도면 됐다는 느낌이 들도록 <세이겐>을 이용하시길 바랍

니다. <세이겐>은 아무리 드셔도 전혀 해가 없습니다. 필요량 보다 적게 드시면 충분한 효과를 낼 수 없으므로 복용량은 의사나 관계자 분들과 상담해서 조금씩 조정해 가는 것이 좋을 것입니다. 그러면 그 나름의 효과가 반드시 나올 것이라 확신합니다.

사회자 : 다음으로 자연의학 임상예방연구소의 상담의로서 회원과 가장 관계가 깊으신 아베 선생님 부탁드립니다.

아베(아베 내과 소아과 원장) : 오늘은 <세이겐>을 건강 식품으로 한정짓고 말씀 드리고 싶습니다. 인간의 몸은 내적, 외적으로 끊임없이 변하는 환경에 적응하고 있습니다. 이것을 항상성이라고 하는데, 인체의 항상성에 관해 말한 것이 세리에 박사의 스트레스 학설입니다. 스트레스는 특별한 것이 아니라 물리적인 것, 화학적인 것, 또는 세균 감염과 기생충 등의 생물적인 것, 또 정신적인 것도 스트레스의 원인이 됩니다. 정서적인 스트레스가 오랫동안 계속되면 스트레스성 위궤양과 위염, 아이에게서 보이는 스트레스성 과식에 의한 비만, 정신적인 것이 원인이 된 신체적 질환 등이 생기게 됩니다. 요컨대 인간의 몸은 스스로 미묘하게 보충하고 서로 도우며 항상성을 유지하고 있는데, 여기에는 개개의 체세포가 각각 임무를 위해 많이 일을 수행하고 있기 때문입니다. 그 체세포를 건강하게 하는 것은 말할 것도 없이 혈액입니다.

아기의 장내에는 모유의 올리고당에 의한 비피더스균이 많이 있습니다. 모유를 떼고 외부로부터 여러 가지 음식이 들어가면 여러 균도 같이 들어갑니다. 성인이 되면 100종류, 100조 가지의 세균이 장내에 공생하면서 그곳에 세균군을 만듭니다. 그렇게 되면 대장균과 웰치균 등의 유해균이 대부분을 차지하게 되고 대량으로 독소를 만들어냅니다. 이런 것들은 호흡을 통해 들어와서 혈액을 더럽히고, 노화를 촉진시키는 것입니다. 따라서 이러한 독소를 제거하기 위해 <세이겐>과 양질의 영양소를 흡수해 혈액을 깨끗하게 해야 합니다.

여러분들 중 보신 분도 많으시겠지만, 얼마 전 NHK 방송 '도전하는 갓텐'에서 유산균을 다루었습니다. 젊은 사람을 야마나시현의 유즈리하라라는 장수 마을로 데리고 가서 며칠간 생활하게 하는 프로였습니다. 그 기간 동안의 음식은 주로 야채나 산채, 유제품 등을 먹었습니다. 나중에 변을 배양해 보니까 가기 전의 변보다 유산균의 배양율이 높았습니다. 그런데 동경에 돌아오자 그 높았던 배양율이 다시 낮아지는 것을 알 수 있었다고 합니다. 이러한 것을 보면 장내 유효균과 유해균은 항상 싸우고 있다고 볼 수 있습니다. 그러나 유효균이 밀리는 것 같습니다.

인간이 병에 걸리기까지는 시간이 있습니다. 특히 성인병은 10년, 20년의 식생활이 쌓인 결과로써 생깁니다. 그러므로 <세이겐>을 젊을 때 체내로 받아들이는 것이 중요합니다. 식사 때마다 1포씩 먹으면 경제적으로 큰 부담도 안되기 때문에 병에 걸려 걱정하면서 대량으로 먹는 것보다 낫다고 생각합니다.

사회자 : 다음으로 히라이시 선생님 부탁합니다. 히라이시 선생님은 일본에서 유명한 스포츠 닥터이십니다.

히라이시(히라이시 클리닉 원장) : 오늘은 상당히 딱딱한 얘기도 있었기 때문에 저는 조금 가벼운 얘기를 했으면 합니다. 최근 자주 신문에 나오는 야마모토 가즈라는 선수가 있습니다. 39살의 많은 나이에도 불구하고 현역에서 뛰고 있는 잘 나가는 프로야구 선수입니다. 작년 5월에 처음 만났는데 8월에 "가즈 야마모토 해고!"라는 신문기사를 보게 되었습니다. 저는 주치의로써의 책임감을 느꼈지만 뭐라고 말을 해야 할지 몰랐습니다. 11월에 그 분이 병원에 입원했다는 소식을 듣고, 우리 병원 트레이닝 스탭이 바로 그 병원에 갔습니다. 그러자 그 스탭으로부터 "원장님, 이거 치료할 수 있습니다. 수술 안 해도 되지 않습니까?"라는 전화가 걸려왔습니다.

사실 야마모토 선수의 인생은 여기서부터 다시 시작됐습니다. 전화연결이 된 가즈에게 바로 동경으로 오라고 했습니다. 그는 후쿠오카의 병원에서 동경으로 와서 40일 간 입원을 한 덕분에 긴테츠 버팔로즈에 입단할 수 있었습니다. 입단 발표가 끝난 그 장소에서 나에게 전화를 했습니다. "선생님, 저 해냈어요! 4,500만엔에 계약했어요." 연봉 2억을 받던 선수가 그렇게 말했습니다. 수화기를 들은 저도 어느새 눈물이 나왔습니다.

후쿠오카에서 동경으로 왔을 때 가즈는 "비타민제는 안 먹는다. 프로틴은 맛없다."고 하며 스탭진 모두를 힘들게 했습니다. 어쩔 수 없이 저는 "카즈, 이거는 먹을 수 있을거야, 조금 먹어봐."라며 〈세이겐〉을 주었습니다. 그러자 환한 얼굴로 맛있다고 했습니다. 그 뒤로는 계속해서 〈세이겐〉을 먹었습니다. 얼마 전 가즈 선수가 올스타전에 뽑혔다는 기쁜 전화가 걸려 왔습니다. 얼마나 멋집니까? 39살의 선수가 20년 간 야구를 해오며 처음으로 팬 투표 1위로 뽑힌 것입니다. 그리고 그 올스타전에서 야마모토 선수는 MVP를 탔습니다. 야마모토 선수가 복귀할 수 있었던 것은 정말로 <세이겐> 덕분이라고 생각합니다. 그도 이런 사실을 잘 알고 있습니다.

CMC 회원 분들도 저희 클리닉에 꽤 많이 오십니다. 모든 분에게 똑같이 느끼는 것은 여러분이 대단히 건강하다는 것입니다. 그리고 굉장히 능숙한 참견쟁이입니다. 그렇지만 이런 따뜻하고 즐거운 사람들은 대환영입니다.

사회자 : 다음은 이토 선생님 부탁합니다.

이토(이토 외과 원장) : 히라이시 선생님의 유모 넘치는 말씀이었지만 실은 어떤 인간에게나 반드시 죽음이 찾아옵니다. 저는 외과 의사이기 때문에 암 환자를 어떻게 고통없이 저세상으로 보낼 수 있을까를 궁리해 온 사람 중에 하나입니다. 기본적으로는 말기의 통증에는 몰핀이라는 마약을 사용합니다. 죽기 직전에 마약 중독이 되는 것은 아닌가하고 걱정하는 분도 계십니다. 그러나 그런 잘못된 생각을 버리고 몰핀은 저 세상에 갈 때 친구 같은 약이라고 생각해 주십시오.

제 경험으로는 암 말기 환자에게 <세이겐>을 주면 몰핀을 훨씬 적게 사용해도 되는 경우가 많았습니다. 일본에서는 4명에 1명 이상이 암으로 죽고 있습니다. 여러분은 조금 전 히라이시 선생님이 말씀하셨듯이 참견하기를 좋아하는 분들이십니다. 그러므로 자신의 주위에 말기 암으로 고생하고 있는 분들이 있다면 암의 통증을 줄여 주기 위해 <세이겐>을 저 세상으로 여행하는 양식으로 드리십시오.

사회자 : 마지막으로 이시가와 선생님이 대단히 많은 임상 예를 갖고 계시기 때문에 이시가와 선생님의 말씀을 듣도록 하겠

습니다.

이시가와(신세이 클리닉 원장) : 여러분 아무도 말씀하시지 않았지만 <세이겐>은 여성을 미인이 되게 도와줍니다. 핵산의 힘일까요? 여러분 그렇게 생각하지 않으십니까? 피부는 좋아지고, 머리숱도 많아집니다. 이것은 여성에게는 정말 고마운 일입니다.

 만성적인 질병이 있다면 병이 낫고, 죽을 때까지 건강하게 사는 것이 중요합니다. 100살 이상을 살아도 누운 채로라면 소용이 없습니다. 그 때 <세이겐> 찾는 것은 이미 늦습니다. 죽을 때까지 건강하게 사는 것을 목표로 합시다.

1997년 CMC 포럼

1. 재생불량성 빈혈이 악성 림프종으로
2. 뇌경색 극복
3. 난소암을 이겼다.
4. 궤양성 대장염과의 싸움
5. 고혈압과 당뇨병
6. 갑상선 호르몬의 이상과 약이 약을 부른 부작용을 극복
7. 아토피

사회자 : 쿠스모토 기미오 CMC 사장

코멘트 닥터
아베 오모마사 : 아베 내과, 소아과 원장
고바야시 아키히코 : 이마이케 내과, 심료내과 원장
이시카와 노리코 : 신세이 클리닉 원장
이토 스기오 : 이토 외과 원장
데무라 히로시 : 니시신주쿠 플라자 클리닉 원장
히라이시 키쿠 : 히라이시 클리닉 원장

1. 재생불량성 빈혈이 악성 림프종으로

돗토리현
나가이 가오루

  돗토리에 사는 나가이입니다. 1995년 2월 중순 몸의 이상을 느끼고 근처 병원에 갔었습니다. 혈액검사 결과 저는 백혈구, 헤모글로빈이 보통 사람의 1/3이나 1/4밖에 없기 때문에, 혈소판 수가 적게 나오면 골수 관련 병을 생각해야 한다고 해서 쇼크를 받았습니다.

  다음 날 병원에 갔지만 역시 혈소판 수치가 낮아 의사 선생님으로부터 큰 병원의 소개장을 받고는 바로 그곳으로 갔습니다. 거기에서 혈액 검사와 골수 검사를 받은 결과 3개월 정도 입원해야 한다고 했습니다. 지금까지 한 번도 병원에 입원한 적이 없는 저에게는 너무나 큰 충격이었습니다. 병명은 재생불량성 빈혈이었지만 치료를 하지 않고, 수혈만 5번 받고 한 달 조금 더 있다가 퇴원했습니다. 저는 이대로 골수에 점점 조혈을 해서 낫는 것은 아닐까 하는 생각이 들었습니다. 그러나 병과의 전쟁은 그 때부터가 시작이었습니다.

  같은 해 7월 어느날 밤 갑자기 오른쪽 팔에 심한 통증이 몰려왔습니다. 너무 아파서 잠도 잘 수 없어 떼굴떼굴 구를 정도였습니다. 2주 정도가 지나서 통증도 많이 없어졌을 때쯤 외래에서 혈액 검사를 받았습니다. 혈액 검사 결과 어쩌면 악성 림프종일 가능성이 있다고 했습니다. 분명 뭔가 잘못되었을 것이라는 생각이 들었지만 설마 암일까 하고 스스로 위안을 했습니다. 처음에는 오른쪽 팔다리가 동시에 아팠지만 점차적으로 볼에서 턱까지 같은 통증이 일어났습니다. 그래서 받은 MRI 검사 결과 등뼈에 몇 개 이상한 것이 있다고 해서, 조직 검사를 받기 위해 입원을 했습니다. 검사 결과는 역시 악성 림프종으로 진단이 나왔습니다. 보통 악성 림프종은 목이나 팔에 종양이 생긴다고 합니다. 그러나 제 경우 골수에 종양이 생겨 수술은 무리였기 때문에 항암 치료를 시작하기로 했습니다.

첫 번째 항암 치료가 시작되었고, 링거와 스테로이드를 복용하자 구토가 며칠 동안 계속되었습니다. 두 번째 치료를 시작했을 때부터 머리카락이 빠지기 시작했습니다. 부작용에 대한 얘기는 들었지만 머리카락이 완전히 빠지는 것은 너무 큰 충격이었습니다. 담당 선생님이 골수 이식을 권했지만, 저는 절대적이라고 해도 좋을 만큼 이식은 하고 싶지 않았습니다. 의학적으로 무지한 제가 이런 얘기를 하는 것은 주제 넘겠지만, 더 자연적인 방법으로 병이 좋아졌으면 좋겠다는 생각을 가지고 있었습니다. 그리고 외래에서도 항암 치료가 가능하다고 해서 12월 중순에 퇴원했습니다.

다음 해 2월에 <세이겐>과의 운명적 만남이 있었습니다. 어떤 분의 도움으로 체질개선연구회에 가서 시부타 선생님에게 상담을 받았습니다. 히라이시 선생님의 책도 구입해서 그 날 밤 한 번에 다 읽었습니다. 그 책을 읽고 이거라는 직감이 와서 <세이겐>을 구입해 1포씩 먹기 시작해 일주일 후부터는 하루에 10포씩 먹었습니다. 그 때부터는 약은 먹지 않고 <세이겐>에만 의지하게 되었고, 작년 4월부터는 하루에 <세이겐 골드> 10포, <알파> 10포를 먹기 시작했습니다. 이때부터 심한 어깨 결림이 없어지고, 머리카락도 다시 조금씩 나기 시작하자 뭔가 다르다는 느낌을 받았습니다. 여름이 되자 몸이 많이 편안해져서 몸 속이 좋아지고 힘이 생기는 것 같은 느낌이 들었습니다. 더욱이 작년 9월에는 CMC의 도움으로 동경여자의대의 데무라 교수님을 통해 혈액 내과의 선생님에게 진찰을 받을 수 있었습니다. "검사 결과 엉덩이 뼈에 몇 개의 종양 영상이 보이지만, MRI 검사 결과상으로는 나쁜 것은 아니니까 안심해도 괜찮습니다."라는 의사 선생님의 말씀을 듣고 기뻐서 어쩔 줄을 몰랐습니다. 그 후로는 동네 병원에서 검사를 받고 있습니다. 수치에 다소 변화는 있었지만, 스스로는 아주 컨디션이 좋다는 생각이 들었습니다. 그래서 지금은 <알파>를 섞어서 하루에 20포를 먹고 있습니다.

이렇게 지금 여러분 앞에서 체험 발표를 할 수 있을 것이라고는 2년 전 저에게는 전혀 상상도 할 수 없는 일이었습니다. 정말 다행이라고 생각하는 것은 "이것이다!"라고 믿고 먹을 수 있는 <세이겐>을 만날 수 있었던 것이었습니다. 회원들을 위해 이렇게 애를 써 주시는 CMC와 인연을 맺을 수 있었던 것에 진심으로 감사를 드리고 싶습니다. 그리고 가족과 걱정해 주신 여러분들과 <세이겐> 덕분에 건강을 회복할 수 있어서 깊이 감사드립니다.

사회자 : 감사합니다. 이 체험에는 평소 여러분의 상담역을 맡아 주신 아베 선생님에게 좋은 말씀 부탁드리겠습니다.

아베(아베 내과, 소아과 원장) : 나가이씨 수고하셨습니다. 악성 림프종이란 원래 병리학적인 명칭으로는 진행성 육종이라고 합니다. 요즘은 암에 대한 연구도 많이 진척되었고, 치료법도 발달되었기 때문에 반드시 악성이라고 하지 않아도 되는 것도 있는 것 같습니다.

림프종은 림프구에서 발생됩니다. 림프구의 작용은 지금까지는 별로 알려져 있지 않았지만 최근 10년 간 면역학의 급속한 진보와 함께 여러 가지가 밝혀졌습니다. 림프구에는 B세포, T세포, 내추럴 킬러 세포 등이 있는데 한 마디로 말하자면 살인청부업자입니다. 이것들이 림프종을 공격합니다. 림프구는 전신의 림프 조직에서 나오기 때문에 1cc에 500만 정도의 적혈구 이상으로 많이 있습니다. 이것들이 계속적으로 활동함으로써 밖에서 들어오는 것, 안에서 생긴 것, 암세포 등을 공격합니다. 그 때 <세이겐>이라는 것이 대단한 효과를 발휘하게 되는 것입니다. <세이겐>이 전부라고 할 수는 없겠지만 이 면역 체계에 뭔가 동기를 부여해 주고 있는 것은 확실합니다. 이 동기는 병이 호전되는데 대단히 중요한 역할을 합니다. 저는 <세이겐>의 효과는 거기에 있는 것은 아닐까 하고 생각합니다.

작년 체험 발표 때에도 말씀드렸지만 여러분 건강할 때 하루 3 ~ 4포씩 드십시오. 경제적으로도 그렇게 하는 것이 부담이 적습니다. 꾸준히 <세이겐>을 복용하면 장내세균이 활성화되고, 면역력이 증강되어 일 년 내내 건강한 몸을 유지할 수 있습니다. 그렇게 하면 병이 생길 수가 없습니다.

조금 전에도 말씀이 있었지만 비피더스 유산균이 많은 아기는 변이 부드러워서 마치 크림 같습니다. 그런 변을 기준으로 자신의 변을 비교해 보십시오. 황색이고, 냄새가 안나면 장내의 활동이 잘 되고 있는 것이라고 생각하셔도 좋습니다. 저는 실제로 <세이겐>을 먹고부터는 아기 같은 변을 보고 있습니다.(장내 웃음)

2. 뇌경색 극복

군마현
야마다 히사오

저는 매년 회사에서 건강 검진을 받을 때마다 이상 없다는 결과가 나와 건강에는 자신이 있었습니다. 그러나 갑자기 병이 찾아온 것은 1996년 10월 4일 아침이었습니다. 출근 도중 갑자기 몸이 왼쪽으로 쏠리면서 손에 들고 있던 가방을 떨어뜨리고 말았습니다. 뒤쪽에서 다가 온 사람이 말을 걸 때까지는 제가 가방을 떨어뜨렸다는 감각을 느낄 수 없었습니다. 저는 너무 놀라서 근처 병원을 찾아 진찰을 받았습니다. 여름이라 지친 것 때문이라고 해서 링거를 맞고, 약을 받아 귀가했습니다. 그러나 저는 4, 5일이 지나도 걸을 때 힘이 없었고, 똑바로 걸을 수도 없어서 큰 병원에 가기 위한 소개장을 받았습니다. 거기에서 MRI 검사를 한 결과 목 우측 동맥이 막힌 뇌경색이라는 판정을 받고, 즉시 입원해야 했습니다.

입원과 동시에 10일 정도 링거를 맞았고, 주야를 불문하고 여러 가지 검사를 받았습니다. 검사 결과에 따르면 "목의 우측뿐만 아니라 좌측 동맥도 좁아져 있어 뇌의 중앙으로 가는 혈류는 거의 보이지 않습니다. 그런데 어디에서 혈액을 보충하고 있는지 신기합니다."라고 의사 선생님께서 말씀하셨습니다. 오른쪽 동맥만 막혀도 죽는 사람이 있다고 합니다. 제 경우 왼쪽 동맥도 좁아져 있었기 때문에 만약 막힌다면 확실하게 죽음으로 이어질 수 밖에 없었습니다.

검사 결과를 들으면서 저는 한 순간 머리 속이 새하얘져 버렸습니다. 앞으로의 투병 생활과 고생할 가족들 걱정에 잠자리에서 저절로 눈물이 났습니다. 종종 우는 모습을 보여 간호사들을 걱정시키는 날들이 계속되었지만, 매일 아내가 50분이나 걸려서 문병을 오기 때문에 애써 밝게 행동하며 조금이라도 불안한 모습을 보이지 않으려고 노력하였습니다. 제 자신에게도 "반드시 건강해져서 퇴원하자."라고 항상 마음 속으로 다짐했었습니다.

입원 5일째쯤 아내가 게로 만든 건강 식품을 저에게 먹이려고 병실에 가져와서 먹어 보기로 했습니다. 또한 발바닥을 주무르면 병의 회복에 좋다고 해서 제 아내는 매일 저의 발바닥을 주물러 주었습니다. 몸에 좋은 것은 무엇이든 해야 한다는 마음 뿐이었습니다. 드디어 11월 뇌의 중앙에 혈액이 가도록 하기 위한 수술을 장장 8시간 반에 걸쳐 받았습니다. 중환자실에서 깨어나 빛을 본 때의 감격은 지금도 잊을 수가 없습니다.

두 밤을 중환자실에서 보내고 그 다음날 회복실로 옮겨졌습니다. 걱정한 수술이었는데 고열도 없었고, 순조롭게 회복되고 있었습니다. 12월에 다시 검사를 받았지만, 의사 선생님은 목 왼쪽 동맥은 역시 좁아져 있는 상태니까 2, 3개월 집에서 체력을 키우고 나서 다시 수술을 하자."고 말했습니다. 그래서 저는 재수술을 전제로 임시로 퇴원을 하였습니다. 그러나 만약 혈관이 막힌다면 죽음을 각오해야만 했기 때문에 매일 폭탄을 안고 있는 것 같은 날들이었습니다.

12월 중순에 동생이 문병을 오며 <세이겐>을 갖고 왔습니다. 동생은 목에 충격을 받아 11월까지는 목을 잘 움직일 수 없었는데, <세이겐>을 먹고 한 달 후부터는 목을 움직여도 아프지 않게 되었고, 체력도 살아났다고 했습니다. 또한 여동생과 같은 직장에 다니는 아주머니는 당뇨병을 앓고 있었는데, <세이겐>을 먹기 시작하자 표정도 밝아지고, 몸의 움직임도 가벼워졌다고 했습니다. 그렇지만 저는 반신반의하면서 바로 믿을 수는 없었습니다. 그러나 속는 셈치고 조금씩 <세이겐>을 먹기 시작했습니다. 처음에는 하루 3 ~ 6포를 먹기 시작해서, 나중에는 6 ~ 9포로 먹는 양을 늘려 갔습니다. 먹어 보니까 다른 건강 식품을 먹었을 때와는 달리 체력의 회복이 빠른 것처럼 느껴졌습니다.

다음 해 1월 중순부터는 아내와 상의하고 <세이겐>에 제 운명을 걸어 보기로 했습니다. 곧바로 아내가 체질개선연구회에 출석하여 건강 상담을 받고 왔습니다. 아내는 <세이겐>을 먹으면 수술을 하지 않고도 좋아질 수 있다는 조언을 듣고 와 저에게 희망적인 말을 해주었습니다. 저는 매일 병원에서 받은 약과 병용하며, 적정량의 <세이겐>을 먹도록 신경을 썼습니다. 아마 그 때는 하루에 15포정도 먹었던 것 같습니다. 임시 퇴원 후에는 2주에 한 번 정도 외래 진료를 받았습니다. 3월 17일 외래 진찰을 받았을 때 의사 선생님의 말씀이 "야마다씨, 얼굴색이 많이 좋아졌습니다. 또 혈압도 135에 85로 대단히 좋습니다."라고 말했습니다. 그리고 이번 진찰 때 처음으로 청진기를 왼쪽 귀에 대어 보고, 이 상태라면 수술은 하지 않아도 될 것 같다고 말했습니다. 바라던 최고의 결과가 나와 돌아오는 차 안에서 아내와 함께 너무나도 기뻐했던 일을 아직도 잊을 수가 없습니다.

서서히 흰머리도 줄고 검은 머리가 나기 시작하는 것을 보니 확실히 체질 개선이 된 것 같았습니다. 기온의 변화가 심한 장마 때에도 아무 후유증 없이 건강하게 집에서 체력을 키울 수 있었습니다. 6월 외래 진료 때에는 의사 선생님이 회사 근무를 해도 좋다고 해서 너무나 기뻤습니다. 지금은 복직해서 아침 6시 경 출근해서 밤 8시, 9시가 되어서야 집으로 돌아오곤 합니다. 긴 근무 시간이긴 하지만 저는 건강하게 일할 수 있는 기쁨을 만끽하고 있습니다. 그 후 외래에 가도 의사 선생님은 얼굴색과 혈압을 재기만 하고 진료를 끝냅니다.
  이 모든 것이 〈세이겐〉 덕분입니다. 〈세이겐〉을 이 세상에서 만날 수 있어서 너무나 감사한 마음을 가지고 있습니다. 앞으로도 제 자신은 〈세이겐〉을 계속 애용하고, 아픈 사람에게는 그 고통을 완화시켜줄 수 있도록 〈세이겐〉의 뛰어남을 전도하는 사람이 되고 싶습니다.

사회자 : 야마다씨 감사합니다. 대단히 무서운 일을 겪으셨는데, 그러면 고바야시 선생님께서 이에 대한 좋은 말씀을 해주시겠습니다.

고바야시(이마이케 내과, 심료내과 원장) : 환자들이 의사로부터 언제 어떻게 될지 모른다는 얘기를 들으면 불안한 마음에 살아 있어도 살아 있는 것이 아닐 것 같습니다. 그러나 그런 어려운 나날을 이겨내고 스스로 앞으로 전진해 나간 것은 대단히 훌륭한 일이라고 생각합니다. 혈액 검사를 비롯한 여러 검사 결과 이상이 없다고 해도, 검사 수치만으로는 알 수 없는 부분이 상당히 많습니다. 지금은 건강하게 일하고 계신다고 하니까 굉장히 운이 좋으시거나, 평소 생활 습관이 좋으셨던 것 같습니다. 그 때까지 건강 식품에는 관심도 없었고, 건강이라는 것에 거의 신경을 쓰지 않는 생활을 계속 해 온 사람이 어느 날 갑자기 죽음과 직면하는 경험을 하게 된 것입니다. 다 이겨내신 지금은 이것도 인생에서 겪어볼 만한 일이라고 말씀하실 수 있을 것입니다.

　인간은 경험을 거듭하며 자신의 여과 장치를 통해서 생각을 합니다. 실제로 <세이겐>을 통해 병이 나은 사람이 "이렇게 좋아졌습니다." 라고 말을 해도, 대부분의 사람들은 "설마 건강 식품으로 좋아질 리가 없잖아. 의사가 그렇게 나쁘다고 말을 하는데…"라는 식으로 생각합니다. 거기에 필요한 것이 한 걸음도 아니고 반 걸음 내딛는 용기입니다. 바로 해보자고 하는 마음입니다. 이런 마음을 갖고 한 발 내딛었던 시점에서 야마다 씨의 마음 속에 신념이 생겨났다고 생각합니다. 저는 믿는다고 하면서도 일절 행동하지 않는다면, 사실은 믿고 있지 않다는 증거입니다. 그 차이는 정신과 의사이므로 잘 알고 있습니다. 믿지 않는다고 하면서도 복용하고 있다면, 그 순진한 마음은 아주 좋다고 생각합니다.

　또 하나 말하자면 혈관의 병이므로 목의 동맥 뿐만 아니라 전신의 혈관이 비슷한 상태였을 것입니다. <세이겐>을 계속 먹는다는 것은 현재 상태를 유지하는 것이 아니라, 정말로 건강한 상태로 몸을 바꿀 수 있는 기회가 되는 것입니다. 목숨을 건질 수 있는 기회가 주어졌다고 생각하며 살아갈 수 있다면 멋진 일일 것 같습니다. 그 체험을 아직 믿지 않는 사람에게 얘기해 주셨으면 합니다.

3. 난소암을 이겼다.

오사카부
이시이 기쿠노

저는 1982년에 림프암에 걸려 반 년에 한 번씩 검사를 받고 있습니다. 하지만 1992년에 건강이 악화되어 병원에서 진찰을 받게 되었습니다. 검사 결과 하복부에 커다란 덩어리가 있는 것이 발견되어 산부인과로 옮겨졌습니다. 즉시 입원을 했지만 그 때 병명은 듣지 못한 채 혼자서 자궁근종이라고 생각하고 있었습니다. 그러나 반 년이 지날 무렵부터는 몸이 너무 약해져 잘 걸을 수도 없었습니다.

어느 날 병원에 가려고 택시를 기다리고 있을 때 예전부터 알고 지내던 이즈다니씨를 만났습니다. 이즈다니씨의 차를 타고 병원에 가던 도중, 차 안에서 <세이겐>과 소책자를 선물로 받았습니다. 바로 입원을 하였지만 반 년 사이에 증상은 악화되어 하복부의 덩어리는 암이 되어 있었습니다. 또 위장, 방광에 유착해 최악의 상황이었습니다. 저는 수술을 받았지만 몸이 약해져서 자궁, 난소만 떼어 내었습니다. 또한 빈혈이 심해 2번의 수혈도 받았습니다. 너무 힘든 나날이 계속되어서 어떻게든 체력 유지를 위해 힘을 쏟았습니다.

첫 번째 항암제를 맞았을 때는 결과가 나빠져서 면회 사절 상태로 생사의 고비를 넘나들고 있었습니다. 그 당시 가족들은 장례식 문제도 의논했었다고 합니다. 그러나 다행스럽게도 운이 좋았는지 조금씩 차도를 보이기 시작했지만 포진이 생겨 치료를 받게 되었습니다. 조금 좋아졌을 때 두 번째 항암제를 맞았습니다. 그러자 다시 호흡 곤란이 발생했습니다. 전과 달리 백혈구 180에 혈소판도 저하되었고, 몸의 구멍이라는 구멍에서 출혈을 해서 멈추지 않았고, 입 안은 점막이 녹아 내린 상태였습니다. 식사도 못 해 체중이 36kg으로 줄어 들었습니다. 이번에는 나도 죽는구나 하고 생각했습니다. 그 때 간호사가 제 물건을 정리하다가 떨어뜨린 이즈다니씨에게 받은 소책자를 발견하고 읽기 시작했습니다. 그 책을 읽고는 그래, 먹어보자고 결심했습니다. <세이겐>을 먹고 다시 한 번 건강해져서 딸과 아들의 손자도 보고, 부모로서의 책임을 다 하자고 생각했습니다. <세이겐>을 구입하여 헤진 입 안에 넣자 따끔거리며 쓰렸지만, 병원에서 준 약과는 다른 느낌이었습니다. 저는 매일 10포씩 먹었는데 3, 4일째부터 식욕도 생기고, 구내염도 좋아졌습니다. 저하된 혈소판, 백혈구도 건강할 때의 상태로 돌아와 8일째에는 일반 병실로 돌아올 수 있었습니다.

<세이겐>을 먹은 지 20일 정도 지났을 때 배꼽에서 고름이 나왔습니다. 11월에 3번째 항암제를 맞았지만 이 번에는 부작용도 없어 연초에 외박 허가를 받을 수 있었습니다. 집에 차린 명절 음식이 너무 맛있어서 저는 가족도 놀랄 정도로 많이 먹었습니다. 전화로 딸들에게 설 안부를 물었을 때, 딸들은 너무나 건강한 저의 목소리에 장례식 얘기를 했던 일이 믿기지 않는다고 얘기해 주었습니다.

다시 병원으로 돌아가 4번째 항암제를 맞았고, 그 이후에는 2개월에 한 번씩 항암제를 맞기로 했습니다. 배꼽에서 고름이 나왔지만 1993년 2월 마침내 퇴원을 하였습니다. 그리고 저는

항암제에 드는 비용을 모아서 <세이겐>을 구입했습니다. <세이겐>을 먹고, 상처에 바르고 하기를 한 달이 지났습니다. 놀랍게도 수술한 상처 두 곳이 벌어져 고름이 나왔습니다. 의사선생님이 보시고는 입원해서 항암제를 맞자고 했습니다. 그러나 저는 입원하지 않고 <세이겐>을 먹고, 바르기를 계속했습니다. 그러자 신기하게도 3일만에 상처에서 고름이 나오는 것이 멎으며, 상처도 다 나았습니다. 그러나 아직 질에서는 출혈이 있었습니다. 다행히 그 때 <세이겐 알파>가 발표되어 그 때부터는 하루에 <세이겐 알파>를 10포, 골드를 10포씩 먹었습니다. 40일이 지나자 출혈이 나오지 않았습니다. 그 때 이후 거의 5년이 지났지만 병원약도 먹지 않고, <세이겐>만 일편단심으로 복용해 오며 현재에 이르고 있습니다. <세이겐>에 대해서 알려주신 이즈다니씨, 또 CMC에 감사하며 매일 건강을 유지하기 위해 노력하고 있습니다. 이제는 목숨이 다하는 날까지 한 사람이라도 많은 사람에게 <세이겐>을 알리는 것이 제 사명이라는 생각이 듭니다.

사회자 : 발표 감사합니다. 사망률이 높은 난소암이라는 정말 무서운 병을 이기고 살아 돌아오신 이시이씨입니다. 산부인과 의료써 오랜 경험이 있으신 이시가와 선생님 말씀 부탁드립니다. 이시가와 선생님은 경험 중에서도 대단히 보기 드문 체험이었다고 합니다.

이시카와(신세이 클리닉 원장) : 지금 이시이씨의 체험담은 엄청난 체험이었던 것 같습니다. 난소암 만큼 무서운 것도 없습니다. 여러분도 자궁암 검진은 잘 하시겠지만, 난소암 검진은 아마 잘 안 하실 겁니다. 어쩌다 성인병 검사에서 우연히 발견되기도 합니다. 조기 난소암은 증상이 없는 것이 특징입니다. 미혼인 사람에게도 20대인 사람에게도 발병합니다. 침묵의 살인자라고 할 정도로 조기 발견이 어렵고, 진행이 빠르고, 난소를 감싸고 있는 막이 얇아서 전이도 빠르기 때문에 대단히 힘든 병입니다. 난소암에는 처음부터 난소에서 발병이 시작된 것, 다른 장기에서 전이된 것, 또 중간 정도로 악성인 것이 있는데 대단히 무서운 병입니다. 종양은 2, 3주만에 굉장히 커집니다. 그런 것을 생각하면 이시이씨의 체험은 난소암치고는 비교적 큰 병은 아니었던 것 같습니다. 암세포가 있다는 것을 알았지만 이것을 극복할 수 있었던 것은 자신의 살려는 노력, 희망, 절대 병에 지지 않겠다는 마음과 더불어 <세이겐>의 힘이 작용했던 것 같습니다.

저도 여러 환자에게 <세이겐>을 복용할 것을 권하고 있지만, 건강 상태가 좋기 때문에 병원약은 필요 없고 <세이겐>만 있으면 된다고 말하는 분이 있을 정도라곤 … .(장내 웃음) 그렇지만 환자만 건강해지면 좋은 것 같습니다. 그렇지만 암 검진은 꼭 받기를 권합니다.

암이라는 진단이 나오면 전문의에게 치료를 받아야 합니다. 의사진은 신중하게 암 치료를 위해서 수술, 방사선, 면역 요법, 온열 요법, 항암제 등의 여러 가지 치료 방법을 검토합니다. 현재는 암의 치료 방법도 많이 발전되어 있습니다. 예전에는 암은 죽음에 이르는 병이었지만, 지금은 오랫 동안 연명이 가능한 병입니다. 따라서 암은 조기 발견이 무엇보다 중요합니다.

<세이겐>을 열심히 복용하면 체력이 좋아지고 건강해집니다. 설령 항암제 치료 중이라도 부작용이 없습니다. 예를 들면

머리카락이 빠지지 않습니다. 또한 머리카락이 빠졌다고 해도 금방 좋아집니다. 저는 아직 2, 3년 밖에 <세이겐>을 사용하지 않았기 때문에 단언할 수는 없지만, 미즈다니 선생님의 동물 실험에서 항암 작용에 대한 검증을 끝냈습니다. 아마 전이될 걱정도 적어지게 될 것으로 보입니다. 한 번 암에 걸리면 반드시 의사와 상담을 하고 경과를 주시해야 합니다. 그리고 <세이겐>을 꼭 복용할 것을 권합니다. 저도 70살이 넘었지만 <세이겐>을 먹고 있는 덕분에 피로도 적고, 아직 건강해서 하루도 거르지 않고 환자를 치료하는 것에 정진하고 있습니다. 그것이 의사로서의 사명이라고 생각합니다.

  <세이겐>은 정말로 신기한 약인 것 같습니다. 의약품도 아니고, 그렇다고 해서 일반적인 영양제도 아닙니다. 앞으로 21세기를 맞으며 이런 약의 필요성은 더욱 커질 것으로 보여집니다. 점점 나이를 먹을 수록 건강에 자신이 없어집니다. 30대 같은 체력, 지구력은 더더욱 기대할 수 없습니다. 제 경험에 비추어 보면, 자신의 건강을 지키며, 동시에 예방 차원에서 세이겐을 먹는 것이 절대 필요하다는 생각이 듭니다.

4. 궤양성 대장염과의 싸움

홋카이도
이시이 마미코

  저는 삿포로에서 온 이시이라고 합니다. <세이겐>을 애용한

지 벌써 7년이라는 세월이 흘렀습니다. 저는 이 자리에서 <세이겐>을 알기 전의 경과를 조금 말씀 드리려고 합니다.

지금으로부터 23년 전 궤양성 대장염이라고 진단받고 나서의 투병 생활에 관한 이야기입니다. 이 병으로 판명된 1년 간은 위가 너무 아팠습니다. 이 전에는 없었던 변비, 설사의 반복, 나중에는 결국 혈변까지 나와서 밤새 고생하다가 구급차를 탄 적도 있었습니다. 다음 날이 되어도 계속 점액변과 혈변이 계속되었으며, 화장실이 새빨개질 정도의 출혈과 설사가 매일 수 십 번이나 계속되어 체중도 33kg으로 줄었습니다.

이렇게 되자 처음으로 병의 심각성을 깨닫고 삿포로의대를 찾아가게 되었습니다. 그 때는 2번째 임신을 하고 있어서 5개월된 태아를 인공 유산하고, 본격적인 치료에 들어갔습니다. 통증과 불안 속에서 몸 상태가 계속 좋지 않았던 지난 일 년간을 생각하니 의사에 대한 불신감이 몰려 왔습니다.

어쨌든 궤양성 대장염으로 인한 투병 생활이 시작됐습니다. 우선 피를 멈추게 하기 위해 스테로이드 치료를 받았습니다. 매일 물총에 물을 채우듯이 수혈을 받았고, 창란젓처럼 생긴 궤양에 부신피질계의 호르몬제인 프레도니솔론을 경구로 30mg 투여하고, 항문으로는 생리 식염수와 가나마이신, 프레도니솔론 10mg을 주입하였습니다. 그 외에도 사라조피린을 비롯한 약을 동물에게 먹일 정도로 많이 복용하기 시작하자 얼굴은 달덩이처럼 바뀌었습니다. 머리에도 약진이 생겨 미용실에도 갈 수 없는 상황이었습니다. 저는 일시적으로 출혈이 멈추면 퇴원할 수 있었지만, 몇 개월 동안 치료하지 않는 사이에 또 재발되곤 했습니다. 스테로이드 투여량을 10mg으로 내리면 출혈을 했습니다. 그래서 반 년 입원하고 반 년 퇴원하는 일을 10년이나 계속했습니다.

그 10년 사이에 약 때문에 오는 부작용으로 인하여 류머티즘도 생기고, 팔다리 근육이 아프고, 이빨이 빠지기도 하였고, 목소리가 쉬어서 아줌마 목소리로 변해갔습니다. 결국 대장암일 확률이 높아서 이번에는 대장을 전부 떼어내고, 소장에 인공 항문을 다는 수술을 받기로 했습니다. 이 때 렌겐 백신이라는 것을 알게 되었습니다. 여기까지 오는 동안 온갖 좋다는 건강 식품을 구해 먹었고, 점술사에게 점을 보기도 해서 방위상 나쁘다고 하면 집까지 옮기기도 해 보는 등 할 수 있는 여러 가지를 시도했습니다. 정신적, 육체적, 경제적으로도 벼랑 끝에 서 있는 마음이었기 때문에 저는 큰 결심을 하고 현대 의학의 반대 요법으로 바꿔 보자고 결심했습니다. 그래서 지금까지 복용해 온 약을 다 쓰레기통에 버리고 철저하게 백신 요법에 전념하기로 했습니다.

왜냐하면 렌겐 백신을 이용한 치료를 하는 진료소 의사 선생님에게 제가 꼭 나을 수 있다는 말을 들었기 때문입니다. 기뻤습니다. 두드러기처럼 궤양이 늘어나 너무나 힘들고 길었던 10년 동안이었기 때문에 지금도 그 때의 감격은 잊을 수가 없습니다. 하지만 이제부터 다시 처절한 투병 생활은 시작되었습니다. 그러나 자궁암이라고 진단받은 암의 병소가 점차 사라지고, 달덩이 같던 얼굴이 평소 제 얼굴로 돌아오고, 출혈도 없어졌고, 심한 악취가 나는 석탄 타르 같던 설사도 보통의 설사로 돌아왔습니다. 백신 요법을 사용했던 7년 간의 경험으로 저는 암으로 죽지는 않는다는 확신을 갖게 되었습니다. 그러나 항상 체력이 약했고, 체중도 40kg 이하였으며, 혈압도 위가 80전후, 아래가 40전후인데다가, 하루에 4 ~ 5번씩이나 하는 설사로 인해 이전과 같은 고통의 나날들이 계속되었습니다. 그 중에서도 불면증에 의한 고통이 가장 힘들어서 체질을 바꿔줄 무언가를 찾게 되었습니다.

그 때 <세이겐>을 알게 되었습니다. 어떤 분한테서 체질개선 연구회에 가보지 않겠냐는 권유를 받았습니다. 거기에서 장을 정상으로 할 수 있다는 얘기를 듣게 되었고, 바로 이거라는 생각이 들었습니다. 바로 그 자리에서 회원 등록을 하고, <세이겐>도 5박스 구입해 먹기 시작했습니다. 그 당시 10년 간 복용한 스테로이드 요법의 부작용으로 자율 신경의 밸런스도 무너져 수면제를 먹지 않으면 잠을 잘 수 없었습니다. 그래서 처음에는 아침, 점심, 밤에 <세이겐 골드>를 2포씩, 하루 총 6포를 먹었습니다. 일시적으로 정신이 안정되고 상쾌한 아침을 맞았던 적도 있었지만, 다시 잠을 못 자는 날이 계속되었고 지금도 그렇습니다. 그러나 심했던 설사가 딱 멈추었고, 차츰 보통의 변으로 바뀌었습니다. 이것은 저에게는 아주 대단한 일입니다. 17년간이나 혈변과 점액변과 설사로 고통 받아왔기 때문입니다. 딱딱한 변이 나왔던 때는 감동을 했습니다. 저는 서서히 체중이 늘고 영양이 흡수되는 것을 몸으로 느꼈습니다. 저절로 혈압도 안정되었고, 체력도 좋아졌고, 체중도 45kg으로 늘어났습니다. 이것은 절대적으로 <세이겐> 덕분이라는 확신을 가졌습니다.

30대, 40대라는 가장 멋 부리고 싶은 시기를 병으로 세월을 다 보낸 저입니다. 지금 또 때를 놓치면 멋을 낼 수 있는 시기는 없다는 생각이 들어 과감하게 그물 장식 옷을 입어 보았습니다.(웃음) 2년 전부터는 노래방에도 갈 수 있게 되었습니다. 무엇보다 맥주를 20년만에 처음 마셨을 때의 그 맛은 잊을 수가 없었습니다. 아직 불면증은 계속되었기 때문에 작년부터 <세이겐 알파>를 하루에 3포, 몸이 안 좋을 때에는 상태에 맞춰서 하루 총 10포 가까이 복용하기도 합니다. 요즘 느끼는 것이지만 <세이겐 알파> 때문인지 예전보다 신경이 날카롭지 않은 듯 합니다.

  제가 곰곰이 생각해 보았는데 병의 인과관계는 절대적으로 존재하는 것 같습니다. 이런 생각을 하면 역시 병의 원인을 본인 스스로 만들고 있다는 생각이 듭니다. 이 자리에서 소리 높여 말하고 싶은 것은 매사 모든 일은 긍정적 사고가 중요하며, 식생활, 일상 생활 습관 등을 다시 한 번 돌아보면 대부분의 병은 극복할 수 있을 것 같습니다. 약을 전혀 먹지 않겠다는 결심은 저에게는 큰일이었습니다. 생각의 전환, 순수하게 믿는 마음, 이것은 중요한 일입니다. 제가 백신 요법으로 바꾼 지도 13년째인데 지금도 계속하고 있습니다. 수 많은 건강 식품 중에서 <세이겐>만은 살기 위한 수단으로써 계속 먹고 있습니다. 내가 주치의가 되어 나를 고친다는 기분, 그리고 어떻게 해서라도 살아야겠다는 신념을 갖는 것은 절대 필요하다고 마음 깊이 느낍니다. 이 체험을 살려 지금은 자원 봉사를 하고 있습니다.

  장을 정상으로 유지하는 것은 만병을 예방하는 가장 좋은 방법인 것 같습니다. 저처럼 본격적으로 나빠지기 전에 본인의 건강 관리상, 또는 예방 차원으로라도 <세이겐>을 복용할 것을 권장합니다. 저는 육체적, 경제적 고통 속에서 투병하던 중에 자기 중심으로 모든 걸 생각한 적이 있었습니다. 가족력을 원망하거나 선조의 업이라는 생각으로 책임 전가를 하며, 가족을 고통스럽게 한 일은 지금도 부끄럽게 여깁니다. 저는 가족이 돌봐주었기 때문에 지금까지 살 수 있었다고 진심으로 생각합니다. 늙은 양친에게 효도 한 번 하지 않은 내가 한심하지만 건강을 되찾은 것으로 부모님께 용서를 구합니다. 오늘은 저에게는 영광스러운 자리입니다. 회장에는 79세가 되신 어머님이 와 계십니다. 어머님도 같은 시기부터 <세이겐>을 복용하고 계신데 저보다 더 건강하십니다. 이 자리를 빌려 여러분에게 감사드립니다.

이토(이토 외과 원장) : 이시이씨, 오늘은 요전보다 훨씬 예쁜 모습이십니다. 실은 6월에 삿포로에서 처음 뵙고 이시이씨의 얘기를 들었습니다. 제가 치료했던 경험을 돌이켜보면 궤양성 대장염은 극복하기 힘든 병인 것 같습니다. 그러나 이시이씨를 만나 뵙고 오랫 동안의 궤양성 대장염과의 투병 생활을 듣고는 감명을 받았습니다. 특히 이시이씨는 병에 대해 많이 공부하고 스스로 터득하였으며, 사람에 대한 배려의 마음을 갖게 되었습니다. 그 후 해탈의 경지에 이른 건전한 생활을 하고 계셔서, 그것이 오늘의 웃음으로 이어지는 것이라고 생각합니다.

궤양성 대장염이라는 병명은 많이 못 들어보셨을 것 같은데, 크론병과 함께 난치병으로 지정이 된 장 질환으로, 영양 섭취를 충분히 할 수 없기 때문에 마르고 약해져서 죽음에 이르기도 하는 큰 병입니다. 일본에서는 구미보다 적다고는 하는데 원인으로서는 특히 유아기에의 인공 영양설이 있습니다. 그러나 면역학의 발달로 현재에는 자기면역설, 즉 대장 점막 내에 있는 것을 이물로 잘못 생각해서 항원으로 인식하고, 이것을 공격하는 항체가 몸 안에 생겨 아프게 한다는 자기면역질환이라고 합니다. 따라서 치료로는 부신피질호르몬-스테로이드를 복용하면 확실히 효과가 있습니다. 그러나 아시다시피 스테로이드는 오래 많은 양을 사용하면 부작용이 있습니다. 이시이씨도 그래서 고생하셨던 것입니다.

실은 제가 5년 전에 간장이 나빠져서 <세이겐>을 미우라 회장님에게 받았을 때 만해도 여러 가지 병에 대한 효과는 반신반의였지만, 유산균 생산물질이기 때문에 적어도 장에 관련된 병에는 효과가 있을 거라는 생각이 들었습니다. 그 때 미우라 회장님이 "궤양성 대장염이라는 것은 낫기 힘든 병입니다. 그런데 아내의 친구 아들이 심한 궤양성 대장염이었는데 <세이겐>을 계속 먹였더니 정말로 완전히 좋아졌습니다."라며, 유산균 생산물질의 궤양성 대장염에 대한 효과를 기대하고 있다고 말했습니다. 이시이씨의 치료로 궤양성 대장염에 유산균 생산물질이 예상을 넘는 효과를 가져온 것을 듣는 것은 두 번째였습니다.

세균류는 입으로 들어가면 소량으로는 강한 위산 때문에 거의 죽습니다. 이것은 유산균도 같습니다. 그러나 그 대사산물은 그대로 장 내에 도달합니다. 이것이 대장에 들어가면 나쁜 균을 억제하게 되는 효과는 2년 전 이 대회에서 보여주신 미즈다니 선생님의 데이터를 통해 확실해졌다고 생각합니다. 그래서 대장에 상주하는 나쁜 균과 병원성 대장균, 적리균 등에도 효과가 있어서 작년 O157의 발생이 없었다고 들었습니다.

어쨌든 난치병을 극복한 이시이씨의 앞으로의 인생에 좋은 나날이 계속되기를 바랍니다.

5. 고혈압과 당뇨병

가나가와현
미우라 노리(성마리안의대 고등간호학교 전교장)

환자를 고쳐야 하는 입장인 저는 이십 몇 년 전 새로운 대학병원 개원에 참가했을 때 많은 스트레스를 받았습니다. 저는 원래 적십자 간호사로 기가 센 편이었기 때문에 매일 교수님들과도 부딪치는 일이 많았습니다. 저는 고혈압과 당뇨병에 걸려 고생을 해 온게 벌써 24년이 되었습니다. 아까부터 정말 대단하다고 할 수 밖에 없는 체험담을 듣고 인간 의지의 위대함, 그 인간을 구해 준 <세이겐>의 대단함을 다시 한 번 느꼈습니다.

제가 <세이겐>을 안 것은 작년 6월이었습니다. 동경여자의대 간호부장이었던 친구가 소개해 주었습니다. 설명을 하러 오셨던 이와모토씨의 추천하는 방법이 인상적이었습니다. 어떻게 추천을 하셨냐면 <세이겐>은 몇 포를 먹어도, 언제 먹어도 상관없고, 아무런 부작용도 없으며, 요리에 넣어도 좋다고 했습니다. 이것은 나에게 딱 맞는다는 생각이 들었습니다. 저는 상당히 칠칠치 못한 편이라서 몇 시에 몇 포 먹으라고 했으면 절대 복용하지 않았을 것 같습니다. 그 분이 주신 한 박스를 먹기 시작하고 한 달 정도 지난 어느 날 제 몸이 평소와는 다르다고 느꼈던 적이 있었습니다. 그 때까지는 아침에 일어나면 온 몸이 나른하면서 피로가 뿜어져 나오는 것 같은 느낌이었습니다. 당뇨병을 앓고 계신 분들은 아시겠지만 그 피로감이 어느 사이엔가 사라진 것을 느끼고는 깜짝 놀랐습니다.

그리고 제가 <세이겐>을 믿게 된 이유가 두 가지 더 있습니다. 제 친구의 남편이었던 대단히 고명하신 대학원장님이 3년 반 전에 식도암이 걸려서, 수술도 할 수 없고 몇 개월 밖에 살 수 없다는 선고를 받았다고 합니다. 부인도 대학교수인데 어느 날 우연히 저를 찾아왔습니다. 남편은 어떠냐고 묻자, 병 때문에 강의는 할 수 없지만 집필은 할 수 있게 되었다고 했습니다. 놀라면서 어떻게 그렇게 좋아지셨냐고 묻자 <세이겐>을 먹었다고 했습니다. 물론 그것만 먹은 것은 아니었지만, 치료를 받으면서 남편에게 <세이겐>을 계속 먹였다고 했습니다. 저는 당시 <세이겐>을 막 먹기 시작했을 때였습니다. 그래서 나도 계속해서 먹어 보자고 다시 한 번 결심했습니다.

또 하나는 저희 돌아가신 학장님도 역시 암이라고 진단받았을 때 수술이 불가능하다는 판정을 받았습니다. 워낙 강직한 성품이신지라 "이제 난 과학적 치료는 받지 않겠다. 살 수 있는 만큼만 살 것이다."라고 말씀하셨습니다. 돌아가신 후에 들으니까 2년 가까이 <세이겐>을 먹고 계셨으며, "나에게는 이것이 가장 잘 맞아."라고 가까운 분들에게 말씀하곤 했다고 합니다. 그 때부터 저도 하루 <세이겐>을 6 ~ 10포 정도 먹고 있습니다.

저는 <세이겐>을 권할 때 무턱대고 권하지 않습니다. "아니 선생님, 건강해 보이시네요. 비결은 뭐예요?"라며 상대가 물어 보면 처음으로 "실은…"하고 얘기합니다. 저는 매년 2, 3번은 해외에 나가곤 합니다. 얼마 전에도 중국에 가서 힘든 일을 했지만 건강하게 잘 지낼 수 있었습니다. 이것도 <세이겐>을 계속 먹었기 때문이라고 생각합니다. 건강해진 사람이 눈 앞에 있으면 상대방도 믿어 주기 때문에 여러분도 단지 상품으로써 권할 것이 아니라, 우선 확실히 자신이 믿고 추천하는 것이 좋은 것 같습니다.

6. 갑상선 호르몬의 이상과 약으로 인한 부작용을 극복

돗토리현
무리카미 미에코

　1995년 1월 초 저는 감기에 걸려 일주일 간이나 39도까지 열이 오르내리기를 반복하였습니다. 그리고 지병인 구내염도 좀처럼 낫지 않고 있었습니다. 링거도 일주일 간 맞았지만 체력은 회복되지 않았고, 체중이 6kg이나 줄어 들었습니다. 한 달이나 걸려 감기는 나았지만 봄이 되어도 예전처럼 기력이 나지 않았습니다. 체중도 이전처럼 돌아가지 않아서 돗토리의대에 검사를 받으러 갔습니다. 결과는 갑상선 호르몬의 수치가 높아서 약을 평생 먹어야만 한다고 했습니다. 당시 저는 어느 건강 식품을 20년 가까이 먹어 왔었기 때문에 감기에 걸려도 약을 먹지 않았기 때문에, 의사 선생님의 말씀을 듣고는 정신이 아찔해지는 것 같았습니다. 그렇지만 선생님의 지시대로 열심히 약을 먹었습니다.

2개월이 지났을 때 몸 안에 3 ~ 5cm 크기의 발진이 생겨, 너무 가려워서 며칠이나 잠을 잘 수가 없었습니다. 너무나 가려워서 다시 병원에서 검사를 받았더니, 간장이 약해졌다며 간장약과 가려움증을 멈추게 하는 약을 주었습니다. 얼마 안 있자 피부가 까칠까칠해져서 상어 가죽처럼 거칠어졌고, 미온탕에 들어가도 몸이 따끔따끔해서 견디기 힘들었습니다.

그럭 저럭 한 달 정도 지나자 저는 얼굴 뿐만 아니라 발까지 부어 올랐습니다. 머리카락도 점점 빠져서 가발 없이는 밖에 나갈 수 없게 되었습니다. 저는 나이도 있으니까 머리카락이 나오지 않을지도 모른다는 생각이 들어 상당히 많은 가발을 구비해 놓고, 매일 매일 쓰고 벗는 힘든 날들이 이어졌습니다. 의사 선생님과 상담해도 "약을 많이 계속 드세요."라고 하실 뿐이었습니다.

그렇지만 이대로는 내 몸이 망가져 버릴거란 생각이 들었습니다. 그래서 담당 선생님을 바꿔 진찰을 받았는데 "오늘부터 가려움증 멈추는 약과 간장약은 그만 먹고, 호르몬제는 하루에 한 알이면 충분하다고(그때까지는 4알) 하셨습니다. 이 때 X-ray도 찍었는데 심장이 2cm나 부어있다고 했습니다. 그 날부터 약의 양을 줄이자 일주일 정도 지나 얼굴과 다리의 붓기가 빠졌습니다. 또한 여러 가지 민간 요법을 시도했었는데도 갑상선은 전혀 좋아지지 않았습니다.

그러던 어느 날 친척 중 일 년 전까지 당뇨병과 알코올 중독으로 얼굴색도 나쁘고 다 죽어가는 것처럼 보였던 분이 지금은 혈색도 좋아졌고, 건강해진 모습을 보고 깜짝 놀랐습니다. 그래서 어떻게 그렇게 건강해졌는지 물어 보았습니다. 이유는 <세이겐> 덕분이라는 것을 알게 되어, 바로 자세한 설명이 가능하신 분을 소개해 달라고 부탁해서 이시다씨와의 만남이 이루어 졌습니다.

물론 <세이겐>이 좋은 것도 있었지만, 아베 선생님의 소책자를 몇 번씩이나 읽고는 그 효과를 믿게 되었습니다. 그래서 1995년 10월 중순부터 먹기 시작했습니다. 하루 1포부터 시작하여 조금씩 복용량을 늘려가서 하루 6포씩 먹었더니, 3개월이 지났을 때부터 머리 살갗이 조금씩 검어지고, 머리카락이 나기 시작했습니다. 70살을 넘어서 머리카락이 나올 수 있다고는 꿈에도 생각하지 못했습니다. 이 감격은 평생 잊을 수가 없습니다.

그 후 매월 혈액 검사를 받았는데 반 년 정도 지나자 갑상선도, 간장도 정상으로 돌아와 선생님도 놀라셨습니다. <세이겐>을 먹고 나서 부터는 다른 약을 먹는 것은 모두 중단하였습니다. 현재도 2~3개월마다 혈액 검사를 받고 있는만 모든 것이 정상이어서 의사 선생님도 정말로 놀라고 있습니다.

저는 올 가을로 <세이겐>을 먹기 시작한 지 딱 2년이 되는데, 피로가 쌓이지도 않고, 하루 하루의 생활은 즐겁기만 합니다. 지금은 가족 회원으로 매일 <세이겐>을 먹고 있습니다. 정말로 감사합니다.

데무라(니시신주쿠 플라자 클리닉 원장) : 갑상선 호르몬 이상에 대해서는 최근 출판한 '호르몬 마술'에서도 다루었습니다. 무라카미씨의 경우는 처음 갑상선이 기능항진상태였던 것은 분명한데 항갑상선약을 너무 많이 드신 것으로 보여집니다. 무라카미씨는 바제도병이 아니라 만성 갑상선염이라는 병이 기본에 있었기 때문인 것 같습니다. 이것을 하시모토병이라고 하는데 일본에 300만 명 이상의 환자가 있습니다. 기능 저하인 사람이 10명에 1명 정도로 무라카미씨처럼 1시간에 기능항진이 되는 사람은 30명에 1명 정도 있습니다. 하시모토병은 대표적인 자기면역병이지만, 스테로이드가 효과가 없는 자기면역병으로 갑상선병의 7대 불가사의 중의 하나입니다. 아마 무라카미씨는 일시적으로 기능항진이 되었는데, 갑상선 기능이 내려갔을 때도 계속해서 약을 드셨기 때문에 약의 부작용이 간장 등에 퍼져 붓기도 하고 머리카락이 빠지기도 했던 것 같습니다. 무라카미씨가 <세이겐>을 적당한 시기에 적정량 드시게 된 것은 대단히 다행스러운 일입니다.

바제도병, 하시모토병, 암 외에 결절성 갑상선종 등 갑상선병은 당뇨병 환자와 비슷하게 많은 병으로 저는 특히 갑상선 종양에 <세이겐>을 사용해 보고 있는 중입니다.

그리고 제가 가장 흥미를 가지고 있는 것은 마음의 병에 대한 <세이겐>의 효용입니다. 조금 전 이시가와 선생님, 고바야시 선생님도 말씀하셨듯이 <세이겐>을 여러 환자에게 사용해 보니까, 지능 개발이 늦는 사람, 우울증인 사람에게 대단히 효과가 있었습니다. <세이겐>은 내추럴 킬러세포 등을 활성화시킴으로써 면역력에 영향을 미쳐 마음의 병에도 효과가 있는 것으로 보여집니다. 그래서 그것을 조금 더 과학적으로 분석하고 싶은 것이 우리들의 바램이어서 회장님과 사장님과도 상의 중입니다.

그러나 <세이겐>을 드시고 계시는 분은 모두 젊어 보입니다. 제가 초진 환자를 보는 가장 큰 즐거움은 이 분은 몇 살 정도 되셨을 거야 하고 추측하면 대개 겉모습만으로 맞춥니다. 그런데 <세이겐>을 드시고 계시는 분은 대게 잘 모르겠습니다. 대단히 젊어 보이시기 때문에 보통 나이보다 10살 정도 어려 보이십니다.

7. 아토피

동경도
오카무라 다케로

고등학교 3학년 때 저는 식당에서 식기를 씻는 아르바이트를 3개월 정도 했습니다. 그러나 그 후에 오른쪽 손가락이 심하게 건조해졌습니다. 그래서 근처 피부과에서 진찰을 받았고, 스테로이드로 된 바르는 약을 받았습니다. 하루 3번 정도 바르기를 일주일 계속했는데 바로 좋아져서 그 때는 완전히 안심하고 있었습니다.

그러나 2, 3개월 지나자 이번에는 가려움을 동반한 습진 같은 것이 같은 오른쪽 손가락에 생겼습니다. 그 때에도 같은 약을 받아 그것을 바르고 나아서, 증상이 생길 때마다 바르기를 2, 3년 계속했습니다.

그리고 대학을 졸업할 때의 일입니다. 그 때까지는 오른쪽 손가락에만 생겼던 증상이 몸 전체에 퍼졌습니다. 스테로이드를 사용하면 부작용이 있다는 것을 알았기 때문에 저는 가능한 한 스테로이드를 치료에 사용하지 않는 병원을 찾아 그 곳에 다니기로 했습니다. 그 병원에서는 매일 레이저 치료를 하거나 집에서는 입욕 때에 우롱차를 욕조에 넣으라고 했습니다. 우롱차가 피부에 좋다는 말은 들었지만 저는 지금까지 우롱차는 마시는 것인 줄만 알았습니다. 의사 선생님의 권유대로 우롱차를 욕조에 넣고 목욕을 해 보았습니다. 그렇게까지 했는데도 증상은 나아지지 않아 결국에는 스테로이드 주사를 맞기로 했습니다. 주사를 맞고는 일주일만에 증상은 가라 앉았지만, 몸 전체가 붓고, 체액이 나오고, 가려워서 잘 수 없는 날이 이어지는 더욱 심한 상태가 되어버렸기 때문에 그 병원에서 치료하는 것은 포기해야만 했습니다. 정기적으로 맞고 있던 스테로이드 주사를 그만둔 탓에 더욱 증상은 악화되었고, 외출하는 것도 꺼려졌을 때 교제 중인 여자 친구의 부모님으로부터 히라이시 선생님을 소개받았습니다.

   여자 친구의 부모님은 지인으로부터 <세이겐>에 대해 들으시고, 때맞춰 히라이시 선생님의 강연회에 가셨다고 합니다. 히라이시 선생님께 제 증상을 말씀하셨더니, 일단 본인을 직접 보고 싶다고 하셔서 저는 바로 선생님의 병원에 갔습니다. 완전히 낙담해 있는 저에게 "반드시 나으니까 같이 힘냅시다."라고 히라이시 선생님은 말씀하셨습니다. 그 때까지는 병원과 의사 선생님을 거의 믿을 수 없었는데 선생님의 한마디로 저는 반드시 나을 수 있다고 믿게 되었습니다. 그래서 선생님이 주신 바르는 약을 바르고, <세이겐>을 매일 먹었습니다. 특히 증상이 심할 때는 <세이겐>을 5, 6포씩 먹었습니다.

히라이시(히라이시 클리닉 원장) : 특별한 기회라서 오카무라씨의 치료 전 사진을 준비했으니까 슬라이드를 봐 주세요.

오카무라 : 그리고는 증상이 좋아지기도 하고, 나빠지기도 하고를 반복하면서 조금씩 확실히 좋아져 갔습니다. 그래서 지금도 건강을 위해서 매일 <세이겐>을 먹는 것은 빼놓지 않습니다. 심할 때는 <세이겐>을 목욕물에 넣기도 합니다. 그것을 계속하니까 지금 여기에 있는 저를 보면 아시겠지만 이렇게 미남으로 돌아와서...(장내 웃음).

히라이시(히라이시 클리닉 원장) : 오카무라씨는 처음에는 치료를 잘 하러 오지 않았습니다. 롯폰기의 거리를 걷는 것이 부끄럽다고 하면서 저녁 때 어두워지고 나서야 오곤 했습니다.

오카무라 : 롯폰기라서 눈에 띄지는 않았지만, 항상 이상한 선글라스를 꼈었습니다. 작년 여름에는 2년만에 반팔인 옷을 입고 밖을 걸을 수 있어서 힘들었던 날들이 마치 거짓말 같았습니다. 이것도 전적으로 <세이겐>과 히라이시 선생님, 그리고 제 간병을 해줬던 여자 친구 덕분입니다. 진심으로 고맙다는 말을 전하고 싶습니다.

히라이시(히라이시 클리닉 원장) : 오카무라씨는 대단히 우수한 청년으로 컴퓨터 그래픽과 컴퓨터 프로그래머 일을 하고 있고, 여자 친구는 성우를 하려고 준비 중인 사이 좋은 커플입니다. 조금 있으면 결혼을 하니까 여러분도 꼭 따뜻한 박수로 이들의 앞 날을 축복해 주시길 바랍니다.

사회자 : 고맙습니다. 실은 어제까지 바쁘셨던 히라이시 선생님이 여러분이 궁금해 하시는 것을 비디오로 정리해 오셨습니

다. 밤까지 새며 만들어 오신 비디오를 히라이시 선생님께 부탁드리겠습니다.

히라이시(히라이시 클리닉 원장) : 저는 스포츠 선수 이외에도 다양한 분을 상담하고 치료해 왔습니다. 사실 <세이겐>을 써서 대단히 좋아진 분들이 많이 계십니다. 선수는 물론 팀도 상태가 좋아져 일본 기록과 올림픽 기록을 내기도 해 <세이겐>에 감사하고 있습니다. 정말 고맙습니다.

저는 지금 J리그의 카시와 레이솔 팀닥터를 맡고 있는데, 이 팀은 컨디셔닝이 대단히 좋은 팀입니다. 사실 이번 시즌 우승은 따 논 당상이었는데 야쿠르트팀 쪽에 너무 힘을 쏟다보니… (장내 웃음).

(이후, 경륜선수 요시오카, 프로야구 선수 노시게, 주니치 이마나카, 야쿠르트 이토, 요시다, 일본햄 니시자키, 가타오카, 요미우리 뉴라이 등 <세이겐>으로 컨디셔닝을 하고 있는 선수를 소개하고, 또 '왈츠'에도 등장한 긴테스의 야마모토 선수가 <세이겐>을 먹고 선수 인생을 되찾아 올스타전에서 대활약한 모습을 소개하였다.)

저는 매년 연간 100회 정도 강연을 하고 있는데, 시즌이 끝나면 거의 프로야구를 하지 않았던 지방에 선수들과 함께 강의하러 갑니다.

연예계에도 많은 분들이 목소리 상태를 좋게 하기 위해 또는 피부나 건강 유지를 위해 <세이겐>의 도움을 받고 있습니다. 카시와 레이솔의 경우 시합 전에 반드시 비타민제, 칼슘, 마그네슘 등을 조합한 것을 선수 한 명 한 명에게 맞춰서 만들어 먹이고 있는데, 이것의 주성분이 <세이겐>입니다. 이것을 시합 전에 반드시 먹지 않으면 안 됩니다. 조금 전 화면에서 'GLOBE'도 주사를 맞고 있었는데, 락그룹도 무대 위에서 격렬하게 움직이기 때문에 스포츠 선수와 똑같이 컨디셔닝이 필요합니다. 여러분도 프로 스포츠와 무대를 볼 기회가 있으시다면 꼭 체험해 보십시오. 분명 감격할 것입니다.

1998년 도쿄 포럼

1. 암세포가 사라졌다.
2. 신장네프로제, 스테로이드의 부작용과 싸운 19년
3. 당뇨병을 빠르게 극복
4. 교원병을 이겼다.
5. 자궁암에 이어 갑상선 종양도 극복
6. 악성 흑색종을 극복하고...
7. 73세, 신부전도 건강하게 인공 투석을

사회자 : 쿠스모토 CMC 사장

코멘트 닥터
이토 스기오 : 이토 외과 원장
히라이시 키쿠 : 히라이시 클리닉 원장
데무라 히로시 : 니시신주쿠 플라자 클리닉 원장
고바야시 아키히코 : 이마이케 내과, 심료내과 원장
이시카와 노리코 : 신세이 클리닉 원장

1. 암세포가 사라졌다.

시마네현
니시키오리 카즈후미(65세)

저는 위암으로 1997년 12월 1일에 위 2/3를 제거했습니다. 그 한 달 반 전 이상한 느낌이 들어서 13년만에 건강 검진을 받아야겠다는 생각이 들었습니다. 검진 결과는 위 입구와 출구 양 쪽에 암이 생겨 정밀 검사가 필요하다는 진단을 받고 즉시 입원하게 되었습니다. 이 후 3주 동안 4번의 내시경 검사를 받았습니다. 의사 선생님은 저에게 "뭐 드시는 게 있으신가요?"라며 이상하다는 듯 질문하셨습니다. 저는 그 해 봄부터 <세이겐>을 먹기 시작했는데 그 사실을 말하지 않았습니다. 의사 선생님은 "암 두 곳 다 올해 생긴 것이 아닌 것으로 보여집니다. 그런데 상부는 이미 나아 있으니 하부 쪽만 서둘러 수술합시다."라고 말씀하셨습니다. 저는 혈압, 당뇨, 콜레스테롤, 간 기능 모두 아주 양호한 상태였고, 폐활량도 2,600cc이었습니다. 그러나 50세 전후의 체력을 갖고 있기 때문에 전이의 속도도 빠르다는 것이 이유였습니다.

그러나 저는 상부가 나았다면 하부도 자르지 않고 치료하고 싶다고 말했습니다. 그러자 의사 선생님은 지금까지 8명의 의사가 상태를 지켜보고 있었는데, 5명은 "위쪽은 나았으니 괜찮다."고 하였고, 3명은 "아니다. 전부 자르는 편이 낫다."고 다른 견해를 가지고 있다고 했습니다. 위는 조금이라도 있는 것과 없는 것의 차이가 큽니다. 그래서 결국은 의사 선생님의 설

득에 따라 수술을 하게 되었습니다.

경과는 순조로웠지만 4차례의 내시경으로 인해 위 조직이 상처를 입어 위궤양을 일으키기 시작했습니다. 그냥 두면 암으로 발전된다고 해서 4종류의 항암제를 복용하게 되었습니다. 그 부작용으로 입 안에서 발진이 생기고, 양쪽 발에는 심한 반점이 퍼졌습니다. 머리카락은 빠져 머리숱이 줄어들고 손, 발톱도 거의 사라져 갔습니다. 특히 괴로웠던 것은 손가락 관절 부분이 갈라져 직접 물에 닿으면 눈물이 날만큼 아팠던 점이었습니다. 아침에 일어나 먼저 반창고를 붙이지 않고는 세수조차 하지 못했습니다.

체질개선연구회의 선생님은 "항암제로 장수했다는 이야기는 별로 들어 본 적이 없다. 그것보다 면역력을 키우는 편이 훨씬 낫다."라고 말씀하셨습니다. 아무리 그렇다 해도 <세이겐>만으로 고쳐보자는 결심은 좀처럼 서지 않았습니다. 지푸라기라도 붙잡는 심정으로 체질개선연구회에 몇 차례 출석하면서 1998년 봄에는 제 나름대로의 이론으로 무장하게 되었습니다. 그 후 항암제는 일체 복용하지 않고 매일 <세이겐 골드> 10포와 <알파> 5포씩을 먹어 오고 있습니다. 앞으로 3년, 5년, 또는 미수(88세)의 축복이 제게 올지 모르겠지만 저의 여생을 <세이겐>에 맡겼습니다.

이토(이토 외과 원장) : 암세포를 표현하자면 몸이라는 사회에 생겨난 불량배 같은 존재라고 말할 수 있습니다. 매일 체내에서는 60개 정도의 암세포가 발생하고 있다고 알려져 있는데, 대개는 몸의 면역력에 의해 퇴치되게 되고, 암 조직을 만드는 것까지는 성장하지 못합니다.

니시키오리씨는 불행하게도 암세포가 발생해 분열을 반복한 결과 위암이 된 것이지만, 상부는 자연스럽게 나왔고, 하부도 수술 후 훌륭하게 회복되었습니다. 단언하기는 힘들지만 그것은 아마도 <세이겐>으로 인해 암에 대항하는 면역력이 활성화 되었기 때문이라고 추정할 수 있습니다.
　유산균 생산물질의 역사는 2,500년 전 석가모니에서 시작되었다고 하는데, 금세기 초에 노벨상을 수상한 세균 학자인 메치니코프의 "유산균 불로장수설"이래 오늘날까지 건강에 좋다는 것이 전해져 왔습니다. CMC에서는 이것에 대한 과학적 해명을 준비하고 있는데, 앞선 이화학연구소의 발표에서도 밝은 장래를 시사해주었다고 생각합니다.

2. 신장 네프로제, 스테로이드의 부작용과 싸운 19년

오사카부
사카모토 세츠코(52세)

　19년 전 제 나이 32세 때 신장 네프로제 진단을 받았습니다. 그 때 저는 혈 중의 단백질이 소변으로 빠져나가, 몸이 붓고 체중도 늘어났습니다. 특히 발은 코끼리 같이 퉁퉁 부었고, 또 누르면 푹 들어갔다가 원래대로 돌아오곤 했습니다. 혈압도 점점 올랐고, 몸 속은 영양 실조 상태가 되었습니다. 그래서 스테로이드 호르몬제인 프레드닌을 복용하기 시작하자 효과가 있어서, 하루에 3,000cc의 축뇨병 2개 분의 소변을 보았습니다. 3

일째 되던 날 "병실을 잘못 찾아왔다."라고 의사 선생님이 말할 정도였습니다. 그런데 그 때부터 진짜 싸움이 시작되었습니다. 부작용으로 늦은 밤 2, 3시가 되어도 잠을 자지 못했고, 얼굴은 퉁퉁 부었고, 혈압은 올랐으며, 귀 울림도 심해졌습니다. 또한 식욕 늘어나서 제 옷도 맞지 않게 되었습니다.

그러자 저는 모든 일에 쉽게 화를 내게 되었고, 아이들을 자주 혼내주게 되었습니다. 스스로 비참해서 죽음을 선택하는 사람들의 기분을 알 것도 같았습니다. 입원 중에 혈압을 측정할 수 없을 정도로 수치가 낮아져 의식불명이 되었던 적도 있었습니다. 정신이 들어 보니 저는 심전도와 산소 마스크, 그리고 점적을 하고 있었습니다. 죽음에 가까워진 것입니다. 입원과 퇴원을 반복하면서 몇 번은 구급차에 실려 가기도 했습니다. 당시 초등학교 4학년이었던 첫째 아들이 구급차를 보고 "설마 또 엄마는 아니겠지.."라고 걱정하며 집에 돌아온 적이 한 두번이 아니었다 합니다. 반복해서 재발하는 네프로제로 인한 고통뿐만 아니라 프레드닌의 부작용과도 싸워야 했던 괴로웠던 19년의 세월이었습니다.

1997년 6월, <세이겐>에 관한 이야기를 듣고 처음에는 하루 3포로 시작하여 그 후에는 6포를 먹게 되었습니다. 얼마 지나지 않아 왼쪽 팔에 빨간 발진이 나 너무 가려워 견딜 수 없었습니다. 그런데 호전 반응이라고 오히려 격려를 해주었습니다. 그만큼 몸이 반응하고 있다고 생각하자 그제서야 견딜 수 있었습니다. 그러던 중 어느새 발진은 나아 있었습니다.

<세이겐>을 복용하고 가장 기뻤던 것은 화장실에 가는 횟수가 늘어난 것입니다. 마치 이뇨제를 마신 것 같았습니다. 그 전

까지는 아침에 가면 저녁까지는 화장실에 가지 않던 날이 많았기 때문입니다. 그리고 혈압도 정상이 되었습니다.

  1998년 두 딸이 연달아 출산을 했습니다. 그 일을 돕던 것이 무리가 되었는지 단백질이 3+로 떨어졌지만, 1/3의 프레드닌을 복용하자 바로 마이너스로 돌아왔습니다. 단 번에는 힘들겠지만 언젠가는 반드시 프레드닌과 이별할 수 있으리라 믿으며 계속해 〈세이겐〉을 먹고 있습니다. 둘째 딸은 선천성 혈액 질환이 있었기 때문에 처음 출산했을 때는 산후 출혈과 고열이 계속되어 1개월 반이나 입원했습니다. 그런데 〈세이겐〉을 복용한 후 10일 만에 퇴원해 지금은 건강하게 아이를 잘 키우고 있습니다.

사회자 : 그러면 동경여자의대 데무라 선생님으로부터 병에 대한 해설과 좋은 말씀을 듣겠습니다.

데무라((니시신주쿠 플라자 클리닉 원장) : 네프로제 증후군은 신장에 있는 수 억 개의 계주체(系球體)라고 하는 여과 장치가 고장을 일으켜, 거기에서 단백질이나 지방이 새어 나오는 병으로, 단백질과 알부민이 줄어 들기 때문에 부종이 생기게 됩니다. 최근 연구에서는 넓은 의미에서의 자기면역병이라고 부릅니다. 한편 스테로이드 호르몬은 어떠한 병에는 굉장히 잘 듣는 반면, 부작용도 심해서 위궤양, 감염증, 골다공증, 당뇨병 외에도 불면, 불안 등 정신적인 문제까지 야기시키게 됩니다. 가벼운 증상으로는 문 페이스(Moon Face : 스테로이드 호르몬 과잉으로 인해 얼굴에 지방이 침착해 보름달과 같이 둥그러진 상태) 등이 있습니다.

  사카모토씨의 경우 〈세이겐〉이 이뇨 작용을 도와 나트륨과 함께 체내의 물을 배출하고, 혈압을 낮추는 작용을 한 것입니다. <세이겐>이 붓기도 빼고 일석이조의 역할을 해 주었습니다. 부종에는 많은 양의 호르몬도 관련이 있지만, 거기에 <세이겐>의 효과가 있었다고 보여집니다.

또 따님의 임신, 출산시에 <세이겐>을 복용하게 하신 것은 아주 현명하신 생각이었습니다. 면역력이 극단적으로 저하되는 시기이기 때문에 미리 병을 방지하는 의미가 있기 때문입니다. 단, 스테로이드 호르몬도 최저 필요량은 유지하는 것이 좋겠습니다.

3. 당뇨병을 빠르게 극복

아오모리현
고무카이 다케노리(46세)

1997년 2월, 저는 회사의 건강 검진에서 당이 나와 검사가 필요하고 진단을 받았습니다. 그러나 크게 신경 쓰지 않고 방치했기 때문에 결국에는 밤낮을 가리지 않고 2시간 정도 화장실에 드나드는 상태가 되었습니다. 갈증도 계속되어 물을 계속해서 마셨고, 85kg이었던 체중이 한 달만에 66kg으로 줄었습니다. 연초였기 때문에 병원에도 가지 못하고 이불 속에 누워 있어야만 했습니다. 그 때는 이미 무엇을 할 기력도 체력도 없이 나른하고 지쳐 있었습니다.

새해가 밝은 1월, 동경에서 니시야마씨를 만나 <세이겐>을 알게 되었습니다. 처음에는 반신반의하며 먹기 시작했지만, <세이겐>을 먹은 그 날 한 달만에 처음으로 7시간을 푹 잘 수 있었습니다. 너무나 놀라운 <세이겐>의 효과에 관심을 가지게 되어, 히라이시 선생님을 소개 받게 되었고, 아오모리에서 바로 진료 예약을 했습니다. 동경까지는 차로 7시간 정도 걸리는데, 평소라면 도중에 졸음이나 피곤을 느꼈을테지만 급유를 1회 하는 것 외에는 휴식 없이 동경까지 운전하였습니다. 진료 결과는 예상대로 전형적인 당뇨병으로 혈당치는 351이었고, 치료 방법은 주로 운동과 식이 요법이었습니다. 지금까지 먹고 싶을 때 좋아하는 것을 마음대로 먹어 오던 저에게는 괴로운 치료였습니다.

그러나 피할 수 없는 치료라면 "빨리 정상치로 돌리자." "좋아하는 것보다는 몸에 좋은 것을 먹자."고 결심했습니다. 그래서 운동과 함께 하루 1,600cal 정도의 음식과 처방 받은 약, 그리고 6포의 <세이겐>을 열심히 먹었습니다.

운동은 하루 한 시간 정도 했으며, 산책을 하거나 공원에서 아이들과 함께 축구를 하는 등 여러 운동을 했습니다. 아오모리의 1, 2월은 굉장히 추운 편인데도 저는 감기가 걸릴 겨를도 없이 활기차게 지냈습니다. 이렇게 해서 1개월 후 다시 검사를 해 보니 혈당치는 115로 낮아져 예상보다 훨씬 빠르게 목표가 달성된 것입니다. 요즘은 약도 먹지 않고 있으며, 칼로리를 줄이기 위해 좋아하는 음식도 술도 자제하는 생활을 지켜 나가고 있습니다. 물론 하루 6포의 <세이겐>은 계속해서 복용하고 있습니다.

이전 검사에서는 혈당치가 96이 나왔습니다. 줄었던 체중과 체력, 기력도 이전 보다 좋아진 것 같습니다. 요즘 저는 건강의 중요함을 새삼 느끼면, 니시야마씨와 히라이시 선생님, 그리고 <세이겐>을 만나게 된 것을 가슴 깊이 감사하고 있습니다.

히라이시(히라이시 클리닉 원장) : 공복시 혈당치가 351이었던 고무카이씨는 정상치가 110정도인 것에 비하면 굉장히 높은 수치입니다. 어떤 것을 먹기만 하면 수치는 오르기만 했고, 포도당 부하 시험을 해보면 450~500까지도 가는 분이셨습니다. 그런데도 그 분은 "약은 먹기 싫다. 의사가 말하는 것도 듣기 싫다."고 하셨습니다. 그래서 치료에는 혈당치를 내리는 약이 아니라 한방약을 처방했습니다. 제가 지켜본 결과 <세이겐>에 효과가 있는 분들은 우선 심술궂고 삐뚤어지신 분, 의심이 많은 분들이신 것 같지만, 아무튼 좋은 남자, 좋은 여자인 것 같습니다.(웃음)

고무카이씨는 한번 정한 것은 끝까지 해내는 타입이었습니다. 심지가 굳은 분으로 당뇨병의 치료에 전력투구를 하셨기 때문에 단기간에 이러한 성과를 낼 수 있었다고 봅니다. 이 페이스로 건강 유지에 계속 노력하시기를 부탁드립니다.

4. 교원병을 이겼다.

치바현
다카야마 요시에/다카야마 카즈미(29세)

지금부터 12년 전 큰 딸이 고등학교 2학년 때 테니스부 활동으로 인해 강한 직사광선에 노출되어 교원병이 발병했습니다. 약 3개월 간의 입원 생활 초기에는 12알의 스테로이드를 복용했습니다만, 퇴원할 즈음에는 4알까지 줄였습니다. 그 후 1알 정도 복용하며, 건강한 사람과 다름없이 대학 시험, 취직 시험을 모두 무사히 통과했습니다.

그 때 의사 선생님은 10년 동안 다른 기능이 저하되지 않는다면 괜찮다고 말씀하셨는데, 1995년 콩팥 생검을 한 결과 신장 기능이 절반으로 저하된 상태로 판명되어 재입원하게 되었습니다. 스테로이드도 다시 20알을 복용하게 되었습니다.

그 당시 제 딸은 하루 9포 먹고 있던 <세이겐>을 12포로 늘렸습니다. 한 달 후에도 신장 기능은 회복되지 않았습니다. 펄스(pulse) 요법 외에는 방법이 없다는 의사 선생님의 말에 굉장히 고민되었지만 어쩔 수 없이 승낙했습니다. 2번 투여를 받았지만 이번에는 간 기능이 절반으로 저하되어 결국 펄스도 그만 두었습니다. 그래서 이젠 어떻게 될지 정말 걱정이었는데, 놀라운 사실은 신장 기능이 조금씩 회복을 보이고 있었던 것입니다. 약의 양도 점점 줄이자 자연스럽게 간기능도 돌아오고 있었습니다. 퇴원하고 4일 후에는 친구의 결혼식에서 친구 대표로 축하 인사를 할 정도로 건강해졌습니다. 하지만 입원시 의사 선생님으로부터는 "신장 기능이 상당히 저하된 상태이기 때문에 한 번 죽은 세포는 본래 상태로 돌아오지 않습니다. 단지 남은 세포가 움직이는 것 뿐이고, 나빠질 수는 있어도 좋아지지는 않을 것입니다."라는 이야기를 들었습니다. 그런데 그 때 유산균 생산물질은 세포를 살려낸다는 말을 들은 기억이 났습니다.

그래서 막연하게 먹이지 않고 본인에게 그 내용을 납득시켰습니다. 원래 딸은 긍정적인 성격이기 때문에 그 때부터는 "기적을 만들어 보자!"를 응원 문구로 사용하며 정말로 열심히 노력했습니다. 입원 중에는 프레드닌이나 펄스의 부작용, 예를 들어 문페이스(스테로이드 호르몬의 과잉에 의해 얼굴에 지방이 침착해 보름달과 같이 둥글어진 상태)나 머리카락이 빠지는 등의 상황을 최소한으로 줄였던 경험도 있었습니다.

실제로 매달 여러 검사들을 해보면 대부분의 수치들이 정상치로 돌아오고 있습니다. 멈추었던 생리도 다시 시작했고, 골밀도는 같은 나이 여성들의 98%로 거의 정상치를 기록하고 있었습니다. 게다가 교원병에서는 두 번 다시 회복되지 않는다는 크레아티닌 클리어런스(Creatinine Clearance)가 정상치로 돌아왔습니다.

그리고 제 딸은 다시 직장에 복귀했지만, 결혼은 꿈도 꿀 수 없는 상태였습니다. 그런데 아이를 가질 수 있을 정도로 몸 상태가 좋아졌다는 부인과와 신장내과 선생님의 말씀을 듣고 결혼도 하게 되었습니다. 이제부터는 <세이겐>과 함께 부부가 2인 3각으로 체질 개선에 노력할 수 있어 지금보다 더 좋은 결과를 내리라 생각합니다.

사회자 : 결혼 축하드립니다. 이 난치병에 대해서 다시 한번 데무라 선생님께 말씀을 부탁드리겠습니다.

데무라(니시신주쿠 플라자 클리닉 원장) : 교원병 가운데에서도 난치병 중에 난치병인 SLE와 12년 동안이나 싸우면서 공부, 취직, 그리고 이번에는 결혼까지 하시다니 정말 대단하십니다. 일반적으로 크레아티닌 클리어런스(Creatinine

Clearance)가 100% 돌아온 것은 상상할 수 없는 결과입니다. 의사의 치료도 적절했으리라 생각합니다만 <세이겐>과 빨리 만났던 것도 매우 다행이었던 것 같습니다. SLE는 전형적인 자기면역병이기 때문에 면역력 개선이 효과를 낸 것이 아닌가 보여집니다. 이 병에서 스테로이드의 부작용으로 골다공증이 되거나 생리가 멈추는 경우도 있지만, 역시 이것에도 <세이겐>은 좋은 효과를 나타냅니다. 또 스테로이드의 양을 억제시킬 때에 같은 작용을 하는 한방약을 병용하는 경우가 있는데, <세이겐>에도 이것과 비슷한 작용이 있는지도 모르겠습니다. 그리고 임신, 출산시에는 특히 면역력 저하에 주의해서 <세이겐> 복용량을 조절하시기 바랍니다.

5. 자궁암에 이어 갑상선 종양도 극복

홋카이도
나카나이 리츠고(52세)

어린 시절부터 허약 체질이었던 저는 초등학교 시절 1년 정도 해안 부근에 있는 기숙사가 있는 학교에 다녔는데, 이것이 좋은 영향을 주었는지 큰 병에는 걸리지는 않았습니다. 그런데 5년 전 감기에 걸렸을 때 우연하게 자궁암을 발견하게 되어 수술을 받았습니다. 그 후 완쾌는 됐으나 그로 인한 스트레스가 계기가 되었던 것인지 메니에르 증후군과 갱년기 장애가 시작되었습니다. 그 당시 딸이 아토피성 피부염을 앓고 있었는데 <

세이겐>으로 개선되는 것을 보고, 저도 하루 2포씩 먹기 시작했고, 메니에르 증후군에는 <세이겐>의 수용액을 코로 주입하면 좋다고 들어 바로 그렇게 해 보았습니다. 그러자 3일 후부터 현기증도 없어져 <세이겐>을 하루 4포로 늘리고 정상적인 생활을 할 수 있었습니다.

그러던 어느 날 갑자기 이유 없이 상반신과 하반신에 심장이 두 개 있는 것처럼 지나치게 두근거리는 박동과 함께 오한이 일어났습니다. 잠도 잘 수 없었습니다. 병원에 갈 힘조차 없어 일단 필사적으로 <세이겐> 10포씩을 계속 복용했습니다. 조금 지난 후 병원에 갔더니 "얼굴색도 좋고, 병에 걸리신 것도 아니니, 심료내과(내과적 증상을 보이는 신경증이나 심신증을 치료 대상으로 하는 진료과목. 내과적 치료와 함께 심리 치료를 행한다.)로 한 번 가보십시오"라는 진단을 받았습니다. 향신경 약은 복용하지 않고 <세이겐>만 열심히 복용했습니다. 2개월 정도가 지나자 겨우 취미인 플라맹고 레슨도 할 수 있을 정도로 회복되었습니다.

어느 날 '왈츠'에서 갑상선 비대증에 대한 체험을 읽게 되었는데, 그 증상이 저와 너무나 똑 같았습니다. 어떤 병이라도 <세이겐>으로 개선해 보자고 생각하고 있었지만, 병명은 확인해야겠다고 생각해 전문의를 찾아 갔습니다. 그 분은 저의 얼굴을 보자마자 비대가 아니라 종양이라고 하는 것이었습니다. 검사 결과는 2.5cm 크기의 무수한 종양이 있어 수술도 불가능하고, 기능적으로는 정상이기 때문에 치료할 필요는 없다고 하는 것이었습니다. 이 검사 후에 <세이겐>을 하루 30포씩 복용했는데, 3일째에는 저도 모르는 사이에 달리기도 가능하게 되었습니다. 생각해 보면 건강할 때는 항상 달리기를 하곤 했었습니다.

　최근 검사에서는 큰 종양이 어느 새 작아져 있었습니다. 저는 원래 낙천적이어서 암 수술을 할 때에도 잘라 없앤다면 또 다른 사람들과 같은 스타트 라인에서 시작하면 된다고 생각하고 있었습니다. 저는 4～5년 간 종양으로 인해 신경이 약해졌으리라 생각했는데, <세이겐>과의 인연으로 밝게 살 수 있게 된 것을 진심으로 감사하게 생각하고 있습니다.

사회자 : 신경이 건강에 미치는 영향에 대해서 유명한 이마이케 내과의 심료내과 원장님이신 고바야시 선생님께 좋은 말씀 부탁드리겠습니다.

고바야시(이마이케 내과, 심료내과 원장) : 허약 체질은 크게 두 가지로 생각해 볼 수 있는데, 하나는 본래 생명 에너지가 부족한 타입으로 흡수, 축적, 순환이 잘 되지 않는 사람입니다. 전문의 입장에서 보면 어릴 적 부모나 주위 사람들이 병에 대해 지나치게 과민했다거나 신경을 많이 썼던 경우입니다. 또 어릴 적 체험한 불안감을 그대로 이어온 경우로 자신은 허약하다는 이미지를 스스로 만들거나, 주위에서 그런 생각을 주입시켰다는 것을 생각해 볼 수 있습니다. 그것을 깨닫고 "사실은 그렇지 않다. 에너지는 충분히 있다."라고 생각하고 행동하면 그것을 개선할 수 있는 길이 열립니다.

　다른 하나는 에너지는 풍부하게 있는데 그 발산 방법을 알지 못해 발산하지 못하는 타입입니다. 화를 내거나 슬퍼하는 등 모든 감정을 자신 안에 쌓아 두기 때문에 스스로가 에너지를 소모해 허약해지는 타입입니다. 이것이 극단적으로 되면 자기가 자신을 공격하는 자기면역질환으로 진화할 가능성도 있습니다.

　우선은 마음을 편안하게 가지고 말하고 싶은 것, 하고 싶은 것을 실천하고, 에너지를 밖으로 분출하는 것을 자각하는 일이 중요합니다. 있는 그대로의 자신을 표출하며, 그것을 허용하는 것으로 개선할 수 있습니다.

　또 말씀하신 것 중에서 상반신과 하반신 양쪽에서 심장이 뛰고 있는 것 같다고 말씀하신 부분이 있었는데, 이것은 횡격막을 경계로 장으로부터 뇌까지의 신호, 뇌로부터 장으로의 신호가 깨끗하게 전달되지 않은 것이라고 볼 수 있습니다. 그러나 <세이겐>을 섭취함으로 인해 장내세균의 균형을 잡아 주어 혈액이 정화되었다고 보여집니다. 그 혈액이 전신, 그리고 뇌의 중요한 부분, 시상하부에 작용해 면역계, 자율신경계, 내분비계의 균형을 잡아 준 것입니다. 그렇기 때문에 갱년기 장애나 메니에르 증후군 외의 여러 가지 증상도 개선되었다고 보여집니다.

　나카나이씨의 경우 자궁암과 갑상선 종양을 앓았을 때 자신 안에 있는 직관력이 자연스럽게 작용해 나카나이씨를 지켜주었다고 생각합니다. 그 직관력이 더욱 잘 다듬어진다면 자신 몸에 생긴 이상도 민감하게 느낄 수 있게 되고, <세이겐>의 복용량도 머리가 아닌 몸의 감각 변화로 조정할 수 있게 됩니다. 장내세균의 균형이 잡히면 그 사람의 몸에 가장 건강한 상태, 가장 좋은 상태가 되는 것입니다. 그리고 스트레스를 쌓아두지 않고 낙척적으로 생각하고 마음 편히 지내는 것이 중요하겠습니다.

6. 악성 흑색종을 극복하고...

군마현
호리우찌 쥰코(64세)

저는 1997년 9월에 악성 흑색종으로 인해 오른쪽 다리 엄지 발가락을 절단했습니다. 악성 흑색종은 피부암의 일종으로 암 중에서도 가장 진행이 빠르고, 암세포가 혈액 중에 들어가면 전신을 돌아다니기 때문에 몸의 어디에서 암이 증식하는지 알 수 없다고 했습니다. 이전부터 오른쪽 엄지발가락의 발톱이 검게 되고 있었던 것을 알았습니다. 그 발톱 아래에서 고름이 나왔기 때문입니다. 그런데 조금도 아프지 않았습니다. 피부과에 가니 피부암이라고 했습니다.

<세이겐>은 2년 전 제가 습진과 하시모토병(갑상선 기능저하증)을 앓았을 때 복용하고 호전되었던 경험이 있었습니다. 그래서 이번에는 그 양을 늘려 <세이겐 골드>와 <알파>를 섞어 50포씩 복용했습니다.

그 때까지도 저는 발가락 부분을 조금만 자르면 되겠지 하고 생각하고 있었습니다. 그런데 잘해야 엄지 발가락 정도이고 더 진행했다면 발목, 최악의 경우는 다리를 절단해야 한다고 말했습니다. 그 때의 제 심경은 정말 하늘이 무너지는 것 같았습니다. 그래서 다리를 자를 정도라면 수술을 받지 않고 호스피스 시설에 가려고 결심했습니다. 혼자 남겨질 아들에게 유서를 쓰고 친구들, 지인들에게도 편지를 남겨 놓고 입원했습니다.

드디어 수술 전 날 선생님은 "절단한 엄지 발가락을 병리 검사실로 보낼텐데, 남은 시간을 충실하게 보내시기 바랍니다." 라고 말씀하셨습니다. 이제 얼마 남지 않았다고 각오하고 있었지만 검사 결과가 좀처럼 나오지 않았습니다. 주저하지 않고 항암제 투여를 결정했습니다. 하지만 <세이겐>을 계속 복용하고 있었기 때문인지 부작용은 하나도 발생하지 않았습니다.

　수술 후 1개월 정도가 지나 결과가 나왔습니다. 다행히 암세포는 골수 위 0.5mm에서 멈추어서 혈액 안에 들어 있지 않았습니다. 이것은 선고 받기 2년 전부터 복용하고 있던 <세이겐>으로 인해 면역력이 높아졌기 때문이라 생각되었습니다. 예정되었던 인터페론의 투여도 하지 않았고, 자각 증상이 생기면 내원하라는 말을 듣고 퇴원했습니다. 현재는 <세이겐 골드> 10포, 알파 10포를 먹고 있습니다. 입원 중에도 평상심으로 있을 수 있었던 것은 악성 흑색종의 위험에 대해 무지했던 이유도 있었지만, <세이겐>에 대한 신뢰가 있었기 때문이었다고 생각합니다.

　덕분에 2년 후 검사 결과에서 이상이 확인되지 않았습니다. 오늘 저는 <세이겐>의 위력과 또 살아간다는 기쁨을 전달할 수 있는 기회가 주어져 대단히 기쁘게 생각합니다. 정말 감사드립니다.

사회자 : 그러면 많은 수술 경험을 가지신 이토 선생님 말씀 부탁드립니다.

이토(이토 외과 원장) : 피부암의 경우 피부 상층부의 각화층이나 유극 세포층으로부터 발생하는 암은 비교적 다루기가 편하고, 국소의 부분만을 없애는 것만으로 치료가 가능합니다. 하지만 기저 세포층 중 멜라노사이트(멜라닌 세포)에서 나오는 멜라노마(흑색종)는 니시키오리씨 발표시에 말씀드린 불량배 같은 존재 중에서도 다루기가 어려운 편에 속합니다. 특히 멜라닌 색소 세포 수가 적은 손바닥이나 발 안쪽 부분, 위장 등은 다루기 힘든 편이라고 볼 수 있겠습니다. 호리우찌씨의 경우는 발톱 밑이었기 때문에 그다지 색소가 없어 다루기 힘들었을지도 모르겠습니다.

 또 항생제 부작용이 적었던 것은 저도 경험이 있습니다. 제가 C형 간염 바이러스의 감염으로 인터페론 주사를 맞은 경험이 있었는데, 부작용으로 힘들어 했을 때 미우라 회장님으로부터 <세이겐>을 받고 굉장히 몸 상태가 좋아졌던 경험이 있었습니다. 제가 사용해 본 결과 <세이겐>은 항생제의 부작용 방지 뿐만 아니라, 수술 후 회복기의 환자들에게 회복을 빠르게 하는데 큰 도움을 주는 물질이라 생각합니다.

7. 73세, 신부전도 건강하게 인공 투석을

군마현
카네이 리헤이(73세)

 병은 마음 탓이라고 과신하고 있던 저는 1997년 신부전으로 진단을 받고 입원하게 되었습니다. 3주 후에 있을 인공 투석을 대기하며 식사도, 수분도 엄격하게 제한을 받았습니다. 저는 죽어도 인공 투석은 하지 않겠다고 생각했지만, 다른 방법이 없어 일단 하기로 결정하고, 병실에서 뛰어 내리면 언제라도 저 세상에 갈 수 있다고 생각하고 있었습니다.

그런데 저는 입원 중에 충치가 생겨 무라야마 치과에 갔을 때 <세이겐>을 처음으로 만나게 되었습니다. 바로 먹기 시작해 우선은 하루에 3포, 3개월째는 10포로 복용량을 늘렸습니다. 인공 투석은 주 3회 받았는데, 보통 투석을 하면 피곤에 지쳐 잠시 동안 몸을 쉬게 하지 않으면 움직이지 못합니다. 그런데 저의 경우는 <세이겐> 덕분으로 투석이 끝나면 바로 건강하게 집으로 돌아올 수 있었습니다.

게다가 2월부터는 <세이겐 알파>를 10포, <골드>를 5포, 합계 15포를 하루에 먹고 있었습니다. 그래서인지 혈액이 진하고 매월 2회 받았던 정기 검사에서도 혈압이나 혈당치, 크레아티닌도 안정적이었습니다. 의사 선생님은 식사 관리를 정말 잘 하고 있는 것 같다고 하셨지만, 사실 식사는 보통 식사와 다르지 않았습니다.

이 전에 저는 금요일에 투석을 마치고 다음 월요일까지의 일정으로 후쿠이현에 갔습니다. 투석은 화요일 오전 중에 시작했는데, 후쿠이현에 약을 가지고 가는 것을 잊어 버려 3일 간 전혀 먹지 못하고 <세이겐>만 먹으며 보냈습니다. 주치의에게 말씀드렸더니 정말 대단한 모험을 한 거라고 말했습니다. 게다가 그 날이 정기 검사 채혈일이어서 오늘은 최악이겠지라고 예상하고 있었습니다. 아니! 그런데 수치는 전 회, 그 전 회의 수치보다 더 좋게 나온 것 아니겠습니까?

현재 전국에서 투석 환자는 14만 명이나 된다고 합니다. 신부전 환자는 신장 이외의 장기를 잘 관리하고, 이것을 어떻게 유지하는가가 장수의 비결이라고 합니다. 그래서 저는 이것을 위해서 〈세이겐〉을 애용하며 지내고 있습니다. 저는 "투석하는 사람처럼 보이지 않는다."라는 이야기를 가끔 들으며, 저 자신도 가끔 제가 환자인 것을 잊고 삽니다. 이제는 〈세이겐〉은 제 일상에 없어서는 안 될 필수품이 되었습니다. 저는 이렇게 〈세이겐〉을 만나게 된 기쁨과 감사하는 마음으로 매일 매일을 보내고 있습니다.

이시카와(신세이 클리닉 원장) : 〈세이겐〉은 저 자신도 정말 좋아해 애용하고 있는 건강 식품입니다. 실은 제 선배가 암으로 누워 있을 때 〈세이겐〉 덕분에 산책이 가능할 정도로까지 건강해진 적이 있었습니다. 지금은 돌아가셨지만 그 때 정말 행복해 하셨던 일이 기억납니다. 인생의 마지막 시기까지 힘을 다해 살아가기 위한 그 뒷받침으로 〈세이겐〉은 매우 효과적이라고 생각합니다. 그러나 단지 어디까지나 건강 식품이라는 것을 잊어서는 안됩니다.

  신장은 체내의 노폐물을 없애 주고, 수분이나 전해질 조정, 호르몬 분비 조정 등의 역할을 하는데, 이 움직임이 30% 이하가 되면 인공 투석을 하게 됩니다. 신부전은 낫지 않고 반드시 진행하며 자각 증상이 없는 것이 보통이므로, 의학은 의학대로 이용하고, 〈세이겐〉도 함께 먹는 것이 좋다고 생각됩니다. 그리고 식사에도 주의하는 것이 중요합니다.

  〈세이겐〉은 역시 건강을 지키기 위해서 먹는 것이 올바른 사용 방법이라고 생각됩니다. 감기에 걸리면 양을 늘리는 것이 좋고, 많이 먹는 것보다 지속적으로 먹는 것이 좋겠습니다. 인간은 모두 언젠가는 죽습니다. 단지 그 동안 건강하게 사는 것이 중요합니다.

1999 큐슈 포럼

1. C형 간염에서 간경변 발증
2. 80%나 진행됐던 갑상선 종양을 수술하지 않고 개선했다.
3. 결핵성 농흉수술 등 9번의 수술, 흉곽 성형은 너무 쉬웠다.
4. 메니에르병, 유방암, 불면증을 뛰어 넘어...
5. 대머리에 기적이...

사회자 : 쿠스모토 사장
　　　　　미우라 회장

코멘트 닥터
히라이시 키쿠 : 히라이시 클리닉 원장
이토 스기오 : 이토 외과 원장
데무라 히로시 : 니시신주쿠 플라자 클리닉 원장

1. C형 간염에서 간경변 발증

야마구치현
테라이 노보루(62세)

저는 열사병으로 인한 고열로 입원해 혈액 검사를 받았는데 바이러스에 의한 C형 간염이라는 판정을 받았습니다. 의사 선생님으로부터 국립 시노모세키병원에서 정밀 검사를 받을 필요가 있다고 들었던 것이 작년 7월 6일이었습니다.

저는 병이라고 하면 쓸개에 보석을 너무 많이 넣어서 그 통증으로 한 달간 입원 생활을 했을 정도(장내 웃음)뿐이었습니다. 건강함 그 자체였던 저는 열사병에 걸렸을 때도 겨우 4일 입원하고 퇴원해 손님들을 배에 태우고 바다 낚시를 가는 일상으로 돌아왔습니다. 생활도 바쁘고, 자각 증상도 없어 건강하다고 생각했기 때문에 국립 시모노세키병원의 초대장은 그냥 방치해 두었습니다. 그 이야기를 제 손님으로 왔던 의사 선생님에게 말했더니, "그러시면 안됩니다. 바로 검사를 받으세요."라는 충고를 받았습니다. 그 해 11월에 국립 시모노세키병원에 찾아가 그 다음 날 정밀 검사를 받았습니다. 의사 선생님이 간장 부분을 쿡 찌르자 아팠습니다. 의사 선생님으로부터 간장이 많이 상했다는 이야기를 듣고 혈액 검사, CT, 초음파 검사를 했습니다. 간경변의 초기에는 목에 종양이 생기는 경우도 있기 때문에 내시경 검사도 했습니다.

다행히 종양은 없었지만, 초음파에서는 간장에 3개의 형체가 잡혀 간경변 초기라는 진단을 받았습니다. "앞으로 오래 사신다고 해도 15년 정도입니다. 인터페론이나 우루소데스옥시콜린산 100을 사용합시다."라고 의사 선생님이 말씀하셨습니다. 77세에 죽는 것은 너무 이르다고 생각했습니다. 그리고 인터페론은 후유증이 염려되어 우루소데스옥시콜린산 100을 1개월 분 받아 왔습니다. 그 때 오래된 친구인 토미타씨로부터 여러 가지 병이 개선된다는 <세이겐>을 권유 받았습니다. <세이겐>을 구입한 즉시 1일 6포씩 2일 간 먹었고, 증상이 중한 만큼 많이 먹으면 좋다라고 해서 매일 12포씩을 1개월간 복용했습니다.

그 결과 올해 1월에는 GOT가 115에서 95로, GPT가 120에서 107로 내려갔습니다. 그리고 사실 병원 약은 2주 간만 복용하고 <세이겐>만 의지하고 있었습니다. 그 해 2월, 오른쪽 다리 종아리근이 열상을 입어 1달 간 입원해 있으면서 검사도 받으러 가지 않았지만, 3월에는 GOT가 78, GPT가 91로 상당히 내려가 있었습니다. 4월에는 GOT 58, GPT 73, 6월에는 48과 68, 7월에는 45와 50이 되어 거의 정상치가 되었습니다. 초음파에 찍힌 3개의 형체도 작게 굳어져 있었습니다. 의사 선생님에게 "생명에는 지장이 없겠습니까?"라고 물었더니 걱정할 것 없다고 말씀을 해주셨습니다.

처음 <세이겐>에 대해 회의적이었던 제 아내도 먹고 나서 어깨 결림과 두통이 좋아졌다며, 티눈이 생긴 곳에 물에 녹인 <세이겐>으로 맛사지를 하면서 바르고 있었습니다. 다음 날에는 부스럼이 떨어지고, 3일째에는 새살이 나기 시작했습니다. 이것이 아내의 회사 사람과 지인들에게도 알려져 폴립으로 고생하고 있던 분이 회원이 되는 일도 있었습니다.

저도 <세이겐>과의 만남으로 목숨을 구한 사람으로써 저 혼자서라도 많은 분들에게 널리 알리고 싶어 배에 타시는 손님들에게도 말씀을 드리는데, 이로 인해서 친구들도 많이 얻고 있습니다.

히라이시(히라이시 클리닉 원장) : 테라이씨는 62세이신데도 탄탄한 육체와 젊음을 가지고 계신 것 같습니다. 아마 그것 때문에 건강을 되찾을 수 있지 않았나 생각됩니다. 테라이씨는 GOP, GPT가 100대로, 입원이 고려될 정도로 심각한 데이터였습니다. 사실은 제 환자 분들 중에서 GOP 1870, GPT 2000 가까운 만성 활동형 간염으로 인터페론을 과용한 케이스가 있었습니다. 인터페론은 항암제의 일종인데 고열이 나거나 머리카락이 빠지는 등의 부작용이 심한 편입니다. 게다가 절반 정도의 효과 밖에 없는 것이 실상입니다. 그런데 <세이겐>과 함께 치료에 사용하면 부작용이 거의 일어나지 않습니다. 이 정도로 상태가 좋지 않은 분에게도 입원은 2, 3일만 하고 그 후는 통원 치료로 해결될 정도입니다.

테라이씨와 비슷한 정도의 케이스라면 간장 주사와 약과 <세이겐>을 처방합니다. 하루 6포 정도에서 시작해 12포 정도까지 먹으시면 충분합니다. 3개월 정도 먹으면 수치가 많이 내려갔습니다. 처음 1, 2달이 힘들지 내려가기 시작하면 속도는 빨라집니다. 테라이씨도 한 달에 GOP가 95가 되고, 78, 48로 눈에 띄게 호전되었습니다. 단지 명심하실 것은 <세이겐>을 먹고 있다고 해서 술을 마신다던가, 밤늦게까지 일어나 있다던가 하시면 안됩니다. 스트레스를 잘 해소할 수 있는 방법을 생각해 보시기 바랍니다.

테라이씨는 배를 타는 분이기 때문에 노을이나, 하늘을 보는 것도 좋은 방법이라고 생각합니다. 또 TV에서 야구팀을 응원하는 것도 좋을 것 같습니다. 그 후에는 규칙적이고 올바른 생활과 휴식이 중요합니다. 주말은 빨리 귀가해 편히 쉰다던가, 식사는 두부나 낫토 등의 식물성 고단백식품을 많이 섭취하는 것이 좋습니다.

  C형 간염이나 혈청 간염이 걸리면 멀지 않아 만성 간염이나 간경변, 나쁜 경우에는 간장암을 동시에 일으키는 비관적인 선고를 받을 수도 있지만, 그렇다고 해서 병에 질 필요는 없습니다. 여러분은 훌륭한 치료 방법을 알고 계십니다. 지금 드시고 계신 <세이겐>을 앞으로도 꾸준히 애용하셔서 건강에 가장 좋은 친구로 지내시기 바랍니다. 그리고 또 다른 환자들에게는 용기를 가지고 <세이겐>을 알려주시고, 의사에게도 <세이겐>을 먹고 있다고 당당하게 말씀하십시오. 그러면 유산균 생산물질에 대한 이해가 깊어져 그 다음 치료에도 연결될 것이라 생각합니다.

  테라이씨에게 박수를 보내드립니다. 단지 하나 부탁드리고 싶은 것은 다음에 타실 배에는 <세이겐호>라고 이름을 바꾸시면 어떨까 합니다.(장내 박수).

사회자 : 이번에는 외과 명의이며, 본인도 C형 간염을 체험하신 이토 선생님에게 좋은 말씀 부탁드립니다.

이토(이토 외과 원장) : 현재 일본에는 약 200만 명의 만성 간염 환자가 있습니다. 그 중 7할이 C형 간염입니다. 예전에는 1/3이 식도 정맥의 파열, 1/3이 간부전(간세포의 기능 부전), 1/3이 간장암으로 사망한다는 무서운 병이었습니다.

현재는 서양 의학의 발전과 새로운 실험들로 C형 간염이나 간경변에 걸리더라도 장수할 수 있게 되었지만, 유산균 생산물질의 간세포에 대한 재생력은 잘 알려져 있지 않습니다. C형 간염의 판정 키트가 미국에서 유입된 것이 1990년이었습니다. 저는 먹지 않았지만 제 간장의 데이터가 심하게 높아져 있었기 때문에 바로 검사를 해보니 역시 C형 간염 바이러스 보유자였습니다. 직업이 의사인 관계로 너무나 바빴고, 의무감도 있어 치료를 미루고 있었지만, 1992년 배 속에 물이 차 결국 입원하게 되었습니다. 간장 생검으로 조직상을 보니 간경변으로 옮겨지는 상태였습니다. 지금이라면 인터페론을 사용할 경우는 아니었지만, 당시는 적응하는 디테일이 없었기 때문에 마지 못해 주사를 맞았습니다.(장내 웃음)

반 년 사이의 일입니다. 저는 발열, 식욕 부진으로 인해 체중이 줄어 들었고, 무엇보다 가장 힘들었던 것은 기분이 우울해지는 것이었습니다. 우울한 기분을 극복하기 위해 자타가 공인하는 저의 악필을 탈출할 수단으로 워드 프로세서를 배우기 시작했습니다.

그 때 미우라 회장님이 저에게 <세이겐>을 주셔서 먹어 보았습니다. 쑥스러운 이야기지만 간장이 좋지 않은 사람들은 방귀에서 냄새가 나지만, 제 방귀에서는 냄새가 나지 않았습니다. 식욕도 생기고 몸의 상태가 좋아졌습니다. 그러나 괴로움도 그 때 지나면 잊어버린다고 저는 한 동안 <세이겐>을 먹지 않았습니다.

그 후 중국 상해 화동의원에서 각 분야에 걸친 <세이겐>의 효과를 발표하는 기회가 생겼습니다. 이 때 매우 감동을 받아

다시 먹기 시작했습니다. 이화학연구소에는 <세이겐>의 다양한 효과에 대한 설명들과 간세포의 재생작용에 대한 데이터가 축척되어 있습니다. 또한 저의 경험과 연구 보고에 의하면, 몸의 모든 세포의 활성화를 측정하고, 항상성을 보유하는데 <세이겐>은 매우 효과가 있다는 것이 충분히 설명되고 있습니다. 그리고 작년 자연의학 임상예방연구소의 전화 상담을 하고서 <세이겐>이 만성간염, 간경변, 간장암에 대한 효과도 좋다는 것을 피부로 느꼈습니다.

테라이씨에게 검사는 계속 받으실 것을 권해 드리며, 특히 식도정맥류의 검사는 잊지 마시기 바랍니다. 왜냐하면 간경변 환자 분들의 정맥류로 인한 사망지수 제로를 기록하는 것이 저의 목표이기 때문입니다.

2. 80%나 진행됐던 갑상선 종양을 수술하지 않고 개선했다.

야마구치현
야마구치 사치코(53세)

작년 1월, 저는 시의 건강 검진에서 갑상선에 종양이 있다는 진단을 받았습니다. 평상시 생활에도 문제가 없었고, 특별히 몸의 변화도 없어 설마라고 생각했습니다. 그런데 2차 검사에서도 5백엔 동전 크기의 종양이 있다는 것이었습니다. 목을 만져보면 조금 부은 정도라고 생각들 정도였지만, 생체 검사에서는 80%가 암이라는 것이었습니다.

저는 병원에서 간호직원으로써 낮부터 입원한 분들을 돌보는 일을 하고 있었습니다. 그런데 그런 제가 설마 병에 걸리리라고는 생각하지 못했습니다. 수술 날을 정하려고 병원 대합실에서 기다리고 있을 때였습니다. 우연히 친구인 후쿠다씨를 만나 호르몬 관계의 유산균 생산물질이 좋다라는 말을 듣게 되어, <세이겐>이라는 것을 처음 접하게 되었습니다. 사실은 수술도 입원도 하기 싫었는데, 수술을 하지 않고 개선할 수만 있다면 먹어야지 생각하고 <세이겐>을 먹기 시작했습니다. 1월 중순부터 <세이겐 골드>를 하루 약 6포씩 먹었습니다. 3월 경 갑상선 전문의가 시모노세키 중앙병원에 오셨다는 말을 듣고 진료를 받으러 갔습니다. 결과는 같았습니다. 다만 즉시 수술을 하자고 하지는 않았고, 앞으로의 상태를 지켜보자고 진단을 내리셨습니다. 종양은 커지지 않아 생명에 지장은 없다고 하셨습니다. 그래서 저는 <세이겐>이 효과를 나타낸 것인가 하고 안도했습니다.

　<세이겐>을 먹기 시작하고 5개월 후 초음파 검사를 하니 종양이 작아져 있는 것이 아니겠습니까? 의사 선생님은 드문 경우이지만 자연히 호르몬 밸런스가 좋아지는 사람도 있다면서 고개를 갸우뚱거리며 "혹시 무슨 약 같은 것을 드신 겁니까?"라고 물어셔서, 아무 것도 먹지 않았다고 대답했던 저였습니다.(장내 웃음)

　7월 달에 행해진 초음파 검사에서도 종양은 작아져 있었습니다. 그리고 올해 6월, 약 1년만에 받은 검사에서는 종양의 크기는 8mm로 축소되어 있어서 <세이겐> 덕분임을 확신했습니다. 역시나 호르몬 밸런스가 좋아진 것입니다. 믿고 계속 먹기

를 정말 잘 했다고 생각했습니다. 그러나 지난 번 경과가 너무나 좋았기 때문에 일도 건강할 때와 다름 없이 했고, 동시에 <세이겐>의 복용량도 줄였습니다.

그러나 결국 호르몬 분비가 줄어들었다는 진단을 받았습니다. 소견에서는 "갑상선 이상의 의심이 있음. 경과를 관찰하기로 함."이라고 쓰여져 있었습니다. 그래서 저는 <세이겐>을 6포씩으로 다시 늘려 먹기 시작했습니다. 다음 검사는 12월인데 좋은 결과가 나오리라고 믿고 있습니다.

500엔 동전 크기만한 종양이 겨우 1년 반 사이에 수술이 필요가 없을 만큼 작아지고, 생명에도 이상이 없게 되었습니다. 이 사실에 친구들도 모두 깜짝 놀라고 있습니다. 저는 요즘 건강하게 일도 할 수 있게 되어 기분도 더 밝아졌습니다. <세이겐>과 또 지금까지 제 경험담을 들어주신 분들께 진심으로 감사 드립니다.

사회자 : 호르몬 중추, 갑상선 종양 분야에 전문의이신 데무라 선생님에게 좋은 말씀 부탁드리겠습니다.

데무라(니시신주쿠 플라자 클리닉 원장) : 야마구치씨의 병력을 간단히 정리해보면 1년 10개월 전에 갑상선 종양이 발견되었는데, 500엔 동전 크기, 그러니까 약 2.6cm 정도의 크기였습니다. 그 조직을 검사해 본 결과 80%가 악성으로 나왔습니다. 그런데 <세이겐>을 먹기 시작해 5개월만에 그 크기가 작아졌고, 1년 반만에 종양의 크기가 8mm가 되어, 최종적으로는 1/3 이상으로 축소된 것입니다. 갑상선 종양은 미만(널리 퍼져 있음)성과 결절성으로 나뉘어지는데 야마구치씨의 경우는 결절성 갑상선종입니다.

결절성이라고 하면 양성인지 악성이지가 중요한데 80%가 악성이었습니다. 호르몬 기능 자체는 정상이었지만, 저하된 시기도 있었습니다. 호르몬이 기능항진시에는 바제도병이 되고, 기능저하시에는 하시모토병이 됩니다. 전문적으로는 하시모토병에 암이 합병한 것인지, 아니면 처음부터 유두선암 뿐이었는지 정확히 알 수 없지만, 아무튼 이 중에 하나라고 보여집니다. 바다에 둘러 쌓인 일본은 요오드를 많이 섭취하기 때문에 하시모토병 환자가 많지만, 반대로 백만 명이나 되는 바제도병 환자가 있는 것도 특이합니다.

또 갑상선종이 악성인 경우에는 유두선암이 압도적으로 많습니다. 여포암, 추양암은 오히려 드문 경우입니다. 이상 3가지의 갑상선암은 예후가 좋고, 극단적으로 말하면 그냥 방치해 두어도 그다지 진행되지 않는다고 말할 수 있습니다. 유일하게 나쁜 것이 미분화암인데 야마구치씨의 경우는 해당되지 않습니다.

그런데 어떻게 갑상선암이 작아진 것일까요? 어떻게 <세이겐>으로 개선되었는지에 대해서는 종양 축소작용이 그 하나의 이유로 생각됩니다. 또 하시모토병은 자기면역질환이기 때문에 이것에 대해서 특히 <세이겐 골드>에는 좋은 작용이 있는데, 그것은 저도 경험했습니다. 야마구치씨는 의료 관계의 일을 하고 계셔서 의사 분들과도 가까워 필요 이상으로 걱정을 하지 않으신 것으로 보입니다. 아마도 그것도 정신적으로 매우 좋은 영향을 주었다고 생각합니다. 갑상선은 스트레스가 계기가 되어 붓는 경우도 있기 때문입니다.

3. 결핵성 농흉수술 등 9번의 수술, 흉곽 성형은 너무 쉬웠다.

후쿠오카현
우에무라 토미카(72세)

사회자 : 우에무라씨는 젊은 시절 결핵으로 늑골을 잘랐습니다. 거기에 44년 간 실리콘을 채워 넣은 채로 세계 각지를 돌아다니며 봉사 활동을 해 오셨습니다. 이 수년 동안 겪으신 <세이겐>에 대한 체험을 말씀해 주시겠습니다.

우에무라 : 저는 지금 이렇게 건강하지만 젊은 시절에는 병에 찌들어 있었습니다. 처음에는 농흉으로 가슴에 고름이 찼고, 다음에는 늑골 카리에스, 그리고 폐결핵으로 등을 3차례, 그 후 배도 3차례 절개 하는 등 총 8번의 수술을 겪었습니다. 이번 발표는 9번째의 수술과 그 후의 경과에 대한 것입니다.

저는 1972년 따끈따끈한 신혼의 시기에 대각혈에 걸렸습니다. 폐에는 큰 구멍이 생겨 그것을 고정시키기 위해 늑골을 잘라 폐를 메우는 수술을 받았습니다. 당시는 전신 마취가 아닌 국부 마취였기 때문에 통증이 심해 지옥 같은 나날이었습니다. 8번의 수술을 겪고 이제는 정말 두 번 다시 수술하기 싫었습니다.

제 상태로 말하자면 늑골이 없어 쇄골을 끼웠기 때문에 위쪽은 큰 연못 같고, 아래는 움푹 들어가고, 등은 견골이 매워져 움푹 꺼져 있었습니다. 의학적으로는 문제가 없었지만 젊은 나이였기 때문에 무척이나 창피했습니다. 그래서 여행을 가더라도 다른 사람들과 함께 온천에 들어가지도 못했습니다. 1950

년에 실리콘을 채우고야 겨우 정상인과 비슷한 체형이 되었습니다. 그러나 시간이 지남에 따라 실리콘이 점점 딱딱하게 굳어져서 쇄골 위는 혹처럼 부종이 올라오고, 아래 부분은 유방까지 내려와 무겁고 힘들었으며, 등은 무엇이 닿을 때마다 아팠습니다. 그렇게 10년을 고생했습니다.

  수술을 결정한 것은 작년 5월이었습니다. 같이 봉사 활동을 하던 동료인 아라이씨로부터 체질개선연구회를 추천 받아 출석한 것은 겨우 수술 1주일 전이었습니다. 저는 그 연구회에서 큰 감동을 받고 다음 날부터 바로 <세이겐 골드>를 아침, 점심, 저녁으로 3포씩 먹기 시작했습니다. 그리고 드디어 수술 당일. 상처는 앞, 뒤를 합쳐 약 5cm. 저는 밤새도록 수술이 계속될지도 모른다고 각오하고 있었습니다. 그런데 푹 잠이 들고서 눈을 뜨니 아침이 되어 있었습니다. 통증은 전혀 없었습니다. 보통은 기침이나 재채기를 하면 상처가 아픈데 그것도 괜찮았습니다. 간호사도 왜 통증이 없냐고 신기한 듯 물었습니다. 저도 같은 생각이었습니다. 그래서 <세이겐>은 입원 중에도 꼭 챙겨 먹었습니다.

  퇴원 9일 후에 해외 여행을 갔습니다. 저는 세계평화여성연합이라는 봉사 단체에 가입되어 있었는데 빈에서 국제부인회의가 있었기 때문입니다. 후쿠오카현 대표였기 때문에 취소가 허락되지 않아서, 가족과 아라이씨의 반대에도 불구하고 8일간의 일정으로 출발해 무사히 마치고 귀국할 수 있었습니다.

  <세이겐> 덕분에 지금까지 병도 잊어버리고 70세를 넘겼는데, 주위에서는 제가 너무 젊어 보인다고 놀라십니다. 또 저에게는 건강해야 할 이유가 있습니다. 청소년 건전 육성을 위한

법률 제정화를 위해 의회에서 활동하고 있기 때문입니다. <세이겐>은 저에게 있어서 친구이자 없어서는 안 될 존재입니다. 이제부터는 더욱 열심히 살도록 노력하겠습니다.

사회자 : 9번째의 수술에서 <세이겐>을 만나셨는데, 외과가 전문이신 이토 선생님 좋은 말씀 부탁드립니다.

이토(이토 외과 원장) : 우에무라씨의 인격과 봉사 정신에 저절로 고개가 숙여집니다. 제가 외과의가 된 1952년 당시는 전신 마취 수술이 없었기 때문에 흉곽성형 수술은 국소 마취 수술이었습니다. 유착이 없을 경우에는 우선 인공기흉요법이 사용되었는데, 우에무라씨는 이전에 결핵성 농흉수술을 받으셨기 때문에 흉곽성형을 선택할 수 밖에 없었던 것 같습니다. 극심한 통증을 견뎌야 하는 매우 잔혹한 수술입니다. 진통 효과가 있는 것은 모르핀 뿐이지만, 그것도 좀처럼 잘 사용할 수 없었던 시대였습니다. 동통 대책이 매우 허술했던 참 딱했던 시대였습니다.

 그 후 전신 마취가 가능해져 1954년 경부터 결핵 진료는 폐절제가 주체가 되었습니다. 저도 대학 의국에 재직을 하면서 매주 국립요양소에 다니며, 두 곳에서 500차례를 넘는 결핵 수술을 해왔습니다. 현재는 많이 진행된 결핵이라도 잘 만들어진 항결핵제가 있기 때문에 수술하는 경우는 아주 드물게 되었습니다..

 흉곽성형술은 환자의 치료법 외에도 젊은 여성 분들의 경우 미용의 문제로 더욱 중요하게 되었습니다. 변형에는 실리콘이 자주 이용되고 있습니다만 그것은 어디까지나 이물질입니다. 육아(肉芽) 조직이 과잉 배출되어 딱딱해지고, 누르면 신경을 압박해 통증을 동반합니다. 또 실리콘이 가장 많이 사용되는 것은 가슴 확대 수술인데, 실리콘을 넣으면 유방암의 초기 진단이 힘들어집니다. 최근에는 이러한 치료법은 없어졌습니다만 말입니다.

그리고 투병은 마음의 문제도 아주 중요하다고 생각합니다. 제 환자 분들 중에 5회 수술을 받은 분도 매우 긍정적인 마인드를 가지고, <세이겐>을 먹으며 더 밝게 생활하고 계십니다. 오히려 "선생님도 드시고 계시죠?"라고 반대로 물어올 정도입니다.(장내 웃음)

우에무라씨의 긍정적인 모습과 봉사 활동에 전념하는 마음 자세도 아주 좋은 영향을 주었다고 생각합니다. 게다가 <세이겐>이 병을 극복하도록 뒤에서 도와 주었다는 생각이 듭니다.

4. 메니에르병, 유방암, 불면증을 뛰어넘어...

시마다 카즈토(57세)

사회자 : 메니에르병과 유방암을 극복하신 시마다씨가 가장 괴로웠던 것은 불면증이었다고 하십니다.

시마다 : <세이겐>을 먹고 4년 6개월이 흘렀는데, 확실히 체질이 개선되어 심신이 정말 가벼워졌습니다. 1994년 6월에 2.1cm 크기의 유방암이 발견되어, 지금 수술을 받으면 5년 또는 10년은 살 수 있다는 말을 들었습니다. 2년 전 같은 병으로 여동생을 잃었던 터라 그 무서움은 잘 알고 있었습니다. 머리

속은 새하얘졌고 몸에는 힘이 모두 빠져 어떻게 집에 돌아왔는지 조차 기억나지가 않습니다. 다른 병원에서도 결과는 같았습니다. 30대부터 생활 습관병을 염두에 두고 식생활에도 신경을 써왔기 때문에 그런 결과가 나오자 받아들이기가 참으로 힘들었습니다. 그렇지만 빨리 건강해지고 싶다는 마음으로 수술을 받았습니다.

불면증과 싸움이 시작된 것은 이 수술 이후부터 입니다. 주치의에게 상담을 해봐도 해결책은 없었습니다. 그래서 머리는 언제나 멍했고, 몸은 무거웠으며, 기력, 사고력, 기억력도 저하되었습니다. 어느 때는 날카로운 것으로 찔리는 듯이 아팠습니다. 외출하고 돌아오면 그대로 한 시간이나 기운을 잃고 누워 있어야 했습니다. 취사도 부엌에서 누워서 밖에 할 수 없을 정도였습니다. 건강 식품도 동양 의학의 물리 요법도 모두 동원해 보았지만 변화는 없었습니다. 수면제는 부작용이 걱정되어 매일 먹지도 못했고, 9개월 동안을 불면으로 지새우는 나날을 보내야 했습니다.

그럴 때 <세이겐>과 만나게 된 것입니다. 처음에는 어떻게 체질이 개선되는 것인지 잘 이해가 되지 않았습니다. 그러나 생각해보니 식량 사정이 나빴던 시대에 일란성 쌍생아로 태어나 모유가 부족한 것을 미음으로 보충했던 생각이 났습니다. 장애도 없이 자라준 것만으로 고맙다라고 입버릇처럼 어머니가 말씀하셨던 것이 기억납니다. 저는 천성적으로 허약 체질이었지만 초등학교 고학년 때부터 20대 까지는 병에도 걸리지 않고 건강하게 지낼 수 있었습니다. 그런데 30대에 들어서 큰 부상을 포함해 두 번의 개복 수술을 하고 장기간 입원했던 적이 있었습니다. 30대 후반에는 골다공증이 생겼고, 허리 통증으로 밤에도 5시간 정도 자는 것이 겨우였습니다. 그 후 메니에르병이 발견되었고, 수면 부족으로 면역력이 저하되었으며, 치은염으로 밥도 먹을 수 없는 상황이 되었습니다. 남편과 아이들이 외출할 때까지 일어나지도 못하고, 아침 식사도 챙겨주지 못하는 일도 잦아졌습니다. 그런데 1995년 3월 말부터 <세이겐>을 먹기 시작한 지 3주 정도 지난 어느 날 밤은 저도 모르게 잠이 든 것입니다. 잠에서 깨어났을 때 얼마나 개운했는지 정말 오랜만에 느끼는 기분이었습니다. 생각해보면 어깨 통증도 없었습니다. 가장 괴로웠던 것이 한꺼번에 개선된 것입니다. 1년 정도 사이에 골량(뼈의 질량)이 증가해 골다공증이 개선되자 허리의 통증도 없어졌습니다. 3년이 지나자 메니에르병의 발작도 놀랍게 멈추었습니다.

  보통은 하루에 <세이겐 알파>를 6포, <세이겐 골드> 4포를 먹었으며, 마음 만큼 몸이 따라 주지 않을 때에는 <세이겐>의 양을 늘려 먹으면 몸이 가벼워졌습니다. 그리고 불면증이 해소되었을 때부터 병원 약도 먹지 않게 되었습니다.

  지금은 체질개선연구회와 그 외 모든 분들에게 감사하는 마음으로 하루 하루를 보내고 있습니다. 이제부터는 혼자서라도 많은 분들에게 <세이겐>을 알려드리며 그 은혜를 갚고 싶습니다.

사회자 : 혹독한 어려움을 딛고 일어서신 경험에 대해 데무라 선생님 좋은 말씀 부탁드립니다.

데무라(니시신주쿠 플라자 클리닉 원장) : 시마다씨는 수술을 7차례나 받았던 분으로 보이지 않으십니다. 우에무라씨도 그렇지만 <세이겐>의 효능이 여실히 나타난 사례라고 보여집니다. 스트레스와 생활 습관병에 대해서는 현재 매우 주목하고 있습니다. 식량 사정이나 일란성 쌍생아인 것은 이 병에 직접 관련은 없다고 생각되지만, "작게 낳아 크게 키운다."라는 옛날 속담을 생각해보면 현대에는 맞지 않는 이야기로, 크게 태어난 아이가 성인병 등 생활 습관병에 걸리는 경우가 적다라는 사실이 최근 밝혀졌습니다. 시마다씨의 경우 그 반대였다고 말씀드릴 수 있겠습니다.

유방암은 사회적 문제가 되어 가고 있는 병이고, 점점 증가하는 추세입니다. 2년 전에 동생 분도 유방암으로 돌아가셨다고 하셨는데, 유방암은 유전성이 있는 병이기 때문에 굉장히 위험합니다. 그런데 그 때 다행히 <세이겐>을 만나게 되었습니다.

그리고 재발에 대한 걱정이 불면과 메니에르병에도 영향을 주었다고 생각되는데, 유방암은 대표적인 여성 호르몬 의존암입니다. <세이겐>에는 여성 호르몬이 포함되어 있긴 하지만, 치료 효과에 영향을 미칠 정도는 아닙니다. 하지만 유방암의 상담을 많이 하고 있는 저의 경험으로 볼 때 좋은 효과가 있다는 것은 확실합니다. 또 불면에도 마찬가지로 호르몬이 관여하고 있습니다. 스트레스를 받으면 잠들지 못하는 것은 신경면역 내분비 중 중추를 이루는 시상부분에서 CRH라는 호르몬이 과잉 분비되기 때문입니다. 호르몬이 사람을 잠들게도 잠들지 못하게도 합니다. <세이겐>에는 무언가 중추에 좋은 작용을 하는 물질이 있습니다. 이것에 대해서는 저희도 다음에 밝혀내도록 하겠습니다.

그리고 시마다씨의 경우 유방암을 수술 받았던 것이 52세 경으로 갱년기 시기입니다. 그래서 피곤해지기 쉽고, 어깨 결림이나 두통, 불안과 우울증 등이 많은 시기이기 때문에 불면에 영향을 주었다고 생각합니다.

메니에르 증후군은 1861년에 메니에르가 발표한 병으로 예전부터 있어 왔던 난치병입니다. 대표적 증상은 귀 울림, 난청, 그리고 가장 큰 특징은 발작성 현기증입니다. 원인은 현재도 잘 알려지지 않았습니다만 병리학적으로는 귀 안쪽이 붓거나 물집이 생기게 되는 것입니다. 저혈압, 신경질, 알레르기, 자기면역병, 스트레스 등 자율신경계의 기능 이상이 배경이라 것은 시마다씨의 경우 확실해 보입니다. 메니에르 증후군은 보통 정신 안정제나 순환 조절제, 말소 신경차단제 등이 이용되지만, 이것들만으로 치료는 매우 힘들어 <세이겐>을 이용해 개선하는 것이 가장 좋은 방법인 듯 합니다. 시마다씨 부디 8번째의 수술은 없으시기 바랍니다.

5. 대머리에 기적이 ...

군마현
아오키 타카시(76세)

사회자 : 지금까지의 체험 발표와는 분위기를 바꿔서 70세가 넘어 머리카락이 다시 생겼다는 아오키씨의 이야기를 들어보도록 하겠습니다.(장내 웃음)

1993년 10월, 당시 69세였던 저는 아침에 일어나면 베개 커

버에 항상 2, 3개의 빠진 털이 붙어 있었습니다. 빠지는 털의 수는 날이 갈수록 늘어나 머리를 감으면 세면기에 머리카락이 검게 떠다니는 정도가 되었습니다. 50대부터 정수리 부분의 머리가 빠지기 시작하였고, 60대에 들어서자 전체적인 탈모가 진행되었습니다. 그러던 것이 급격한 탈모로 이어져 고가의 발모제를 구입해 마사지를 하기 시작했고, 1개월 후에는 51만엔이나 지불하며 육모 클리닉에 다니기 시작했습니다. 그 때가 겨울이어서 얼어 붙은 산길을 추운 눈바람을 맞으며 마에바시까지 24km의 길을 왕복하곤 했습니다. 두피에 육모를 위한 주사까지 맞았지만 탈모는 계속 진행되었습니다. 봄 산에는 새싹들이 자라나고 있었지만 제 머리는 민둥산이었습니다.(장내 웃음)

저는 스키 강사를 키우는 사람입니다. 스키를 같이하는 사람들 중에 직업이 의사인 분이 "무리하지 않는 것이 좋겠다"라는 충고를 하셔서 겨우 일을 그만 두었습니다. 이번에는 대머리에 빛을 내고 멋내는 일을 즐기기 시작했습니다. "머리 멋있으십니다.", "관록이 있어 보이십니다." 라는 말을 들으며 율부리너 흉내내기를 만 4년 했습니다.

  재작년 가을, 친척인 치과 의사의 병원에 다녔을 때, 갈 때마다 그 부인이 몸에 좋다며 <세이겐>을 몇 포씩 주었습니다. 다음 올 때까지 먹으라며 주머니에도 넣어 주었습니다. 영양제에는 전혀 흥미가 없었지만, 친절한 마음씨에 감동해서 그냥 제가 1박스 구입했고, 매일 3봉씩 먹었습니다.

  새해가 밝자 대머리에는 머리털로 지저분해지기 시작했습니다. 대머리였을 때도 곤란했지만 머리털이 나는 것 또한 곤란

했습니다.(장내 웃음) 면도기로 손질을 시작했는데 쓱쓱 면도하는 맛이 제법이었습니다. 하루 3포씩 먹은 것이 저에게 효과가 있었던 것입니다. 3월경부터 머리 면도하는 것을 그만 두었고, 5월에는 이발관에 갔습니다. 대머리였을 때보다 흰머리가 적고, 건강한 머리털이라고 이발사가 말했습니다.

그런데 저는 무엇보다도 몸 상태가 좋아졌습니다. 체력에는 원래 자신이 있었지만 나이 탓으로 스키 지도를 하는 것만으로도 피곤함을 빨리 느꼈었는데 피곤함이 느껴지지 않았습니다. 식사도 맛있게 하고 아침, 저녁 두 번의 쾌변을 보았습니다. 그리고 가족 모두가 <세이겐파>가 되었습니다. 큰 딸은 20년 간 두드러기 때문에 병원을 다녔는데 그것도 나았고, 둘째 딸은 쥰텐도대학에서 담낭, 담관, 이자관의 대수술을 받았는데 목욕물에 <세이겐>을 풀고 목욕을 하자 상처도 케로이드화되지 않고 깨끗하게 완치되었습니다. 3년 요양 예정이었던 것이 3개월만에 회복하고 직장에 복귀하게 되었습니다.

요즘은 <세이겐>을 하루 9포로 늘려 먹고 있으며 컨디션이 굉장히 좋은 상태입니다. 피곤할 때에는 3포를 더 먹고 있습니다. 저는 지금 76세인데도 아침 9시부터 밤까지 일을 하고, 취미인 사진을 찍기 위해 산에도 갑니다. 밤에는 12시까지 독서나 <세이겐>에 대한 공부도 충실히 하고 있습니다. 몸이 활성화되면 기분도 밝아지고, 긍정적인 사고를 하게 되며, 적극성도 나타나는 것 같습니다. 저희 집은 전보다 화기애애해졌고, 웃음소리도 커졌으며, 가업인 여관도 잘 운영되고 있습니다. 이 기쁨을 친구, 지인들과 함께 나누면서 <세이겐>을 권유하는 날들을 보내고 있습니다.

사회자 : 이 재미있는 체험에 대해 히라이시 선생님에게 좋은 말씀 부탁드립니다.

히라이시(히라이시 클리닉 원장) : 사실 발표 예정인 원고에는 다른 사례도 있었지만 빠뜨렸기 때문에 제가 그것을 소개해 드리겠습니다. 아오키씨가 여관 욕실을 개장하려고 공사 담당자를 불렀지만, 그 담당자의 몸 상태가 너무 나빠 계속 오지 못했다고 합니다. 그래서 아오키씨가 <세이겐>을 추천해 주었는데, 이 분이 <세이겐>을 드시고 얼마 안되 건강해져서 욕실을 새롭게 고쳐주었다고 합니다.

　탈모에 대해서는 항암제나 인터페론, 그 외 항생 물질 등 약에 의한 후천성인 것과 선천성인 것이 있습니다. 저의 아버지도 30세 경부터 대머리가 시작되어 저도 각오를 하고 있었습니다. 그런데 <세이겐> 덕분에 대머리가 되지 않고, 최근에 흰머리가 검어졌다고 들었습니다. 나이가 들면 누구나 많든 적든 머리카락이 빠지게 되는데, <세이겐>을 드시고 머리카락이 잘 빠지지 않는다고 하는 분도 많이 있습니다.

　저는 가고시마 출신으로 남존여비사상에 익숙한데, 사실은 여성들이 현명하기 때문에 "아버지를 치켜 세워주면 열심히 일하겠지."라고 생각하고 만들어 낸 말이 아닐까 싶습니다. 아오키씨의 현명하신 사모님이 이런 스트레스를 주시는지는 알 수 없지만, 아무튼 스트레스는 탈모에 큰 원인이 됩니다.

　그런데 <세이겐>에는 우울증을 개선할 만큼의 항스트레스작용이 있습니다. 이것이 간장에도 좋은 효과를 주기 때문에 머리카락이 생기는 것은 간기능의 활성화와도 관계가 있다고 보여집니다. 머리카락이 나기 시작할 때에 머리를 감으면 손가락 끝에 새로 자란 머리가 느껴질 정도입니다. 그리고 얼마 지나지 않아 새로 난 머리카락의 모근이 두꺼워집니다. 색도 엷고 약했던 것이 점점 검어집니다. 이것을 반복하는 중에 후두부에서부터 머리카락이 점점 많아지는 경우가 다수 있다고 합니다.

아오키씨도 머리카락이 생겨 10살은 젊어지신 것 같습니다. 여러분도 기회가 있다면 아카기야마에 있는 아오키 여관을 방문해 보시기 바랍니다. 혹시 아오키씨가 차에도 <세이겐>을 넣어 주시지 않을까요.(장내 웃음)

1999 삿포르 포럼

1. 백반증과 간경변, 신장 장애를 극복
2. 구강저 악성 종양, 그 후유증도 극복
3. 갱년기 장애와 스트레스에서 우울증으로...
4. 천식, 무취증, 갑상선 종양을 극복
5. 교원병인 나는 약을 먹지 않았다.

사회자 : 쿠스모토 사장

코멘트 닥터
데무라 히로시 : 니시신주쿠 플라자 클리닉 원장
히라이시 키쿠 : 히라이시 클리닉 원장
운텐 센카즈 : 자연의학 임상예방연구소 상담의

1. 백반증과 간경변, 신장 장애를 극복

오비히로시
아오키 나오에(57세)

　저는 간장병, 신장병 뿐만 아니라 백반증이 20년 동안 온 몸에 있었는데 그 체험을 발표하겠습니다. 1995년 경 몸의 상태가 너무 나빠져서 검사를 받았는데 간기능 저하라는 진단이 나왔습니다. 저는 통원과 투약을 하면서 신도쿠로 전근을 갔습니다. 진도 6 정도의 도토(도동) 지진으로 밤에도 몸은 녹초가 되었습니다. 병이 점점 악화되는 것 같은 느낌이 들어, 다시 한 번 오비히로시 후생병원에서 검사를 받았습니다. 결과는 B형 간염이 발증해 최종적으로 간경변이라는 진단이었습니다.

　저는 다섯 형제인데 모두 B형 간염을 앓았던 적이 있습니다. 형과 저는 50대에 들어서 발병을 했고, 다른 세 형제는 30세 이전에 입원 치료를 받아 완치했습니다. 저와 형은 간경변이었는데, 1996년 형님은 돌아가셨습니다. 그 해 4월 경 아내가 친구인 후쿠다씨로부터 <세이겐> 이야기를 들었습니다. 그 때의 심경은 지푸라기라도 잡자는 상태였습니다. 너무 무서워서 일어나 있을 수도 없었습니다. 하루에 10 ~ 12포 정도 <세이겐 골드>를 먹기 시작하자 약 반 달에서 한 달 사이에 상태가 변했습니다.

　그 때 저는 복수가 차 있어 4,000cc 정도씩 복수를 빼야만 하는 좋지 않은 상황이었습니다. 체질개선연구회에 출석하여 운텐 선생님에게 상담을 하자 물에 탄 <세이겐>에 담근 수건을 배에 올려 놓고, 랩으로 감싸는 것을 하루에 몇 차례 반복하라고 하셨습니다. 그 말을 듣고 바로 실행했습니다. 그러자 그 때까지 하루 3, 4회 복수를 빼냈지만, 그 빼내는 간격이 길어지고 상태가 굉장히 좋아졌습니다.

그런데 1996년 5월 경에 간장 GOT, GPT 수치가 악화되었고, 신장까지 나빠졌습니다. 감기에 의한 고열이 계기가 된 것입니다. 결국 투석을 시작하게 되었습니다. 투석에는 두 종류가 있습니다. 일반적으로는 혈액을 이용하는 방법인데. 저는 집에서 복막을 이용한 투석을 4회, 6시간 간격으로 관류액을 갈아 넣었습니다. <세이겐>은 매일 9 ~ 12포 정도 먹었는데, 2개월 정도 지나자 누워만 있던 제가 일어나게 되었습니다.

2년 전부터 쿠스모토 사장에게 권유를 받아 저는 <세이겐 골드> 9포, <세이겐 알파> 3포를 매일 먹어 왔습니다. 사실은 간경변의 다음은 암이라고 각오하고 있었지만, 이후 눈에 띄게 좋아졌고, 게다가 20년 동안 힘들어했던 백반증도 거의 나았습니다. 백반증은 멜라닌 색소가 약체화되는 병으로 백반이 생기는 것인데, 이것은 가렵고 그 백반 주위가 검게 가라 앉습니다. <세이겐>을 만나기 전에는 햇빛을 쬐면 화상을 입은 것처럼 물집이 생겨 얼음을 수건에 싸서 차갑게 식히는 것을 셀 수 없을 정도로 많이 했었지만, 이제는 조금씩 멜라닌 색소가 움직이게 된 것입니다. 일주일에 3, 4일 마셨던 술도 끊고 지금은 한 방울도 마시지 않습니다. 앞으로는 체질 개선을 위해 전력으로 싸우려고 합니다

데무라(니시신주쿠 플라자 클리닉 원장) : 먼저 백반증에 대해 알아 보겠습니다. 몸 전체를 덮고 있는 피부를 재어보면 대

개 1.6cm² 두께로 가장 위는 기름막으로 둘러 쌓였고, 그 아래 표피 층이 있습니다. 표피층의 가장 아랫 부분과 진피와의 경계에 있는 것이 기저 세포층입니다. 그 안에 멜라닌을 만드는 멜라노사이트가 있는데 멜라닌의 생산에는 호르몬이 깊이 관련되어 있습니다. 뇌하수체에서 나오는 호르몬 MSH의 자극과 자외선의 작용에 의해 색이 검게 되는 것인데, 백인, 그리고 우리와 같은 황색 인종, 흑인의 순으로 멜라닌 색소를 많이 가지고 있습니다. 예를 들어 상처와 화상에서 국소적으로 색소가 회복되지 않는 경우가 있는데, 아오키씨의 백반증은 조금 다른 원인입니다. 아직 충분히 해명할 수는 없습니다만 소위 자기면역성질환이라고 말합니다. 멜라닌 원은 치로신이라는 아미노산입니다. 치로시나제라는 효소로 활성화된 MSH나 자외선의 작용으로 하얗게 되는 것입니다.

자기면역증의 대표로는 존 F 케네디도 앓았던 아지손병이 있습니다. 이것은 MSH가 점점 늘어나 색소 침착으로 색이 새까맣게 되어 버리는 것입니다. 그리고 바제도병의 경우도 색이 검어집니다. 이러한 자기면역질환 중에는 전신이 검은데 부분부분이 새하얗게 되는 경우도 있습니다. 아오키씨의 경우는 조금 더 광범위한 백반증입니다. 자기면역질환이기 때문에 치로시나제라든가 SOD도 관계하고 있을지 모릅니다.

B형 간염에 대해서는 모든 형제가 감염된 것으로 보아 태아 감염인 것 같습니다. 이것은 간경변에서 암으로 가는 코스이지만, C형 간염 만큼은 아닙니다. 마지막으로 간장이 나빠지면 신장도 나빠지기 때문에 아마 급성의 계구체신염이 만성화한 것이 아닌가 생각됩니다. 그리고 복막 투석을 하셨는데 정말

힘든 경험하셨습니다. 그런데 그것도 <세이겐 골드>와 <알파>를 먹고 극복하셨습니다. 그 이유는 여러 가지 있다고 짐작되지만 백반증, 간경변, 신기능부전과 함께 3개의 병을 극복하셨다니 세이겐 효능의 놀라움을 다시 한번 실감했습니다.

2. 구강저 악성 종양, 그 후유증도 극복

타키가와시
다케무라 케이코

7년 전, 1992년 크리스마스 이브에 저는 구강저 악성 종양이라는 별로 익숙하지 않은 암의 수술을 받았습니다. 입 안에 생긴 암은 우연히 치과 의사에 의해 발견되었습니다. 아침 식사 때 이에 씌운 금속이 떨어져 근처의 치과에 치료를 받으러 갔을 때, 바로 큰 병원에 가보라는 권유를 받았습니다. 자각 증상 등이 전혀 없었는데도 말입니다.

즉시 다음 날 소개 받은 대학병원에서 검사를 받았습니다. 양성 종양인 것 같다고 했던 것이 수술 후에 악성이라는 것을 알았습니다. 림프절 수술과 20회의 방사선 검사를 받았고, 약 70일 동안 입원 생활을 했습니다. 방사선 조사로 입 안에 있는 혀의 점막이 짓물러져 무수한 궤양이 생겼기 때문에 출혈과 통증으로 음식은 물론 물을 마시는 것도, 말하는 것도 잘 할 수 없었습니다. 하루 종일 이어지는 통증 속에서 죽음이라는 현실이 쫓아오는 것을 온 몸으로 느꼈습니다.

입원 중에는 납득이 가지 않는 치료나 검사도 거부하지 못했고, 의사가 말하는 대로 할 수 밖에 없었습니다. 환자의 무력함을 통감했던 때였습니다. 그래서 정말로 의사가 생명을 구해 주는 것일까? 하는 의문에 사로잡히기도 했습니다. 그 때 맛보았던 현대 의학에 대한 불신감 때문에 자신의 몸은 스스로가 지키는 것이라 생각을 하게 되었습니다. 그리고 병을 미연에 방지하는 생활 습관의 중요성을 실감했습니다. 퇴원 후에는 제 나름대로 식생활 등에도 신경을 썼지만, 마음 속 어딘가에는 항상 재발에 대한 불안감이 남아 있어, 기분이 우울해지는 날들도 많아져 갔습니다.

　그러던 차에 1998년 봄 야마나카씨를 만나 <세이겐>을 소개 받았습니다. 유산균 생산물질이라는 말을 들었을 때 어딘가에서 들은 적이 있었던 것 같아서, 집에 와서 찾아보니 입원 중에 남편이 가져다 준 책인 "암을 고치는 재택요법 대사전"이라는 책이었습니다. 서양 의학, 동양 의학이나 민간 요법 등 여러 가지 치료법을 전체적 관점에서 설명한 책이었는데, 이 가운데 유산균 생산물질의 유효성과 <세이겐>이 소개되어 있었습니다. 입원 중에는 그저 읽기만 했었는데 시간이 지나 이렇게 다시 만나게 된 것입니다. 신기한 인연이라는 것을 느꼈습니다.

　저의 경우는 수술 후유증으로 오랜 시간 고생했습니다. 수액선을 잘라내어 잠을 잘 잘 수 없었고, 음식도 목에서 넘어가지 않았습니다. 몇 차례나 목구멍이 막혀 호흡 곤란이 왔었고, 밤 중에는 입이 건조해 몇 번이나 눈이 떠졌기 때문에 머리맡에는 항상 인공 수액 스프레이 병을 두고 잠들었습니다. 혀는 신경을 잘랐기 때문에 감각이 없어, 식사 중에 혀를 깨물어 입 안이

피투성이가 되어도 모를 정도의 상태였습니다. 수술 후에는 입을 크게 열지 못하게 되어 좋아하는 초밥도 한 입으로 제대로 먹을 수 없었고, 마음껏 하품조차도 할 수 없었습니다. 얼굴이 변형되는 것 같은 통증에 시달리는 생활이 계속되자 스트레스만 쌓여 갔습니다.

<세이겐>은 처음 하루 3포씩 먹었고, 피곤한 날은 그것보다 양을 더 늘려 먹었습니다. 약 1년 반 정도 지났는데, 최근에는 몸이 개선되는 현상이 뚜렷하게 나타나고 있습니다. 우선 수액량이 늘어 인공 수액은 사용하지 않게 되었고, 된 밥 같은 것도 잘 씹으면 넘길 수 있게 되었습니다. 무엇보다 턱의 통증이 없어졌습니다. 지금 이렇게 여러분 앞에서 입을 자유롭게 움직이며 말 하는 것이 가능해진 것은 저에게 있어 정말로 꿈과 같은 일입니다.

현재는 하루에 <세이겐 골드> 3포, <알파> 1포를 먹고 있는데, 아침에 눈을 뜨면 개운하고, 갱년기 나이인데도 불구하고 특유의 증상도 없습니다. 그리고 식사도 맛있게 하고, 잠도 푹 자는 등 계속 좋은 상태입니다. 저는 의학적 영역은 잘 모르지만 장이 건강을 좌우하는 중요한 기관인 것은 실감했습니다. 그래서 앞으로도 오랫 동안 <세이겐>을 먹으며 건강을 유지하려고 합니다.

히라이시(히라이시 클리닉 원장) : 여러분이 걸리고 싶은 않은 병 가운데 하나는 아마도 암일 것입니다. 그 가운데에서도 절대로 걸리지 않았으면 하는 암과 꼭 그렇지만은 않은 암이 있다고 한다면 입 안에 생기는 암은 제가 걸리고 싶지 않은 암입니다. 이 암은 음식을 먹을 수 없다거나 하는 힘든 일들이 많이 있을 것이라 생각됩니다.

　사실 저는 다케무라씨를 타키가와의 강연에서 뵈었는데 이렇게 힘든 병을 극복하셨다니 훌륭하십니다. 게다가 더 대단한 것은 앞서 말한 현대 의료에 대한 불신감, 그 부분에서는 아주 힘을 주셔서 말씀하셨습니다.(웃음) 병을 고치는 것은 의사도 물론 열심히 해야 하지만 대부분은 자신의 힘으로 고친다고 봅니다. 이것은 아주 중요한 것입니다.

　다케무라씨가 림프절을 자르고, 고개를 움직이지 못하게 되었을 때 매우 힘들었을 것이라 생각 합니다. 그 통증은 심한 어깨 결림으로 "이 골치 아픈 어깨 그냥 없애버렸으면 좋겠다."라고 생각하는 것보다 100배는 더 아픕니다. 유방암의 수술로 림프절을 잘라 림프액의 흐름이 나빠져서 손을 들 수 없을 정도로 부어오르고, 다리의 림프선에 림프액이 차 코끼리 다리처럼 뚱뚱해진다 해도 의사들은 "이 정도면 생명에 지장 없으니 괜찮지 않습니까?"라고 합니다. 정말 말도 안됩니다. 병을 고치는 것과 생명을 구하는 것은 물론 굉장히 중요한 일이지만, 남은 인생 또한 환자의 생명이기 때문에 그것까지 생각해 주는 것이 의사의 의무라고 생각합니다.

　다케무라씨 그 때는 정말로 지옥 같았을 거라고 생각합니다. 저는 정말로 마음 깊이 존경합니다. 그리고 <세이겐>과 만나 정말 감사하게도 좋은 결과가 나와 다행입니다. 앞으로도 건강하십시오.

사회자 : 유머가 넘쳤던 설명 감사합니다. 이번에는 지케이의대에서 병리학을 연구하고 계신 운텐 선생님에게 좋은 말씀 부탁드립니다.

운텐(자연의학 임상예방연구소 상담의) : 기초 의학의 입장에서 말씀드리면 역시 다케우지씨의 느긋한 마음이 면역성을 키우는 요인이 되지 않았나 봅니다. 역으로 불안해 하는 마음이 면역력을 저하시켜 암이 악화되는 경우가 많이 있습니다.

그리고 또 하나의 면역력 증강 요인은 역시 유산균 생산물질입니다. 이것은 면역력을 강하게 하는 효과가 있기 때문에 수술 후 회복을 빠르게 하는 하나의 원인이라고 생각합니다. 현재 암 치료는 수술에 의해 암세포를 자르던가, 방사선이나 항암제로 암세포를 죽이는 방법이 있습니다만, 수술이 가장 좋다고 생각합니다. 이렇게 말하는 이유는 방사선 요법이나 항암제는 큰 위험 즉, 부작용을 동반하기 때문입니다. 특히 면역 계통이 심하게 망가지는데, 이것이 현대 의학의 심각한 문제라고 보여집니다.

저희들은 샬레(Schale)로 암세포 실험을 진행하고 있는데, 일본에서 많이 사용되고 있는 5FU 등을 시험관에서 배양해도 암세포는 죽지 않습니다. 이상한 것은 이러한 약은 미국에서는 거의 무시되어 사용하지 않고 있는 것에 반해, 일본에서는 이런 저런 이유를 붙여 5FU나 시스프라틴, 마이트마이신 C 등의 약을 첨가한 병용 요법으로 암의 종합적 치료를 하고 있습니다. 그러나 암세포도 자기 방어작용이 있어 항암제를 배출해 버린다는 것입니다. 그렇기 때문에 항암제나 방사선 요법에는 더 연구해야 할 과제가 있지 않나 생각합니다.

마지막으로 다케무라씨의 경우에는 〈세이겐〉과 함께 편안한 마음을 가졌던 것이 면역력 강화에 큰 도움을 주었다고 생각합니다.

3. 갱년기 장애와 스트레스에서 우울증으로…

가나가와현 사가미하라시
오카 치에코(54세)

　제가 <세이겐>을 만난 것은 1995년 3월이었습니다. 당시 저는 왼쪽 관자놀이가 쿡쿡 쑤시며 아팠고, 눈은 뒤에서 끌어 당기듯이 고통이 심해 매우 우울한 상태였습니다. 하루 종일 고통으로 사람과 대화도 하지 못하고 집안 일도 할 수 없었습니다. 이전에는 큰 병에 걸린 적도 없었고, 일도 가사도 마음먹은 대로 했었습니다.
　제가 47세쯤에 생리가 열흘에 한 번 꼴로 시작했는데 깨끗한 색이었습니다. 그런데 1개월 후에는 생리가 멈추었습니다. 갱년기 장애의 시작이라고 생각했습니다. 걱정이 돼서 병원에 가서 여러 가지 검사를 해 봤지만 특별한 이상은 없었습니다. 안심하고 다시 일과 집안 일을 하면서 열심히 생활했습니다. 그런데 그 1년 후 머리카락이 거꾸로 서는 것 같은 느낌과 함께 잠들 수 없는 날들이 시작되었습니다. 근처 병원에서는 나이 탓이니까 걱정할 필요 없다고 하면서 안정제를 비롯한 여러 종류의 약들만 주었습니다. 뭔가 먹으면 위가 아팠기 때문에 나에게 어떤 문제가 있는 것은 아닐까 고민하다가 결국 약을 그만 먹기로 했습니다. 나이 문제라면 약은 먹지 않아도 다시 건강해질 것이라 생각했기 때문이었습니다. 그런데 그게 아니었습니다. 한밤 중에 심해지는 두통, 불면, 불안으로 인해 몸 상태는 생각하기 싫을 만큼 신경질적이고, 불안정하게 되었습니다. 대학병원에 가서 MRI 촬영을 했습니다. 역시 이상 없다는 진단이 나왔습니다. 이번에도 역시 나이 탓이라는 진단으로 두통약과 안정제, 그 외의 몇가지 약을 받았습니다. 두통약으로 일시적으로는 통증이 완화되었지만, 일이나 가사는 할 수 없었습니다. 그대로 약만 복용하는 것도 불안하고 부인과에서 검사를 한 번 받아봐야겠다고 생각하고 검사를 받았습니다. 그러나 이번에도 주사를 맞았고, 또 약을 받았습니다. 밤에 복용하면 그 다음날 아침에는 가슴이 이상할 정도로 커지고, 손이 부어 그것도 저에게 맞지 않는 것 같아 복용을 그만 두었습니다. 그래서 저는 여기 저기 병원을 찾아 돌아다니기 시작했습니다. 통증과 스트레스로 더욱 상태는 심각해지고, 받아 온 약들만 산처럼 쌓여만 갔습니다. 어디를 가도 두통약과 안정제를 주었으며, 나이 탓이라는 말만 했습니다. 안심하고 자고 싶다는 생각에 가까운 병원에서 수면제를 받았지만, 수면제를 계속 복용하는 것은 좋지 않을 것 같다는 생각에 선생님과 상담을 했었는데 신경과를 소개해 주셨습니다.

집에 돌아와도 왠지 기분이 우울해지고, 어디를 가도 내 병을 정확히 알지 못했기 때문에 몸도 마음도 지쳐 가족에게 도움이 되지 않는 자신이 싫어지곤 했습니다. 한밤 중에 잠에서 깨는 등 정말 죽고 싶은 날들이었습니다. 그런 저는 아이들의 잠든 얼굴을 보면서 마음을 돌리곤 했습니다. 그렇게 우울한 새해를 맞이하게 되었습니다. 이런 저의 이야기를 들은 타케자키씨가 함께 체질개선강연회에 가자고 했습니다. 강사는 내과, 심료내과의 전문의라고 했습니다. 저는 아프고 무거운 몸을 이끌고 그곳에 참가했습니다. 선생님들은 어떻게 병에 걸리게 되는가를 알기 쉽게 설명해 주셨고, 그 이야기의 리듬은 너무나 편하고 흥미로워 괴로운 두통까지도 잊어버리고, 저는 그 내용을 메모도 해가며 집중하게 되었습니다. 이 강연회에 참석한 이후 <세이겐>은 병을 예방하기 위해 몸에 꼭 필요한 식품이라고 생각되어 먹기 시작했습니다. <세이겐>은 먹기도 좋아서 제 몸에 부드럽게 들어 왔습니다. "그래, 이거야!"라는 생각이 들어 하루 3포씩 먹기 시작했습니다. 처음에는 설사가 나와 전화로 지도를 받았고, 조금씩 양을 늘려 6포를 먹기 시작할 때부터 가스가 하루 종일 나오고, 소변의 양도 많아졌고, 몸이 가벼워졌습니다. 1박스를 다 먹었을 때는 아침에 눈을 뜨면 두통이 정말 깨끗하게 사라지고 없었습니다. 매일 매일 두통만 없었으면 하고 바라던 날들이었기 때문에 약을 먹지 않고도 고통이 사그러들게 되자 정말 너무나 기뻤습니다. 집안 일도 할 수 있게 되었고, 밤에도 자연스럽게 잠들게 되었습니다. <세이겐>을 먹고 1년이 지나자 마음과 몸의 밸런스도 균형이 잘 이루어지게 되어 일에도 복귀하게 되었습니다.

"갱년기는 오래 지속되고, 두통은 10년은 걸린다."라는 말을 들었을 때는 정말이지 너무 큰 충격이었지만, <세이겐> 덕분에 3년만에 이렇게 건강해졌습니다. 지금은 <세이겐>을 하루 9포씩 먹으면서 정보지 "왈츠"와 체질 개선 강연을 들으면서 마음 편히 생활하고 있습니다.

사회자 : 오카씨가 최악의 상태였을 때 데무라 선생님의 한마디로 건강을 되찾았다고 합니다. 선생님 좋은 말씀 부탁드리겠습니다.

데무라(니시신주쿠 플라자 클리닉 원장) : 사람들에게 아무리 이야기해도 이해해 주지 않는 것이 갱년기입니다. 하지만 실제로 증상이 있습니다. 통증이라든가 몸이 무겁다든가, 밤에 잠을 자지 못한다든가, 의욕이 없다든가, 또 장래를 생각해면 기분이 우울해진다든가 하는 것들입니다. 그런데 사람들은 "그렇게 생각하지 말고 더 긍정적으로 생각합시다."라고 아무렇지 않게 이야기합니다. 긍정적으로 생각하면 결과로 나오는 것이 있기 때문에 자연스럽게 나올 수 있도록 하기 위해서는 자연스러운 몸의 상태로 되돌려야 합니다. 이 증상 같은 경우 가장 흔한 것이 관자놀이에서 눈쪽으로 잡아 당기는 듯한 통증입니다. 이것은 근긴장성이라는 것으로 근육이 긴장해 뼈나 고개를 뻣뻣하게 만들기 때문에 발생시키는 얼굴의 신경마비와 같은 통증입니다. 원인을 알아 내려고 마취과나 정형외과에 가 사진을 아무리 찍어본다 해도 좀처럼 알아내기 어려운 것이 바로 이것입니다.

  이전에 발표하신 다케무라씨도 의사나 약에 의지하지 않고 스스로 하셨다고 말씀하셨지만, 결국 자신이 스스로를 고치는 방법 밖에는 없습니다. 의사는 그것을 도울 뿐 자신의 생명이나 아픔은 스스로 책임져야 합니다. 환자와 의사는 대등한 관계입니다. 의사가 아는 범위는 한정되어 있고 도울 수 있는 범위 또한 한정적입니다. 단지 한 가지 말씀 드리자면 자신의 힘을 더욱 신뢰하라는 것입니다. 갱년기는 길다고 누가 정했습니까?(웃음) 마음 가짐이 중요한 것입니다. 무엇보다 고정 관념이 정말 무서운 병입니다. "자신의 몸에서 만들어 낸 것이기 때문에 자신 스스로 고칠 수도 있지 않겠습니까?"라는 식으로 생각을 조금 변화시킨다면 기분은 굉장히 밝아질 것입니다. 그리고 그렇게 생각을 바꾸면 면역력도 상당히 높아집니다.

그리고 <세이겐>은 장내에서 세균의 균형을 잡아 혈액 중에 부족할지도 모르는 물질을 만들어 보충해 줍니다. 게다가 <세이겐>의 입자는 뇌의 혈액 관문을 통과해 직접 들어옵니다. 그것이 굉장히 큰 어떠한 작용을 일으키고 있지 않나 생각됩니다. 마지막으로 약을 먹을 때는 먹는다면 분명히 효과가 있을 것이라고 믿으시기 바랍니다. 부작용 같은 것은 사실은 걱정할 정도는 아닙니다. 그저 항암제에 관해서는 최근 이화학연구소가 아주 흥미로운 발표를 했었는데, 그 내용은 누가 가장 오랫동안 살 수 있을까 하는 통계입니다. 상위는 면역력을 끌어올리는 것, 예를 들어 <세이겐>과 같은 것을 드신 분이었습니다.(장내 박수) 다음으로 아무 것도 하지 않은 분, 그리고 마지막이 항암제를 복용하신 분, 이렇게 의료 자체도 이제부터 점점 진화 해야 하는 시대라고 생각합니다. 자신의 생명은 자신이 지킨다는 것, 힘든 것을 극복할 수 있는 힘을 자신이 가지고 있다는 것을 믿으시기 바랍니다.

4. 천식, 무취증, 갑상선 종양

삿포르시
코스기 치에코(53세)

제가 유산균 생산물질 <세이겐>과 처음 만난 것은 1992년 경입니다. 남편을 잃고 혼자서 아이를 키우며 힘들게 생활하는 사이, 심신이 다 지쳐서 그 스트레스가 점점 병마로 커져 갔습니다. 저는 천식과 갑상선 기능항진증 등의 병과 싸우면서 스스로도 정말 노력했습니다. 일을 가지고 있었기 때문에 사람들 앞에서는 건강한 척하려고 필사적으로 노력했지만, 밤에 혼자가 되면 천식과 발작으로 호흡이 고통스러워져 오늘 하루 더 살 수 있는 생명을 달라고 매일 기도를 하곤 했습니다.

저를 걱정해 주는 친구나 지인, 형제들로부터 좋은 약이나 먹을 것, 좋은 선생님의 정보라도 듣게 되면, 지푸라기라도 잡는 심정으로 경제적 사정이 허락 되는 한 다 해 보았습니다. 그러나 서양 의학과 동양 의학, 한방약 등 모든 것이 동원해 보았지만 저에게 있어서는 전혀 효과가 없어 어떤 것도 신뢰할 수 없게 되었습니다. 그럴 즈음 일 관계로 동경에 있었을 때, 여동생의 친구로부터 <세이겐>을 먹고 남편의 암이 개선되었다는 말을 들었습니다. 저에게도 좋지 않을까 생각하고 바로 먹기 시작했습니다. 당시는 피곤할 때 먹었는데, 먹으면 조금 몸이 편해졌습니다. 그런데 <세이겐>을 2, 3박스 먹었을 때쯤 다시 홋카이도로 돌아오게 되었습니다. 동경에서 보내주는 것도 귀찮은 일이고 해서 그 좋은 것을 충분히 알지 못한 채 복용을 중단했습니다. 그리고 4, 5년 정도 흐른 것 같습니다.

1996년 삿포르의 요시와라씨와의 재회가 <세이겐>과 다시 만나는 계기가 되었습니다. 왠지 운명적인 느낌을 가지고 다시 먹기 시작하자, 일주일 정도 지났는데 무취증으로 거의 냄새를 맡지 못했던 제가 커피의 구수한 향을 느끼는 것이었습니다. 그 감격은 잊을 수가 없습니다. 또 30세에 자궁근종 수술을 하고 난 이후 생기가 없었는데, 생기도 다시 돌아온 것입니다. 여러분에게 물어봤는데 생기가 돌아온 분도 있다는 것입니다. 제 몸 안에서 조금씩 변화가 일어나고 있었던 것입니다. 봄이나 가을이 시작될 쯤에는 언제나 천식으로 힘들어했던 제가 감기에 걸렸는데도 발작을 일으키지 않는 것입니다. 그 때는 많은 양을 먹지 않았던 걸로 기억합니다. 건강해지자 의욕이 생겨 아침 일찍부터 밤 늦게까지 열심히 일했는데, 이것이 화근이 되어 다음 해 2월에 또 다시 몸 상태가 무너진 것입니다. 쉬는 것도 쉬는 게 아니었고, 다음 동작으로 옮기는 것도 힘들어졌습니다. 밤 중에 발작도 일어났고, 체중은 격감했으며, 얼굴색도 황색이 되었습니다. 그래서 마침내 저는 주치의로부터 십수 년 동안 권유를 받았던 갑상선 수술을 받기로 결심했습니다. 그러나 저는 케로이드 체질이기 때문에 방사선 치료로 할지 수술로 할지 많이 망설였지만, 그 해 6월 10일에 입원했습니다. 체력이 떨어진 탓으로 수술은 1개월 후에 하기로 했습니다. 선생님으로부터 수술의 후유증으로 목소리가 나오지 않을 지도 모르고, 천식 발작이 일어나면 수술은 중지할 것이며, 다량의 수혈도 준비해야 한다는 등의 설명을 들었습니다. 그 말을 듣자 케로이드의 문제도 있어 제 머리 속은 새하얘졌습니다.

그런데 그 때 하나의 빛이 제 뇌리를 스쳐 갔습니다. 저는 일년 가까이 <세이겐>을 먹었고, 지금도 몸 안에는 <세이겐>이 아직 남아 있을 것이라는 생각이 들었습니다. 수술 후 놀란 것은 상처는 전혀 아프지 않았고, 출혈도 적었다는 사실이었습니다. 그리고 목소리도 나왔습니다. 2주 후에는 다른 사람 보다 빨리 퇴원하게 되었습니다. 현재도 정기적으로 정밀 검사를 받고 있지만 이상은 없습니다. 그리고 요즘은 <세이겐 골드>를 하루 7, 8포씩 먹고 있습니다. 건강하게 움직일 수 있다는 즐거움에 감사하면서 앞으로도 <세이겐>의 놀라움을 많은 분들에게 전달하고 싶습니다.

사회자 : 회복되셔서 정말 다행입니다. 호르몬 전문인 데무라 선생님에게 좋은 말씀 부탁드립니다.

데무라(니시신주쿠 플라자 클리닉 원장) : 코스기씨는 7년 전에 남편을 잃었습니다. 이것은 사회적 스트레스의 제 1원인이 됩니다. 그 스트레스가 계기가 되어서 여러 가지 병을 일으킵니다. 갑상선 기능항진증도 그 하나로, 예전부터 전쟁시에 자주 발증해 전쟁병이라는 별명을 가지고 있습니다. 최근 전쟁에서 지휘를 담당한 부시 대통령은 부인과 둘 다 바제도병에 걸렸습니다. 기관지 천식도 스트레스병이기 때문에 코스기씨는 2개의 큰 스트레스 병을 가졌다고 볼 수 있습니다. 갑상선 기능항진증, 다시 말해 바제도병은 매우 흔한 병으로 일본에서도 약 100만 명 정도 있습니다. 이와 같은 병으로 하시모토병의 환자수는 더 많아 400백만 명 정도 있습니다. 원인은 알 수 없지만 앞서 백반증과 같은 자기면역증입니다. 갑상선자극 호르몬이라는 것이 뇌하수체에서 나오고, 갑상선에는 그것에 대응하는 수용체라는 것이 있습니다. 바제도병은 그 수용체에 대한 자기면역질환이 아닌가 하는 설이 있습니다.

  치료법으로는 3가지가 있습니다 그 첫 번째가 약물 치료, 두 번째가 아이소토프 치료(방사선 요법), 세 번째가 수술 요법입니다. 어느 것을 선택할 것인가를 코스기씨도 굉장히 고민하셨겠지만, 최종적으로 수술 요법을 선택하셨습니다. 천식도 있어 수술에는 다소 위험도 있었을텐데 <세이겐>을 먹어 자신이 있었는지 모르겠습니다. 갑상선 수술의 경우 지혈제로서 프레마린이라는 약을 자주 사용하는데, 창상치유 작용도 있어 수술이라는 선택은 코스기씨의 경우 잘 하신 선택이라고 봅니다. 기관지 천식도 역시 스트레스 병입니다. 그리고 냄새를 맡을 수 없는 무취증도 마찬가지입니다. 뇌신경은 12개가 있는데 첫번째가 후(嗅)신경입니다. 후신경은 냄새를 맡는 신경인데 코 속 끝에서 뇌로 연결되어 있습니다. 냄새를 맡을 수 없게 된 원인은 여러 가지 있겠지만 그것도 <세이겐>을 먹고 개선 되셨습니다. 그리고 난소기능부전에 대해서는 내분비적인 면에서 말씀드리자면, <세이겐>에 의해 좋은 결과를 얻는 경우가 있는데, 그 예로 <세이겐 베이비>를 들 수 있습니다. 이 <세이겐 베이비>는 정말 살결도 예쁘고, 포동포동하고 발육도 좋은 점으로 미루어 여성 호르몬이 작용한것 같습니다.

코스기씨는 인생에 있어 아주 큰 스트레스를 경험하면서도 동경과 삿포르를 오가며 캐리어 우먼으로써 열심히 살아 오셨습니다. 정말 훌륭하십니다.

5. 교원병인 나는 약을 먹지 않았다.

오비히로시
토다 카즈코(55세)

제 병은 교원병 가운데 강피증 및 다발성 근염입니다. 1982년 무렵 어느 날 갑자기 몸이 나른하고, 얼굴이 붓고, 소변이 나오지 않게 되었습니다. 보통 때라면 병원에 직행했겠지만, 그 날은 그냥 약국에서 이뇨제를 구입했습니다. 한 알 보다 두 알 먹는 게 잘 듣겠지하는 생각에 두 알을 먹자, 몸 속의 수분이 전부 빠져 나오는 듯한 기분이 들었습니다. 놀라서 병원에 가 검사를 받았는데, 결과는 어느 곳도 이상 없다는 것이었습니다. 기쁜 한편으로는 석연치 않았던 것도 사실입니다.

그 즈음은 일이 즐거워 건강은 그 다음 일로 미루고 있었는데, 그 생활이 길게 가지는 못했습니다. 미열이 계속되었고 항상 감기에 걸린듯이 힘들었고, 몸의 마디 마디가 아팠으며, 또한 날씨가 추워지면 손발이 새하얗게 되었습니다. 그래서 신경적으로도 육체적으로도 침체되어 삿포로의 큰 병원에서 진찰을 받았지만, 역시 결과는 이상 없다는 것이었습니다. 1963년에 홋카이도대학 신경과에서 검사를 받았습니다. 그 시기에는 이미 어느 과에 가야 좋을지 모르는 상태였습니다. 그래서 병원에 입원하고 우울증으로 괴로운 나날을 보냈습니다. 그러나 홋카이도대학에서 처음으로 교원병이라는 병명을 듣고 겨우 안심했습니다. 이후로 입원과 퇴원을 반복했었지만, 1992년 12월 말, 혈압이 오르고, 호흡 곤란 등의 증상이 있어 입원하게 되었습니다.

저는 오비히로에서 삿포로까지 구급차로 병원으로 보내졌습니다. 콩팥 생검, 파루스 요법을 시작하면서 프레드닌을 대량으로 투여했습니다. 당뇨병도 걸려 인슐린도 맞았습니다. 얼굴은 볼품없이 어두워져 거울에 비치는 제 자신을 보며 이게 정말 나인가 하고 놀랐고, 어느 새 제 원래 얼굴도 잊어 버렸습니다. 이미 건강해져 돌아가기는 틀렸다는 생각이 들어 나이든 아버지와 어머니를 생각하며 저의 신세를 한탄했습니다. 그 동안의 일들이 주마등처럼 지나갔고, 생각나는 것은 죽음 뿐이었습니다. 입원 중에는 어떻게 좀 죽게 해달라고 매일 기도도 했었습니다. 입원 중에 딸에게서 "엄마 얼굴은 변해도 마음은 변하지 않는 거지. 꼭 살아야 해!"라는 편지를 받았습니다. 이런 엄마를 ….(목이 메인다.)

다음 해 8월 퇴원하고 저는 매일 약을 먹었습니다. 이제부터는 약이 나의 생명이라고 믿고, 아침, 점심, 저녁 프레도닌을 포함해 7종류의 약을 먹었습니다. 퇴원하고 2년이 지나 매일 인슐린을 맞는 것에도 익숙해졌을 즈음, 저에게 제 목숨과도 같았던 약으로 인해 두통이 생기기 시작하고 정신적으로도 불안해졌습니다. 의사 선생님에게 말했지만, 두통이 나더라도 약은 평생 먹어야 한다는 이야기만 듣게 되어 마음의 상처만 받았습니다. 그렇게 돌아와 받아온 약을 멍하게 바라보면서 이제 그만 먹자고 결심했습니다. 물론 남편이나 딸에게는 비밀이었습니다. 열 달에 걸쳐 약을 복용하지 않았습니다. 처음에는 아침, 점심, 저녁 중 점심만 빼고 먹었지만, 마지막에는 약을 완전히 끊었습니다.

무슨 일이 일어나도 자신의 책임이라고 각오하고 있었지만, 약을 복용했을 때와 비교해 불안 상태가 없을 뿐이었고, 몸 상태는 변하지 않았습니다. 약을 계속 먹지 않았지만, 검사 수치가 나빠지는 일은 없었습니다. 완전히 약을 끊고 반 년이 지난 1996년 11월 16일, 유산균 생산물질 <세이겐>과의 만남이 있었습니다. 건강 식품으로 저의 난치병이 좋아질 리 없다고 생각됐지만, 열심히 권유하는 소개자의 마음이 고마워서 시험적으로 먹기 시작했습니다. <세이겐 골드> 1포부터 시작해서 3일째에는 6포를 먹었더니 8일째부터는 몸의 상태가 조금 달라진 기분이 들었습니다. 아침에 눈을 뜨는 것도 가볍고 의욕도 생겼습니다. 그 때까지는 일 하나를 마치면 소파에 누워 있거나, 몸의 상태가 좋은 않은 날은 하루 종일 뒹굴거나 했었는데, 정말 신기한 일이었습니다. <세이겐>을 먹고 2달 반이 지난 1997년 1월 31일, 언제나처럼 진찰을 받고 있을 때, 의사 선생님이 "토다씨 약 그만 복용하기로 합시다."라고 말씀하셨습니다.

아직 병이 완치된 것은 아니지만 여러분 앞에서 이렇게 말할 수 있게 되다니 정말 꿈만 같습니다. 같은 선생님에게 치료를 받는 친구로부터 들은 이야기인데, 선생님이 저에 대해서 "토다씨는 정말 신기한 분입니다. 삿포르에서 병원에 왔을 때는 별로 희망이 없다고 생각했었는데, 정말 건강해지셨습니다."라고 말씀하셨다고 합니다. 제 주위 분들 그리고 <세이겐>에게 감사의 마음을 전하고 싶습니다.

사회자 : 마지막으로 히라이시 선생님에게 교원병이라는 자기 면역증에 대해 설명을 부탁드리겠습니다.

히라이시(히라이시 클리닉 원장) : 지금 체험을 발표하신 다섯 분은 사실 모두 훌륭한 분들이십니다. 공통적으로 말할 수 있는 것은 매우 운이 좋은 관상을 가지고 계시다는 것입니다. 저는 동경 문화방송에서 '닥터 히라이시에게 맡기세요.' 라는 방송을 하고 있었는데, 지난 번 토다씨와 함께 여러분들이 오셨습니다. 오신 김에 출연도 하셨습니다. 그 때 상대 여자 아나운서가 "큰 병을 겪으셨는데 그렇게 건강하세요?"라고 묻자 "<세이겐>

으로 나왔습니다."라고 당당하게 말씀하셨습니다.

　아시다시피 교원병은 난치병의 하나로 강피증이나 발성 근염 등으로 생명에는 큰 지장이 없다고 하더라고 큰 병인 것은 사실입니다. 단상 위의 다섯 분들도 모두 다 그렇습니다. 저는 병을 보지 말고 사람을 보라고 지케이대학에서 배운 적이 있습니다. 토다씨의 처음 담당 선생님은 병의 중함과 코다씨의 나쁜 상태 때문에 프레드닌을 중심으로 약을 처방하셨지만, 토다씨라는 인간을 이해하고 힘들어하는 것이나 고민하는 것이 무엇인지를 중요하게 여기고 진료를 해준다면 약은 먹지 않아도 된다고 생각하고 있습니다. 그렇지만 이 선생님도 좋은 선생님으로 용기 있는 결단을 하신 것으로 보입니다.

　저희들은 <세이겐>으로 인해 환자와 그 외 많은 분들을 만났습니다. 또 여러분도 자신의 병이나 체험을 중심으로 많은 분들에게 <세이겐>을 소개하고 있습니다. 이것이 바로 "병을 보지 말고 사람을 보자."라는 말의 결과입니다. 그렇기 때문에 토다씨는 저에게 있어서도 교과서입니다. 이제 앞으로 더욱 오래 건강한 인생을 보낼 수 있다고 생각합니다. 오늘 발표를 해주신 다섯 분 모두 대단한 분으로 박수를 보냅니다.

1999 CMC 포럼

1. 우울증은 너무 무서워요.
2. 악성 관절 류머티즘을 극복하고…
3. 호산구성 폐렴을 빨리 극복
4. 25년 간의 당뇨병을 개선하다.
5. 유방암과 딸의 투석을 극복하고…

사회자 : 쿠스모토 사장

코멘트 닥터
고바야시 아키히코 : 이마이케 내과, 심료내과 원장
데무라 히로시 : 니시신주쿠 플라자 클리닉 원장
이토 스기오 : 이토 외과 원장
운텐 센카즈 : 자연의학 임상예방연구소 상담의
히라이시 키쿠 : 히라이시 클리닉 원장
이시카와 노리코 : 신세이 클리닉 원장

1. 우울증은 너무 어려워요.

군마현
요코오 마사코(48세)

　1992년 12월, 10여년 간 암과 싸워오신 아버지가 돌아가셨습니다. 아버지의 간병에 지친 나는 이제 겨우 내 시간을 가질 수 있게 되었구나 하는 생각이 들었습니다. 그러나 얼마 지나지 않아 갑자기 잠을 잘 수 없게 되었습니다. 두통과 어깨 결림 등과 같은 고통에 몸은 지치고, 식욕도 떨어져 체중도 격감했습니다. 당시 42세였던 저는 생리도 거의 없어져 신경과에 가 진단을 받았습니다. 결과는 갱년기로 심해진 우울증이었습니다. 1년 정도 통원하면서 약을 먹으니까 겨우 잠들수 있게 되었지만 여전히 두통은 사라지지 않았습니다.
　그리고 이번에는 부인과를 찾아 갔습니다. 호르몬 치료를 1년 이상 하였고 몇 번의 암 검사도 했습니다. 한방약도 복용해 봤지만 증상은 조금도 호전되지 않았습니다.
　발병을 하고부터 5년의 시간이 흐른 어느 날, 지인에게서 체질 개선을 시켜주는 <세이겐>의 이야기를 듣고는 바로 주문했습니다. 먹는 양이 점점 늘어 나서 하루 12포까지 먹게 되었습니다. 체질개선연구회에도 나가 우에노씨, 오노씨의 지도를 받으면서 전심으로 병과 맞부딪혔지만, 조금씩 좋아지기도 하고 나빠지기도 했습니다. <세이겐>의 먹는 방법도 바꿔 보았지만 두통은 여전히 사라지지 않았습니다.
　그럴 때 고바야시 선생님이 심료내과를 개업하셨습니다. 이미 사는 것 조차 고통스러웠던 저였는데, 선생님은 약 한 시간에 걸쳐 진찰을 해주시며 목 부분의 결림을 완화시켜 주는 주사와 약, 그리고 <세이겐 알파>를 12포 주셨습니다. 그 다음 진료에는 남편의 차로 갔었지만, 돌아오는 길에 너무나 심하게 속이 울렁거리고, 좋지 않아 나고야까지 갈 자신이 없어졌습니다. 저는 갈수록 죽음이라는 존재가 점점 크게 다가오는 듯했고, 결국 입원하게 되었습니다.

 그래서 <세이겐> 먹는 것을 중단했습니다. 입원 중에는 수면제를 7알씩 먹어도 잠이 오지 않아서 울고 있는 저에게 남편은 반드시 낫게 해줄 테니까 걱정하지 말라며 힘을 주었습니다. 겨우 잠이 들게 된 것은 1개월 정도 지나서였습니다. 그리고 2개월 정도 지난 후 예정보다 빨리 퇴원을 하였지만, 집에 돌아와서도 수면제만 하루 7알씩 먹어 약에 취해 보내는 날들이 대부분이었습니다. 심한 변비에도 걸렸지만, 더 이상 약에 의존해서는 안된다는 생각이 들어 산책하는 것으로 극복을 시도했습니다.

 그리고 1개월 후 어느 날 문득 <세이겐> 박스가 눈에 들어왔습니다. 그렇게 다시 <세이겐>을 먹기 시작하게 되었고, 2주 정도 지나자 몸이 가벼워진 것을 느끼게 되었습니다. 한 번 더 먹어 볼 가치가 있다고 직감했습니다. 낮잠도 잘 수 있게 되었고, 기분이 좋아져 체질개선연구회에 출석하거나, 동생들을 저녁에 초대하기도 했습니다. 반 년 후에는 약을 하루에 3알까지 줄였지만, 그렇게 심했던 두통도 어느 사이에 없어졌습니다. 그 해 4월에 군마현 토미오카회장에 고바야시 선생님이 오셨을 때 "상태가 정말 좋아지셨습니다. 눈도 맑아지셨고요."라고 말씀 해주셔서 용기가 더욱 생겼습니다. <세이겐>을 먹고 정말로 좋아진 것이었습니다. 저는 마음을 편안하게 해주는 <세이겐>의 놀라움을 실감하면서, 매일 <세이겐 알파> 2포와 <골드> 12포를 꾸준히 먹고 있었습니다. 수면제도 3개월 전부터는 필요없게 되었습니다. 그리고 입원했던 때부터 1년이 지나고서는 4시간 정도 하이킹도 갈 수 있을 정도가 되었습니다. <세이겐>을 탄 물병을 가지고 앞에 걷던 남편의 등 뒤로 고맙다는 말을 되뇌었습니다. 그 때 제 마음은 눈물로 가득 젖었습니다. 지도해주신 분들에게 진심으로 감사드리며 <세이겐>을 앞으로도 계속 애용하면서, 동시에 병으로 고통받는 분들에게 알려주고 싶습니다.

사회자 : 힘들 때에 요코오씨를 지켜주었던 고바야시 선생님에게 좋은 말씀 부탁드립니다.

고바야시(이마이케 내과, 심료내과 원장) : 우울증은 경험하지 않으면 알 수 없는 병입니다. 너무나 괴로운 병이기 때문입니다. 집안 일이 불가능하고, 아무것도 하지 않더라도 금새 피곤해지고, 두통으로 괴로워지고, 두근 두근 가슴이 뛰고, 밤 중에도 몇 번이나 깨고, 빨리 눈이 떠져서 잠들지 못하고, 어깨는 원인도 알 수 없게 너무나 아픈 등 여러 가지 증상이 나타납니다. 결국 증상 하나 하나에 대한 대증요법으로는 치료되지 않는 경우가 대부분입니다.

 우울증의 본질은 성격이 큰 요인을 차지하기 때문에 성실한 분일수록 걸리기 쉽다고 볼 수 있습니다. 자신 안의 충동이라든가 욕구에는 눈을 돌리지 않고 사회의 일원으로써의 의무감과 책임감을 강하게 느끼게 됩니다. 이것은 힘든 생활 방법입니다. 요코오씨는 이 병이 나을 때까지 사람과 사회와 가정을 위해 정말 자신을 희생해 왔습니다. 그것은 정말 훌륭한 일이지만 자신의 진짜 인생을 되찾는 기회로 우울증이 출현된 것이라면 지금 그것은 맛보았다고 생각합니다.

요코오씨는 "왠지 <세이겐>만은 계속 먹었다." "<세이겐> 상자가 눈에 들어왔다."고 말씀하셨는데, 자신 안에서 나오는 감각, 직감을 중요하게 생각하고 실천하신 것이라고 말 할 수 있습니다. 이것은 매우 중요하며, 자신에게 있어서 치료 효과가 있는 것은 자연히 마음이 가게 되는 법입니다. 이후로도 <세이겐>에 의해 뇌 안으로 중요한 물질이 점점 투입되어 직감적 본능의 판단이 더 날카로워지리라 생각합니다. 그리고 자신의 마음대로 하고 싶다는 기분이 들면 해 보고, 자신을 격려하고 즐기면서 인생을 살아가시기 바랍니다. 또한 남편이 대단하신 분이신 것 같습니다. "반드시 고쳐줄 테니까 걱정하지마." 이런 말을 해주는 사람이 있다면 이미 절반은 나은 것이나 다름없습니다. 그 한 마디, 한 순간으로 면역계, 자율신경계, 호르몬계가 향상됩니다. 이것은 큰 힘이 된다고 생각합니다.

군마현의 회장에서 요코오씨를 만난 것은 4월 환절기 때였습니다. 정신적인 변화가 일어나기 쉽고 우울증도 악화되기 쉬울 때였는데 눈이 너무나 빛나고 생기로 가득 차 있었던 것으로 기억합니다. 요코오씨는 남편이 준 힘과 여러분을 만난 인연으로 이렇게까지 좋아지셨습니다. <세이겐>으로 자연스럽게 몸의 상태가 개선되고, 뇌 안에서 필요한 물질이 나와 본래의 생명력, 자연치유력의 활동이 점점 강해졌습니다. 그것이 약으로부터 빨리 벗어날 수 있었던 이유였다고 보여집니다.

2. 악성 관절 류머티즘을 극복하고...

가나가와현
이이즈카 세츠코(62세)

제가 만성 관절 류머티즘 판정을 받은 것은 1990년 1월이었습니다. 무릎에는 물이 차고 온 몸이 격한 통증으로 고통받는 생활이 계속되고 있었습니다. 어느 날 같은 류머티즘 환자로부터 온천치료병원을 소개받고 즉시 진료를 받았는데, 류머티즘은 평생 가져가야 할 병이라고 했습니다. 입원 치료로 류머티즘에 관한 것을 배워보지 않겠냐는 말을 듣고 금방이라도 입원하고 싶었지만, 비어 있는 병실이 없어 수속만을 밟고 돌아와야 했습니다.

입원하기 전까지는 통원 치료를 하면서 무릎의 물을 빼고, 아픈 관절에 주사를 맞으며, 9종류의 약을 복용하기로 했습니다. 류머티즘에 걸린 저에게는 매우 힘든 치료 과정이었습니다. 그렇지만 아침에 있던 통증이 치료를 받으면 저녁에는 완화되어 몸이 원래 상태로 돌아온 것처럼 편안해져 선생님이 가끔은 신처럼 보이기도 했습니다.

그런데 일주일 정도 지나자 또 슬금 슬금 고통이 찾아 왔습니다. 다음 진료까지 기다리지 못하고 극심한 통증으로 계속 누워있기만 했습니다. 그리고 겨우 병원에 입원하게 되었습니다. 그런데 입원하자마자 통증은 더욱 심해졌고, 식욕도 없어졌으며, 변비 또한 더욱 심해졌습니다. 왜 입원을 했는지 이해가 되지 않았습니다. 입원 중에 약의 부작용으로 죽는 사람을 몇 사람이나 보았기 때문에 부작용에 대한 두려움이 밀려 왔고, 다음은 나의 차례라는 생각이 들었습니다. 3개월 예정이었던 입원이 8개월이 될 때쯤 더 이상 입원을 했다가는 죽음을 기다리는 것 밖에 되지 않는다고 생각되어 퇴원을 결정했습니다.

퇴원 후에는 류머티즘에 잘 듣는 것이라면 어떤 것이든 가리지 않고 해보았지만 전혀 차도가 없었습니다. 너무 심한 고통으로 정신을 잃을 때도 있었습니다. 의사 선생님으로부터 이이즈카씨는 악성 변형성 관절통으로 점점 변형될 가능성이 있기 때문에 신경을 많이 써야 한다는 충고를 듣고는 살아갈 희망을 잃어버리고, 죽음을 생각하는 나날을 보냈습니다.

그럴 때 만난 것이 <세이겐>이었습니다. 발병 6년째 제 몸은 이미 부작용으로 찌들어 있었습니다. 간기능 장애, 위장 장애, 머리가 깨질 듯한 두통과 귀울림, 단백뇨, 게다가 전신은 가려움증으로 인해 고통스러웠습니다. 효과에 대해 반신반의하면서도 <세이겐>을 하루 3포씩 먹기 시작했습니다. 변함없이 극심한 고통과 전신의 가려움으로 잠을 이루지 못하는 나날이 계속되었습니다. 그래서 6포로 복용량을 늘려 보았습니다. 4개월 정도 지났을 즈음, 아침에 고통으로 몸을 일으키는 것도 힘들었는데, 신기하게도 가볍게 일어날 수 있게 되었습니다. 그래서 <세이겐>의 효과가 나타난 것이라고 확신했습니다. 더 일찍 <세이겐>을 만났더라면, 더 빨리 6포씩 먹었더라면 좋았을텐데 하고 생각했습니다.

그러나 몸의 가려움만은 해소되지 않아 수면 부족은 계속되었습니다. 1년 간 호전 반응이라고 생각했던 것이 약의 부작용인 것을 알고, 약을 바꾸고 나서는 가려움증도 없어졌습니다.

오랜 기간의 고통으로 오그라든 관절도 <세이겐> 목욕으로 펴지게 되었고, 침대 위에서도 제 나름대로의 재활 운동을 하고 있습니다. 지금은 보통 사람과 다름없이 걸을 수 있게 되었습니다. 그러나 약을 전부 그만 둔 것은 아닙니다. <세이겐>과 함께 체질 개선을 위해 더욱 더 열심히 노력해 보려고 합니다. 죽음을 생각한 적이 있었던 제가 <세이겐>으로부터 새로운 생명을 받았습니다. 그리고 주위 분들의 격려와 도움에 진심으로 감사드립니다. 제 2의 인생을 소중히 생각하며 <세이겐>을 많은 분들에게 알려드리고 싶습니다.

사회자 : 자기면역증의 하나인 이 난치병에 대해 데무라 선생님의 말씀을 듣겠습니다.

데무라(니시신주쿠 플라자 클리닉 원장) : 저도 동경여자의대에서 심각한 류머티즘 환자를 많이 보았습니다만 이이즈카씨 정도의 심각한 증상은 드문 편입니다. 류머티즘은 히포크라테스 시대부터 있어 왔으며, 기리시아어로 "흐름"이라는 의미입니다. 나쁜 액체가 뇌에서 관절을 시작으로 그 외의 부분에 흘러 여러 가지 병을 일으킨다고 보고 있습니다.

만성 관절 류머티즘 환자는 일본에 약 80만 명 정도 있습니다. 자기면역질환으로 교원병의 일종이지만 정확한 것은 아직 밝혀지지 않았습니다. 보통 만성 관절 류머티즘 환자의 3/4은 20 ~ 50대의 여성입니다. 여성 호르몬이 최고조에 도달하는 시기이기 때문입니다. 이이즈카씨의 경우는 악성 관절 류머티즘으로 일본에서는 겨우 2천 명 정도 밖에 없습니다. 왜 악성인가 하면 관절 통증이나 열 뿐만이 아니라 여러 가지 증상을 나타내기 때문입니다. 스테로이드가 좀처럼 듣지 않고, 전신이 약해지며, 가장 큰 특징은 피부에 결절이 생긴다는 것입니다. 만성 관절 류머티즘은 이이즈카씨와 같은 나이의 여성이 많은데, 2/3는 여성입니다.

  9종류의 항류머티즘제로 말하자면 한가지는 스테로이드인데, 스테로이드 호르몬이 처음으로 류머티즘에 사용되었을 때 개발자에게 노벨상이 수상되었습니다. 그러나 최근에는 메토트렉사트나, 페니실라민, 궤양성 대장염에 사용되는 사라조피린 등의 투여가 일반적입니다. 단지 이상은 모두 양날의 검으로 매우 효과도 좋지만, 그만큼 부작용도 심합니다.

  그것에 비해 <세이겐>은 부작용이 전혀 없다는 점에서 대단히 효과적이라고 생각됩니다. 이이즈카씨는 10년 간 류머티즘으로 고생하다가 4년 전 <세이겐>을 만났습니다. 전신에 있던 가려움에 대해서는 스테로이드 이 외에 항류머티즘제 중 어느 것인가가 호전 반응에 가까운 피부의 증상을 나타냈을 가능성이 있습니다.

  아무튼 <세이겐>으로 증상이 개선되어 정말 다행입니다. 류머티즘은 난치병 중의 난치병으로 사망의 위험성도 가지고 있고, 뇌세포에도 나쁜 영향을 주기 때문에 우울증의 원인이 될 경우도 있습니다. 이러한 면에서도 <세이겐>이 좋은 작용을 해주지 않았나 생각됩니다. 나라가 1급 장애로 인정한 분이 이렇게 건강하게 발표하시다니, 누가 1급 장애인이라고 생각하겠습니까? 이이즈카씨의 말씀을 듣고 나니 유산균 생산물질 <세이겐>에 대해 더욱 깊이 연구하고 싶다는 생각이 다시 한번 듭니다.

3. 호산구성 폐렴을 빨리 극복

군마현
오오타 세츠코(60세)

    1992년, <세이겐>과의 만남이 없었다면 지금 저는 이 세상에 존재하지 않을지도 모릅니다. 10년 간 감기도 걸리지 않았던 제가 천식 같은 기침을 하기 시작했습니다. 당시 저는 <세이겐>을 매일 4~5씩 먹고 있었기 때문에 과신을 해서 의사에게도 가지 않았습니다. 3개월 후 비 속에서 열린 불꽃 축제에 참가하여 많은 양의 연기를 마신 탓에 심한 기침과 호흡 곤란 증상을 일으켰습니다. 근처의 병원에 가자 "지금까지 무엇을 하신 겁니까? 죽어도 상관 없으신 겁니까?"라며 꾸중하셨습니다. 곧 바로 스테로이드 치료가 시작되었고, 완치됐다고 생각했지만, 2개월 정도 후에 다시 발작이 났습니다. 그러나 <세이겐 골드>를 하루에 10 ~ 15포씩 복용한 덕분인지 문페이스도 되지 않고 다른 부작용도 없었습니다. 그 다음해 3월에 오른쪽 얼굴에 안면 신경마비가 일어나 다시 스테로이드와 항생 물질 점액 치료를 시작했습니다. 히라이시 선생님에게 상담하자 서둘러 치료하지 않으면 안면이 일그러진 채로 있을 수 있다고 했기 때문에 <세이겐 골드>를 하루 30포씩 먹으며 치료를 계속했습니다. 괴로운 한 달 반동안의 치료로 정상으로 되돌아 왔지만, 부작용으로 위 점막을 상하게 되었습니다.
    그런데 5월에 3번째 천식 발작이 일어났고, 7월에는 배뇨, 배변시에 통증을 수반한 압박감이 느껴졌습니다. 탁구 알만한 크기의 부종이 생겼던 것입니다. 가족에게는 말하지 않고 혼자서 산부인과에 갔습니다. 농류염증이었지만, 악성은 아니었기 때문에 일주일 간 항생 물질을 복용해 나았습니다. 몸에 나쁜 영향을 주지는 않으니까 괜찮다라는 말을 들었기 때문에 부종을 빼지 않았지만, 수 개월 후에는 사라지고 없었습니다. 역시 <세이겐> 덕분이라고 기뻐했습니다.

　그러나 천식 발작이 4번, 5번 계속 일어나자 병원에 대한 불신감이 생기며, 동시에 두려운 마음이 들었습니다. 1년 간 복용한 스테로이드는 1,275mg이나 되었기 때문입니다. 데무라 선생님의 책 '호르몬 매직'에 "스테로이드를 하루 6정 30mg 이상을 계속 복용했을 때 부신이 위축 하는 경우가 많기 때문에 양을 줄일 필요가 있다."라는 구절을 기억해내고는, 이것으로 천식을 고쳐보자는 생각으로 책을 진지하게 읽었습니다. 책 끝 부분에 쓰여 있던 천식을 위한 의료 기관에서 토미오카 공립병원을 찾아내고 기대를 가지고 방문하였습니다. 스테로이드를 사용하지 않는 치료를 희망한 결과 기관지 확장제나 알레르기 질환 치료제로 점적 흡입 등을 해 주었습니다. 그런데도 점점 상태가 나빠져서 12월부터 하루에 <세이겐 골드> 15포와 <알파> 15포를 복용하기 시작했습니다. 그러자 기관지가 막히는 느낌이 들 정도로 기침과 심한 호흡 곤란이 일어났습니다. 52kg이었던 체중은 겨우 1개월만에 8kg이나 줄어 들었습니다. 정밀 검사를 해보니 백혈구 중에 호산구가 정상치 2%의 19%, IgE는 1,250, 뢴트겐으로는 폐에 하얀 형체가 보이고, 담 검사로는 호산구 65%, CT 촬영으로는 호산구성 폐염의 의심이 있다는 진단이 나왔습니다. 바로 입원하여 폐 내시경 검사를 하고 그 안을 세정했는데, 악성은 아니었습니다. 역시 <세이겐> 덕분이라고 직감했습니다. 정신을 차리고 보니 기침도 가벼워졌고, 호흡도 편해져 있었습니다.

　병원에서도 <세이겐>을 녹여 병에 담아 마셨습니다. 10일 간 입원을 하고 퇴원했습니다. 그 후 의사 선생님으로부터 사실은 사망의 위험이 있는 상태였다는 말을 듣고 정말 놀랬습니다. 처음 스테로이드가 병의 계기가 되었던 것이었을까요? 아무튼 선생님의 적절한 판단과 훌륭한 기술, <세이겐>에 의한 면역력 향상의 상승 효과로 빠르게 회복할 수 있었다고 생각합니다. 호산구성 폐렴이라는 죽음의 늪에서 다시 살아난 이 기쁨과 <세이겐>의 놀라움을 전할 수 있게 된 오늘이 제 인생의 기념일이 되었습니다.

사회자 : 많은 병을 치료해오신 이토 선생님에게 좋은 말씀 부탁드립니다.

이토(이토 외과 원장) : 호산구가 증가하는 병은 꽤 많이 있습니다. 호산구성 폐렴은 뢴트겐에 찍힌 형체로 판단하며, 확정 진단에는 혈액 소견과 담의 세포진, 또는 내시경에 의한 점막 상피의 생검으로 일부를 현미경으로 조사해 진단합니다. 가벼운 기침을 할 때는 단순성 폐호산구증가증이라고 보는데, 그것이 불꽃놀이 같이 많은 연기를 맡게 되면 급성 증상을 일으킵니다.

　호산구성 폐렴에는 세가지 타입이 있습니다. 그 한가지는 단순성 폐호산구증가증입니다. 임상 증상으로는 기침과 담이 있는데, 담은 그다지 많지 않아 그대로 두어도 몇 주에서 한 두 달 사이에 낫습니다. 두 번째는 만성 호산구성 폐렴입니다. 오오타씨의 경우는 혈액 호산구 IgE도 매우 높은 수치였고 알레르기 소견도 있었는데, 발작을 반복하는 점에서도 만성 호산구성 폐렴이라고 생각됩니다. 그런데 그것이 세 번째인 급성 호산구성 폐렴으로 이행되었다고 보여집니다. 이것은 매우 위험한 병으로 죽음에 이르기도 하는 병입니다.

  사실 처음 병원에서 스테로이드를 사용한 것은 제 소견으로는 정답이었다고 보여집니다. 혹시 그렇게 하지 않았다면 심각한 경우가 올 수 있었다고 봅니다. 저희들은 폐에 어떤 형체가 보이면 폐렴을 생각해 우선 항생제를 사용합니다. 그런데 호산구성 폐렴의 경우 항생제는 효과가 없습니다. 혈액 검사로 호산구 증가가 확인되어 진단되었다고 추정됩니다. 단지 많은 예의 하나로서 말초의 혈액에 호산구가 증가하지 않는 사례는 있습니다. 이 경우도 담의 세포를 보면 확실하게 됩니다. IgE의 상비는 전형적인 알레르기성 질환이기 때문에 가장 먼저 선택할 것은 역시 스테로이드입니다. 그러나 임폰드콘센트가 충분히 되었는지에 문제가 남습니다. 좋아진다고 해도 만성 호산구성 폐렴의 경과를 더듬어 가보면 항알레르기제와 <세이겐>으로 양호한 경과를 기대할 수 있습니다. 또 세포 활성화를 위해 지금과 같이 밝게 생활하는 것에 대해서는 대찬성입니다. 우리들에게 있어 정말 환자 분들은 교과서와 같은 존재입니다. 오오타씨에게도 정말 배운 것이 많습니다. 감사합니다.

사회자 : 그러면 운텐 선생님에게 병리학의 입장에서 말씀 부탁드리겠습니다

운텐(자연의학 임상예방연구소 상담의) : 호산구성 폐렴이라고 해도 여러 가지가 있습니다 . 예를 들어 미크로필라리아 등

이 원인이 되어 일으키는 열대성 폐호산구증다증, 증상이 가벼운 단순성 폐호산구증다증, 아스퍼길루스 등이 원인으로 일으키는 천식성 폐호산구증다증, 가장 심각한 것으로는 발증 후 3년 이내에 75%가 사망하는 호산구증다신드롬입니다. 오오타씨의 경우는 호산구성 폐렴이 어떤 원인으로 인해 만성화되어 만성 호산구성 폐렴으로 되었다고 예상되는데, 1년에 걸친 투병 생활은 마치 지옥 앞에 선 것 같은 느낌이었을 것 같습니다. 이렇게 말하는 것은 만성 호산구성 폐렴이 장기화되거나 반복해 일어나면, 호산구 증가에 따라 선유아 세포라는 것이 나와 폐를 선유화시키기 때문입니다. 그렇게 되면 스테로이드와 그 외에 다른 약들도 전혀 듣지 않고, 결과적으로 호흡 곤란이 되어 사망하게 되는 경우가 많습니다. 오오타씨는 호흡기 계통이 약한 것 같으니 폐렴을 일으키는 세균이나, 연기, 쓰레기 등을 피하시고, <세이겐>을 꾸준히 드시면서 신경 쓰시기 바랍니다. 지옥에서 다시 살아난 사람은 강하다고 말합니다만, 역시 지옥에는 가까이 가지 않는 것이 좋겠습니다.

4. 25년 간의 당뇨병을 개선하다.

군마현
츠카고시 토쿠지(63세)

제가 당뇨병으로 고생해 온 지가 벌써 25년이 되었습니다. 병원에서 식이 요법을 권유받았지만, 일로 인한 외식이 많아 선생님의 지도대로 할 수 없었습니다. 그래서 미국제의 건강 식품을 열심히 복용하고 있었지만 효과는 전혀 없었습니다. 병원에서는 당뇨병 환자에게 반드시 레프로트론(혈당 분석)이라는 검사를 하는데, 저는 식후 1시간 반 후에 측정하면 300이나 390의 수치를 나타내서 알약을 3알씩 하루 3회 복용했습니다. 한 달에 한 번 정기 검사를 갈 때마다 의사 선생님에게 혼이 나면서도, 그렇게 지내는 것이 2, 3년이 흘렀습니다. 건강 식품은 20~30종류 이상을 먹어 봤고, 온도 요법을 비롯한 민간 요법도 모두 해보았지만 아무 소용이 없었습니다. 취미인 골프를 운동 요법으로 한 결과 헤모글로빈이 10이 되어, 처음으로 선생님께 칭찬을 받았습니다. 그러나 인간독에서 당뇨병에 의한 백내장이 나타난 것을 발견하고 3개월 간 입원했고, 철저한 식이 요법으로 퇴원시 헤모글로빈은 8.1이 되었습니다. 그러나 일에 복귀하자 원래의 생활로 다시 돌아가게 되어 헤모글로빈도 11에서 12로 높아져 선생님에게 다시 혼이 났습니다. 1989년에 들어서면서는 매년 인간독에 들어가게 되었습니다.

1991년에는 당뇨성 망막증 진단을 받았습니다. 그래서 바로 안과에서 검사를 받았는데 "지금 당장은 문제가 없지만, 3개월에 한 번은 정기 검사를 받으십시오."라는 말을 들었습니다. 그 때부터 약도 인슐린 주사도 바꿨습니다. 헤모글로빈은 무엇일까? 병원에 가면 선생님께 혼날 뿐인데, 왜 혼나고 있는지도 이해가 되지 않았습니다. 그 때부터 우선 저의 혈당의 움직임을 알아보려는 측정을 시작했습니다. 제 혈당의 경향은 오전이 높고, 오후가 낮았습니다. 특히 오후 4시부터 5시까지가 저혈당을 일으키는 시간이었습니다. 내과를 방문해 다시 한번 약 사용 방법을 배웠습니다.

<세이겐>과의 첫 만남은 지인인 이시이씨와 재작년 후쿠시마에 여행했을 때 받아 먹은 것이 처음이었습니다. "또 건강 식품이야"라고 생각하면서도 다음 날도 한 봉지를 받아 자기 전에 먹었습니다. 그런데 다음 날 깨어보니 이건 뭔가가 다르다는 느낌을 받았습니다.

그렇게 1년이 지나고 작년 2월 경 이시이씨의 권유로 마에바시의 체질개선연구회에 참석했습니다. 강사는 카토리 선생님이었는데, 저에게는 매우 재미있는 강연회로 느껴져 잠깐 사이에 3시간이 지나갔습니다. 저도 37년 간 여러 단체를 지도했지만 이렇게 재미있는 선생님은 보지 못했습니다. 그곳에 온 사람들도 모두 밝은 표정으로 얼굴에서 빛이 났습니다. 다음 날 아라카와씨를 소개받아 약 1시간 반 정도 유산균 생산물질 <세이겐>에 관한 이야기, 모임에 관한 이야기, 병이 개선된 사람들의 이야기를 듣고는 기존의 건강 식품과는 다른 무엇인가가 있다고 생각했습니다. 다카사키 회장에서는 이치카와씨를 소개받았는데, 이 분도 밝게 웃는 얼굴이었습니다. 이런 사람들의 모임이라면 나도 들어가고 싶다는 생각에 <세이겐>을 먹기 시작했습니다. 처음에는 하루 3포를 먹었지만 효과가 없었습니다.(웃음) 다음에는 5포를 먹었는데도 역시 효과가 없었습니다. 여러 가지 체험을 들으니 30포부터 50포를 먹는 사람도 있는데, 큰 병까지 개선되었다고 들었습니다. 그래서 먹는 양이 부족하다는 생각이 들어 15포로 늘리자 3일째부터 습진이 생겼습니다. 그래서 아라카와씨와 이치카와씨에게 상담을 하고 <세이겐 알파> 6포, <골드> 6포로 바꿔 먹고 3개월이 지

나자, 꿈쩍도 하지 않았던 헤모글로빈 수치가 8.9로 떨어지는 놀라운 경험을 했습니다. 지금은 8.1에서 8.7로 안정된 상태입니다.

병으로 고통받으시는 여러분들도 우선 권유해 준 사람을 믿고, <세이겐>을 신뢰하고 먹어보자 라는 지금의 마음을 계속 이어간다면, <세이겐>이 곧 여러분의 소원과 희망이 될 것입니다. 신념을 가지고 <세이겐>을 먹으면 건강하고 즐거운 나날을 몸으로 직접 느낄 수 있습니다. "믿는다", "바란다", "느낀다" 이 세가지를 실행하면 남은 인생을 즐겁게 보낼 수 있습니다. 마지막으로 어제의 헤모글로빈은 7.8이었습니다.(장내 박수) 의사 선생님도 저도 깜짝 놀랄 꿈같은 숫자였습니다.

히라이시(히라이시 클리닉 원장) : 체질개선연구회에 참가한 5년 동안 전국 각지에서 수 많은 유령을 보았습니다. 그 중에서도 지금 단상에 계신 다섯 분은 최고의 유령입니다. 헤모글로빈이라는 것은 정확히는 헤모글로빈 A1C로 3개월 간의 평균적 혈당의 경위를 볼 수 있는 데이터입니다. 정상치는 5.8정도인데 대부분의 분들은 5 ~ 6 정도입니다. 그런데 츠카고시 씨는 11, 12로 굉장히 높은 편입니다. 이렇게 나쁜 분은 거의 없습니다. 역시 유령이 아닌가라고 생각됩니다. 당뇨병은 기본적으로는 식이 요법과 운동 요법으로 치료하고, 약은 최소한으로 해야 한다고 생각하고 있습니다. 인슐린 주사를 맞고 계신 분도 있다고 생각됩니다만, 제 경험으로는 <세이겐>을 병용하면 2, 3개월만에 금방 개선됩니다.

이렇게 전국에서 체험 발표를 듣고 있으면 많은 분의 이름이 나옵니다. 앞에서도 아라카와씨, 이치카와씨, 이시이씨가 나왔는데, 병의 회복과 건강을 바라며 <세이겐>을 추천하는 분, 그것을 받아들이는 분, 양쪽 다 훌륭하다고 생각합니다. 환자 본인의 괴로움, 고통을 주위 사람들은 알아주지 않습니다. 하지만 그것을 CMC 여러분은 알아 주실 것이라고 생각합니다. 그것만으로도 그 분은 충분히 도움을 받으신 것입니다. 이제부터는 서로 대화하면서 힘을 합쳐 건강하게 지냅시다.

츠카고시씨도 굉장히 젊어 보이시는데 사실은 63세이십니다. 아직 남아 있는 인생이 길기 때문에 더욱 건강하게 활약해 주시기 바랍니다. 헤모글로빈 A1C가 7.8로 지금은 너무나 기쁘겠지만, 꼭 6, 또는 6 이하로 내려갔다는 소식을 빨리 듣고 싶습니다.

5. 유방암과 딸의 투석을 극복하고...

가나가와현
타케베 아케미(57세)

제가 유산균 생산물질 <세이겐>을 만난 것은 1996년 6월 말경이었습니다. 일로 매주 방문하고 있던 아타카씨 댁에서 <세이겐> 6포를 따뜻한 물에 타서 머리맡에 두고 있는 것을 보았습니다. 문득 저게 뭘까 라는 생각이 들어 물어 보았더니, "정말 좋은 것 같아요. 사람은 장이 건강해야 한다고 해서 먹고 있습니다."라고 말했습니다. 장에 좋다는 말에 저도 1박스 구입했습니다. 3, 4일 지나자 저는 장기간 하복부에 착용하고 있던 타올이 필요 없게 된 것을 알게 되었습니다. 저는 심한 냉증으로 타올을 할 수 밖에 없는 상태였지만, 그 냉증이 없어진 것이었습니다.

7월 중순 경, 저는 좌측 흉부에서 응어리가 발견되었습니다. 검사 결과 암이라고 듣고는 머리가 새하얘졌습니다. 일을 그만두고, 남은 사람들을 위해 주변 일들을 정리하기 시작했습니다. 옷에서 식품까지 모든 것을 정리하고 있다가 "그렇지. 암이라고 해도 2, 3년은 살 수 있어. 천천히 정리할 시간은 있어."라고 생각을 고쳐 먹고, 8월 6일에 수술을 받았습니다. 저는 매일 <세이겐 알파> 6포, <골드> 15포를 먹고 있었는데, 진단시 3cm 크기였던 암이 2.5cm가 되어 있었습니다. 지금은 아침, 저녁 2회 가볍게 항암제를 복용하고 있기는 하지만, 자신이 암 환자인 것은 잊어버리고 있습니다.

다음은 딸의 이야기입니다. 32세인 딸은 시력 장애를 가지고 있어 지팡이를 가지고 통근을 하고 있었습니다. 1992년 회사의 건강 검진에서 신장이 나쁘다는 판정을 받았고, 결국 2년 후에 투석을 하게 되었습니다. 얼굴은 창백했고, 생기도 없었으며, 빈혈 때문에 앉아서 통근을 해야만 하는 상황이었습니다. 그리고 회사에서 돌아오면 침대로 바로 직행하고, 식탁으로 오기까지는 40분 정도가 걸렸습니다. 매일 매일 먹을 수 있는 것. 먹을 수 없는 것. 그리고 꼭 먹어야만 하는 것을 신경쓰며 생활했습니다. 회사를 그만 두는 게 좋지 않겠냐고 몇 번이나 물었습니다. 저는 딸에게 자고 싶을 때 자고, 먹고 싶을 때 먹으며, 이제부터는 또 다른 인생을 한 번 살아보라고 애원하며 나날을 보냈습니다. 어느 날 딸도 회사를 그만 두는 시기는 자기가 정하겠다고 말했지만, 회사를 그만 둘 생각은 전혀 없어 보였습니다.

지푸라기라도 잡는 심정으로 아타카씨에게 상담을 하였더니, 투석하는 사람들도 몸이 가벼워진다며 <세이겐>을 먹는다고 하였습니다. 그런데 저희 딸은 지금까지 먹어 보지 않은 약이 없을 정도여서 어떤 약도 신뢰하지 않았기 때문에 저는 딸에게 몰래 먹이기로 결심했습니다. 홍차라면 레몬 향기가 나기 때문에 모를 거라는 생각이 들어 "홍차를 마시면 에너지가 생긴다."고 딸에게 말하고 먹였습니다.(장내 웃음). 아침, 저녁으로 컵 한 잔의 홍차에는 아주 적은 양의 <세이겐> 밖에 넣을 수 없었지만, 1주일, 2주일 지나는 사이 귀가하는 딸의 모습은 점점 변해 갔습니다. 침대에 누워 있는 일도 없어졌습니다. 어느 날 딸의 입에서 "엄마, 나 건강해 보이지 않아?"라고 하는 말을 듣고, <세이겐>을 투여한 사실을 말하려는 결심을 했습니다. 레몬치고는 맛이 조금 이상하다고 생각했는지 딸의 반응은 의외로 담담했습니다.

그 날부터 딸도 병원에는 말하지 않고 <세이겐>을 하루에 3포씩 먹기 시작했습니다. 최근에는 비대했던 신장도 작아지고, 매월 게시되는 체중도 증량표도 178명 중에서 138라인에서 28라인이 되었습니다. 휴일에는 집에서 뒹굴며 잠만 잤었지만, 지금은 친구들과 놀러가거나, 뜨개질을 배우거나 하며 활발한 활동을 하고 있습니다. 그리고 <세이겐>은 <알파>와 <골드>를 합쳐서 하루 20포를 먹고 있습니다. 저와 제 딸은 <세이겐>을 만나 크나큰 도움을 받았습니다. 오늘 처음으로 회장에 오신 여러분, <세이겐>은 정말 놀라운 힘을 가지고 있습니다.

저와 제 딸에게 샘과 같이 계속 넘치는 생명력을 주었습니다. 여러분도 꼭 드셔보시기 바랍니다.

사회자 : 부인과 전문의 이시카와 선생님 좋은 말씀 부탁드립니다.

이시카와(신세이 클리닉 원장) : 저는 유방암 검사를 담당하고 있는데, 이번 달에는 특히 유방암 환자들이 많이 발견되었습니다. 미국에서는 9명 중에 1명, 일본에서도 30명 중에 1명 꼴로 발병하는데, 여성의 경우 21세기에는 위암을 제치고 유방암이 1위로 오를 태세입니다. 유선에는 유선증(양성), 유선 선유증(양성), 유방암(악성)이 있습니다. 유방암의 초기에는 어떠한 증상도 느껴지지 않기 때문에 일단 응어리진 것을 느꼈다면 검사를 받아야 합니다. 유방암은 외부에서 만지면 외측 상부에 있는 것이 많고, 한 달에 한 번은 만져 보시기 바랍니다. 평상시에 그 습관을 가지면 응어리 구별이 가능하게 됩니다. 좌우 형태가 다르다거나 일그러져 있는지를 확인하고, 유두에 분비나 짓무름 등 이상한 징후가 있으면 바로 진찰을 받아야 합니다. 이것이 조기 발견으로 이어지는 것입니다.

  수술에는 정형적 유방 절단, 유방 온존 수술 등이 있지만, 암의 진행 상태에 따라 달라지는데, 이것은 전문의에게 맡기시면 됩니다. 수술은 호르몬제, 항암제, 방사선 등으로 관리하면서 걱정하지 않는 것이 좋습니다. 그리고 빨리 진찰을 받아 보는 것이 가장 좋습니다. 수술 후에는 병원의 지시에 따라 검사를 다시 받고, 경과를 지켜봐야 합니다. 통원하고 있다면 다소 이상이 나타나더라도 의학적 치료를 받을 수 있기 때문에 체력적으로 일생을 건강하게 보낼 수 있습니다.

한가지 중요한 것은 유방암 그 이후입니다. 그 이유는 자궁체암으로 될 가능성이 있기 때문입니다. 그러니 자궁체암의 검사도 잊지 마시기 바랍니다. 사실 저도 <세이겐>을 정말 좋아합니다. 벌써 5년 이상 복용하고 있어 감기에 걸리지도 않고, 언제나 건강하게 환자를 진료하고 있습니다. <세이겐>과의 인연이 없었던 시기에는 나이로 인해 쉽게 지치고 방광염을 자주 일으켰습니다. 최근에는 목욕 후에 방심해 몸을 차게 해서 다음 날 심한 방광염, 혈뇨를 보는 경우가 있었습니다. 그러나 그때 급히 서둘러 항생 물질과 <세이겐 골드> 10포를 한꺼번에 먹었더니 혈뇨가 딱 멈추어 깜짝 놀랐습니다. 저는 평상시에는 건강 유지에 충분한 양이라고 생각해 6포를 먹고 있는데, 사람마다 자신의 몸 상태에 따라 조절하면서 먹으면 됩니다.

그리고 따님의 신부전 투석은 신장의 움직임이 1/3 이상 떨어졌을 때 시행되는 것인데, <세이겐>은 치료제가 아닌 영양제의 일종입니다. <세이겐>을 먹으면 이뇨 작용이 있고, 피곤해지지 않고, 붓기도 줄어 들기 때문에 나은 것 같은 기분이 드는데, 사실 신부전은 낫지 않습니다. 그렇기 때문에 꾸준한 식사 지도와 병원 치료를 받으면서 <세이겐>과 함께 이인삼각으로 건강을 유지하시기 바랍니다.

이시카와 선생님의 유방암 체질 체크!
1. 어머니나 자매가 유방암에 걸렸다.
2. 출산 경험이 있는가?, 있다면 한 아이만 출산하지 않았는가?
3. 초산이 35세 이후였다.
4. 아이들에게는 모유 수유를 하지 않았다.

5. 55세를 지나도 월경이 있다.
6. 살찐 편이다(지방 흡수 과다).
7. 일상 생활에서 스트레스가 많다.(비관적인 타입이다)
8. 유선의 병에 걸린 적이 있다.
9. 일정 기간 호르몬 요법을 한 적이 있다.
10. 담배를 피운다.

1999 이시가와 포럼

1. 직장암, 그리고 죽음의 통증, 전이
2. 염색체 결함인 다운증후군 개선
3. 갱년기 장애가 풀코스로 왔다.
4. 흉골 6대, 골반, 우견갑골 골절을 쉽게 극복

사회자 : 쿠스모토 사장

코멘트 닥터
데무라 히로시 : 니시신주쿠 플라자 클리닉 원장
고바야시 아키히코 : 이마이케 내과, 심료내과 원장
시모무라 : 니시신주쿠 플라자 클리닉 부인과 전문의
히라이시 키쿠 : 히라이시 클리닉 원장

1. 직장암, 그리고 죽음의 통증, 전이

나가노현 기타아즈미군
이소가와 요시오(60세)

사람 앞에서 자신의 체험을 얘기하는 것은 긴자에서 발가벗고 걷는 것 같은 느낌이지만, 그런 마음으로 얘기하겠습니다.(장내 웃음)

작년 8월, 저는 급성 위염으로 나가노현 야스구모종합병원에 입원을 하였습니다. 그 때 저는 혈변을 하게 되어 대장 내시경 검사를 받게 되었습니다. 검진 결과 심각한 직장암이라며, 의사 선생님은 "발견이 반 년만 늦어졌어도 서방정토행 예약했을 겁니다."라고 말했습니다.

저는 암이 걸리면 즉시 죽음이고, 운이 나쁜 사람이 걸리는 병이라는 생각을 가지고 있었습니다. 그러나 나와는 상관없는 일이라고 생각하고 있었기 때문에 제 머리 속은 새하얘졌습니다. 바로 그 날 밤, 가족 회의에서 의사 선생님에게 모든 것을 맡기겠지만, 결코 인공 항문은 하지 않을거라는 결론을 내렸습니다. 8월 26일에 입원을 했고, 9월 2일, 5시간에 걸친 직장 저위 전방 절제 수술 끝에 다행히 인공 항문은 피할 수 있었습니다.

그 날 밤 꿈에 저는 죽으면 건너는 강을 보았습니다. 하얀색과 분홍색의 연꽃이 흐드러지게 핀 가운데 강이 있었습니다. 이름을 부르면 불린 사람들이 계속해서 건너 갔지만, 제 이름은 불리지 않았습니다.

수술 후 경과가 좋아 길한 날을 잡아 1998년 10월 10일 오전 10시 10분에 퇴원을 했습니다. 일주일에 한 번 통원 치료를 받는 것도 별 탈없이 진행되어 12월 초부터는 회사에 나갈 수 있었습니다. 그러나 불행히도 9일에 수술 후 실밥 농양으로 재입원을 하게 되어 수술을 받고, 19일에 퇴원을 했습니다. 연말에는 일주일에 세 번 수영장을 다닐 수 있을 정도로 회복되었습니다.

가족 모두 신년을 맞아 항상 참가했던 이케다쵸 신년 명함 교환회와 교통안전 기원제에 참가한 기쁨도 잠시였습니다. 올 해 1월 12일, 배변시에 항문 근처가 아파 또 입원하게 되어 직장 협착 수술을 받았습니다. 이어서 2월에는 가장 두려웠던 횡행결장 인공 항문 조설 수술을 받았습니다. 신체 장애 4급 판정을 받았지만 아직 시련은 계속되었습니다. 배의 복벽과 골반부에 종양이 남아 있었는데, 그 통증은 허풍을 떠는 것 같이 들리겠지만, 매일 죽음과의 전쟁이었습니다.

3월 11일, 저는 신주대학부속병원 방사선과로 옮겨졌습니다. 방사선 치료의 부작용으로 식사를 하면 토하고, 소변은 안나오고, 76kg였던 체중은 56kg까지 빠졌습니다. 환부의 통증이 계속되어 이대로 죽는구나라는 생각이 들었지만, 한 달 후 퇴원할 수 있었습니다.

<세이겐>을 알게 된 것은 3번째 입원 중이었던 1월로 한참 심한 통증에 시달릴 때였습니다. 그 당시 이케다지구 교통안전 협회의 자원봉사자 동료인 기타하라씨가 <세이겐>을 소개해 주었습니다. 설명을 듣고, '왈츠'도 읽고는 통증으로부터 도망치고 싶다는 마음에 <세이겐>을 먹기 시작했습니다. 체질개선

연구회에선 주다 강사와 운텐 선생님에게 많은 도움을 받았습니다.

8월 정기 검진에서는 "간장에 전이되어 빠르면 앞으로 1년 남았습니다."라는 청천벽력 같은 말을 들었습니다. 그러나 아직 소중한 목숨이 1년이나 남았다고 자위하며, 결코 암에게 지지 않겠다는 다짐을 했습니다. 그 때 주타 강사가 암에 대한 마음가짐에 관한 카세트테이프를 비롯한 많은 참고 자료를 보내 주었습니다. 지도해 주신 대로 <세이겐 골드> 9포와 <알파> 12포를 매일 먹었습니다.

그 덕분에 죽음의 통증에서 서서히 해방되어 9월 1일부터 직장에도 복귀할 수 있었습니다. 그래서 저는 목숨이 붙어 있는 한 <세이겐>을 계속 먹으면서 열심히 살고 싶습니다.

사회자 : 죽음의 강까지 보셨던 이소가와씨였습니다. 암 문제에 대해서 니시신주쿠 플라자 클리닉 원장님으로 계신 데무라 선생님, 좋은 말씀 부탁드립니다.

데무라(니시신주쿠 플라자 클리닉 원장) : 이소가와씨의 얘기에 부제를 달면 "대장암과의 전쟁에서 이기다"라 할 수 있겠습니다. 앞으로도 서방정토에서 긴자를 향해 힘내십시오. 이소가와씨의 병력을 간단히 정리하면 1년 4개월 전 직장암이라고 판정을 받았습니다. 대장암은 일본에서도 증가세가 현저하지만, 그 중에서도 가장 많은 것이 직장암입니다. 비교적 조기 발견할 수 있는 반면, 방광과 신경 등 여러 가지가 주위에 있어서 수술하기 힘든 부위입니다. 저위절제는 항문 근처로 기술상 힘든 문제가 많습니다.

그것을 보여주듯이 두 번째 수술로 봉합부에 농이 고였습니다. 3번째 수술, 장폐색도 저위절제에 해당되는 것입니다. 결국에는 걱정했던 인공 항문, 전문적으로는 스토머가 조성되었지만, 종양이 복부와 골반부에 침투해 대단히 고생하셨을 겁니다. 어느 정도 진행된 대장암을 앓는 환자의 숙명이 아닌가 합니다.

<세이겐>을 알게 된 것이 1월이었는데, 3월 경까지 여러 가지 고생을 하셨습니다. 죽음에 이르는 고통을 맛보았고, 20kg이나 살도 빠지셨던 것 같습니다만 지금은 체중도 거의 돌아오신 것 같습니다. 방사선 치료시에는 구토와 소변이 안나오는 등의 증상으로도 고생을 하셨는데, <세이겐>을 드시고 개선되었습니다. 이 외에 일어날 수 있는 장해로서는 식욕 감퇴, 백혈구 감소 등도 있습니다. 대장암으로 한정하면 대장염을 일으킨다는 창상 치유의 장애와 방광 장애 등도 있습니다. 이것들을 예방하는 의미에서 <세이겐>은 좋은 작용을 불러 일으킨다고 볼 수 있습니다.

<세이겐>을 먹든 먹지 않든 상관없이 자연치유력의 덕입니다. 그러나 제 경험상 <세이겐>은 놀랄 정도로 자연치유력을 향상시키는 것도 사실입니다. 이소가와씨도 그 귀중한 사례의 한 표본입니다. 병을 극복하고 그 진전을 막기 위해서는 사람과의 교류가 무엇보다도 중요합니다. 즉 서로 격려하고 서로를 도우려는 마음이 큰 힘이 됩니다. 간장에 전이되어 낫는 예는 많이 있습니다. 자연히 낫는 경우도 있지만, 거기에 유산균 생산물질까지 먹으면 더 확실히 개선된다고 확신합니다. 여러분 힘내십시오.

2. 염색체 결함인 다운증후군 개선

오사카 도요나카시
오오미치 시게오(73세)

사회자 : 염색체 결함인 다운증후군이 개선된 아드님의 체험입니다.

오오미치 : 우리 집은 아내와 다운증후군을 앓고 있는 38살의 아들과 3명이 살고 있습니다. 제가 <세이겐>과 연을 맺은 것은 1994년 9월 17일, 우메다에서 개최되었던 체질개선연구회에 참석했을 때였습니다. 그 때부터 <세이겐 골드>를 하루 1포씩 애용한 결과, 젊을 때부터의 신경성 만성 설사가 2주만에 딱 멈췄습니다. 다시 살아난 기분이었습니다.

다음 달 체질개선연구회에서 습진이 1년만에 개선되었다는 소리를 듣고서는 아들에게도 먹여볼 생각을 가지게 되었습니다. 아토피성 습진으로 시작된 피부병만 잡을 수 있다면 좋겠다는 생각으로 아들에게 하루 1포씩 먹이기 시작했습니다. 10개월을 먹였더니 개선의 기미가 보였고, 그 후 2포, 3포로 늘려갈 때마다 만족할 만한 성과를 얻었습니다.

올 해 10월로 <세이겐>을 애용한 지 딱 5년이 됩니다. 그러면 다운 증후군인 아들의 신체적, 기능적 개선과 향상, 정신적, 감성적 발달과 만족감에 대해서 설명드리겠습니다.

우선 신체적, 기능적인 면입니다. <세이겐>을 먹을 때까지는 하루 한 번이나 두 번이었던 배뇨가 현재는 8~10회 정도가 되었고, 수분도 잘 섭취하고 있습니다. 그래서 <세이겐>의 작용과 맞물려 신진 대사가 활발해져 몸 속부터 좋아지고 있는 것을 실감할 수 있었습니다.

그리고 아토피성 습진, 귀 속의 축축함, 아랫 입술에 있었던 초콜릿 형태의 피막이 어느 사이엔가 사라졌습니다. 특히 고생했던 사타구니에 생기는 붉은 습진은 20년 가까이 계속되었지만 완전히 좋아졌습니다. 또한 운동 기능도 많이 향상되었습니다. 두 발 전진하면 한 발 후퇴하는 것처럼 한 번에 쭉 가지는 않지만 변증법적 스파이럴 현상을 동반하면서 좋아지고 있습니다. 작년까지 3년 연속으로 대상포진이 발증했지만 <세이겐>으로 간단히 해결했습니다.

언어 장애 개선도 눈이 휘둥그래질 정도입니다. 어휘가 늘어 어려운 말도 할 수 있게 되었습니다. 예전에 <세이겐>을 6포로 늘리면 더욱 빨리 개선될 수도 있다는 말을 오기 매니저가 해줘서 아내에게 얘기했더니, "이 이상 더 말을 잘하게 되면 시끄러워서 힘들어."라고 말했습니다.(장내 웃음) 요즘은 4, 5포를 먹이고 있는데 마음이 통하는 사람과는 곧잘 얘기합니다.

정신적, 감정적인 면에서는 정서가 안정되고, 순순히 부모의 말을 잘 듣습니다. 집안이 한 번에 화목해졌습니다. 다운증후군 특유의 애교도 나옵니다. 일찍 일어나서 자신감 넘치는 큰 목소리로 "안녕하세요"라고 인사를 합니다. 매일 자기 나름대로 목적을 갖고 생활하고 있으며, 자신의 생각을 가지고 행동하는 듯 합니다. 그래서 텔레비전, 잡지, 스모와 야구 특집호, 도감 등은 자기가 직접 사러가게도 되었습니다.

지능지수도 향상되었는지 조사를 붙여서 얘기하기도 합니다. 말장난을 치거나 "다녀 왔습니다"를 "어서 오세요"라고 말했던 것도 고쳐졌습니다. <세이겐>이 없었다면 개선되지 못했을 것이 열 손가락을 다해도 모자랍니다. 그래서 저는 5년 후, 10년 후의 아들의 밝은 미래를 확신하며, 다른 사람들에게도 <세이겐>의 고마움을 전할 생각입니다.

사회자 : 어려운 다운증후군의 문제에 대해서는 고바야시 선생님에게 좋은 말씀 부탁드립니다.

고바야시(이마이케 내과, 심료내과 원장) : 다운증후군이신 분은 특수학교에서 실시하는 정기 검진 등에서 가끔 나타납니다. 저는 정신기능을 체크하거나, 가정 내에서의 상호 교류, 어떻게 다루어야 하는가 등의 상담을 합니다. 이 경우에는 다운증후군의 개선이라기 보다는 일반 분들에게도 같은 현상이 일어날 수 있다고 생각해도 좋을 것 같습니다.

 신경성 만성 설사는 정신적으로 안정되어 뇌로부터의 이상한 자극이 배까지 가지 않게 되었기 때문에 멈추었습니다. 정신적으로 안정되면 스트레스에 강해짐으로써 멈추게 되는 일은 자주 있습니다. 극적으로 변화하지만 일반 의학으로는 어렵습니다. 자연히 개선되는 것은 역시 놀랍습니다. 세세한 프로세스는 잘 모릅니다만 정신적인 부분에서 뇌의 대뇌변연계나 그 주위가 안정된 것으로 보입니다.

 아드님의 아토피성 피부염의 심각한 피부 상태는 표피에서 진피에 이르는 상처로 보입니다. <세이겐>에는 창상 치유 능력을 높이는 작용이 있습니다. 그렇지만 아토피 피부에는 잡균이 대단히 많습니다. 유산균 생산물질이 잡균의 번식을 억제하고, 소독해주는 역할을 한 것 같습니다. 약을 사용하지 않고 자연히 개선되어 다행입니다.

소변의 횟수가 적었던 것은 만들어지는 것이 늦거나, 방광이 차 있어도 배뇨할 수 없거나 하는 이유 때문입니다. 전자의 경우는 신장 기능이 좋아졌다고 할 수 있습니다. 후자의 경우는 요폐라고 해서 신경인성 방광 등 여러 원인으로 소변이 나오기 힘든 상태입니다. 방광이 축소되어 소변을 배출시키는 힘이 원활하게 작용하지 않았다고 한다면 신경계가 잘 이어지지 않았던 것으로 보여집니다. 수분을 많이 섭취하게 된 점으로 보아 신장 기능이 좋아졌다고 보는 게 맞을 것입니다.

누구라도 나이를 먹으면 신장 기능과 간 기능은 서서히 떨어지고 배뇨 기능도 저하됩니다. 역으로 신장 기능과 간 기능이 좋아지면 해독 능력도 높아집니다. 우리들은 매일 식생활에서 식품 첨가물을 먹지 않으면 안되고, 약을 먹으면 부작용도 있습니다. 그것을 대변, 소변, 땀, 담즙으로 배출시킵니다. <세이겐>은 그 좋은 조력자가 됩니다.

변증법적 스파이럴 현상이라는 것은 위에서 보면 둥글둥글 같은 곳을 돌고 있는 것 같지만, 옆에서 보면 선상에서 점점 높은 곳으로 올라가는 느낌입니다. 점점 변화하고 질이 좋아져 갑니다. 분명 그렇습니다. 대상포진도 면역 능력이 서서히 좋아져서 사라지게 된 것 같습니다.

언어는 구음 장애, 즉 언어를 만드는 입의 움직임이나 언어를 말하기 위한 기능이 약했거나, 기억하는 힘이 약해서 언어를 획득할 수 없었을 것입니다. 어려운 말을 사용하는 것은 발음이 아닌 내용이기 때문에 언어의 이해 능력과 기억력이 높아진 것입니다. 일반적으로 머리가 좋아진 상태라고 추측 가능합니다. 동시에 정서도 안정되었습니다. 감정이 안정된 인간은 본래 순수한 생물입니다. 행복하게 살 수 있고 가정도 화목해집니다. 감정이 불안정하면 고집을 피우거나 다른 사람을 괴롭히거나 합니다.

마지막으로 목적을 갖고 자기 나름의 생각으로 행동하는 인간은 사실 거의 없습니다. 그냥 그 상황에 맞춰서 움직이는 사람이 많습니다. 자아가 분명해진 것은 표현입니다. 어떤 의미에서는 일반 사람도 잘 할 수 없는 일을 하고 있는 것입니다. 그냥 아무 생각 없이 살고 있는 사람보다 훨씬 뛰어나다고 할 수 있을 것입니다. 한 마디로 다운증후군이라고 해도 노벨상을 탈 만한 연구를 하는 사람도 있습니다. 전부 지적으로 낮은 것은 아닙니다. 점점 지적으로도 향상해 모든 면에서 바뀌어 갈 수 있습니다. 앞으로 더욱 기대하겠습니다

3. 갱년기 장애가 풀코스로 왔다.

미에현
기노시타 치에코(54세)

저는 35살 때 자궁근종 수술을 받았습니다. 아이 머리만한 크기였는데 전부 떼어냈습니다. 35살인 젊은 나이에 여성 상실하게 되자 서글픈 생각도 들었지만, 선배 분들로부터 갱년기 장애가 얼마나 힘든지 들었기 때문에 갱년기는 안 겪어도 되니까 잘 된 일이라고 스스로를 위로했습니다.

그런데 40살을 넘겼을 때부터 현기증, 기분의 고양, 발한, 권

태감, 머리가 어질어질함, 눈의 따끔따끔함 등의 갱년기 장애 증세가 나타나기 시작했습니다. 병원에 가도 약만 줄 뿐이었고 잘 대처하라는 말 밖에 없었습니다. 겉보기는 건강해 보여도 마음은 울적하고 답답했습니다. 좋다는 것은 다 해봤는데 하나도 소용이 없었습니다. 48살 때 갱년기 장애도 피크에 달했습니다. 일을 하는 것도 힘들고 다른 사람은 돌아볼 여유도 없었습니다. 점점 밖에 나가는 것도 싫어졌습니다.

그 때 갑자기 머리 오른쪽 말단 감각이 전혀 없어졌습니다. 놀라서 병원에 달려갔더니 특별한 이상은 없다고 했습니다. 그러다가 낫는다는 진단이었습니다. 기분도 가라앉고 이대로는 우울증에 걸릴지도 모른다는 생각에 걱정이 되었습니다. 어느 날 찻집을 하고 있는 친구가 도와달라고 해서 도와주러 갔었는데, 카운터를 보려고 해도 안 되고, 땀은 계속 나와서 손님으로부터 "이 정도는 암산으로 할 수 있지 않습니까?"라는 말도 들었습니다. 기억력도 나빠져 이대로 바보가 되어 버릴 것 같아 정말 걱정이 되었습니다.

1997년 아이가 결혼을 하게 되어 모든 일에 제 어깨가 더 무거워 졌습니다. "이 머리로 어떻게 하지"하고 걱정이 앞섰습니다. 모든 신경을 긴장한 채 무사히 끝내긴 했지만, 좋은 날 한꺼번에 무언가가 복받쳐 오르는 듯한 반동이 왔습니다. 머리가 깨질 듯이 아프고, 기분도 안절부절 못하고, 철창 안의 곰처럼 방 안을 빙글빙글 돌며 너무 아파 이불로 얼굴을 뒤집어 쓰고 소리지르기도 했습니다.

그 때 친구인 야마자키씨가 유산균 생산물질인 <세이겐>에 대해 이야기를 해 주었습니다. 통증에서 도망가고 싶다는 생각으로 바로 보내달라고 해서 매달리는 심정으로 3, 4포를 차에 녹여서 마셨습니다. <세이겐>을 먹고 나자 지금까지의 아픔은 뭐였지 하는 생각이 들 정도로 통증이 딱 멈췄습니다. 너무나 컨디션이 좋아져서 매일 병에 <세이겐>을 10포 정도 녹여서 갖고 다녔습니다. 기분도 상쾌하고 뭘 해야 하지 하는 마음이 생겼습니다. 그 때까지 침울했던 것이 단번에 긍정적으로 변했습니다.

　<세이겐>을 다른 사람들에게 알리고 싶다는 마음에 1997년 8월, 히사이시에서 체질개선연구회를 연 지 2년이 지났습니다. 오오다니 선생님, 마사가키 선생님을 비롯한 많은 <세이겐> 모임에도 감사드리며, 앞으로도 더욱 더 지역에 뿌리를 둔 활동을 하겠습니다.

사회자 : 이번 8월부터 니시신주쿠 플라자 클리닉에서 산부인과 전문의로 계시는 시모무라 선생님에게 좋은 말씀 부탁드리겠습니다.

시모무라(니시신주쿠 플라자 클리닉 산부인과 전문의) : 갱년기는 여성이라면 누구라도 거쳐야 하지만, 정말 힘들었을 것이라고 생각됩니다. 기노시타씨의 얘기는 결코 허풍스러운 것도 아니며, 대단히 힘든 갱년기 장애를 겪으신 것 같습니다. 저는 산부인과 의사로써 갱년기의 여러 가지 증상이 <세이겐>으로 개선되었다는 말을 듣고, 든든하면서도 기쁘게 생각합니다. 동시에 건강해진 기노시타씨의 모습에 박수를 보내고 싶습니다.

　기노시타씨는 발한과 두통으로 많이 고생하신 것 같습니다. 땀은 경험이 없는 분은 모르시겠지만 밤에 속옷을 10번이나 20번 갈아 입지 않으면 못 자거나, 땀이 이불, 다다미까지 스며

드는 경우도 있습니다. 그리고 체력도 소모됩니다. 심각한 두통 외에도 여러 증상이 있었습니다. 머리의 감각이 사라진 기억력의 감퇴, 판단력의 저하, 현기증 등 갱년기의 가장 싫은 증상은 한 몸으로 다 겪으셨습니다. 이 외에도 갱년기 장애에는 상기, 심장이 두근거림, 어깨 결림, 불면, 피로감, 변비, 냉증, 허리 통증, 무릎 통증 등 특유의 다양한 증상이 있습니다.

갱년기는 폐경기 전후 5년 사이에 발생하며, 연령으로는 45~55살 정도를 나타냅니다. 인간에게는 나이를 먹으면서 변화가 생기는데 뇌 중앙보다 조금 아래쪽에 있는 간뇌도 당연히 연령적인 변화의 영향을 받습니다. 그러면 간뇌에 가까운 내분비계, 즉 호르몬 본부도 피해를 입습니다. 그 영향은 내분비계 옆에 있는 자율신경계의 중추에까지 이릅니다. 거기에서 여러 가지 증상이 나오는 것입니다.

그러면 왜 <세이겐>이 효과가 있는 것일까요? 갱년기 장애는 나이를 먹으면서 여성 호르몬, 그 중에서도 유력한 에스트로겐이 급격히 감소되면서 일어납니다. 에스트로겐에는 자율 신경을 조정하는 작용이 있기 때문에 이것이 부족하면 자율 신경 조절이 안됩니다. 기노시타씨는 <세이겐>이 극적으로 작용한 기쁜 경우이지만, 서서히 개선되는 사람 쪽이 많을 지도 모르겠습니다.

역으로 생각하면 <세이겐>에는 에스트로겐과 같은 자율 신경의 조정 작용이 있다는 가설이 충분히 성립되는 것입니다. <세이겐>의 배양시 대두에서 유래하는 이소플라본은 에스트로겐의 화학 구조식과 대단히 비슷한 점도 흥미롭습니다. <세이겐>에는 여성 호르몬과 비슷한 작용이 있는 것인가에 대해서는 앞으로 이화학연구소의 연구성과를 기대합니다. 유산균의 균체 성분은 여러 가지이지만 뇌에 작용해서 기분을 안정시키는 작용도 있다고 알고 있습니다. 여성의 인생은 갱년기가 끝나고부터라고 생각해 주셨으면 좋겠습니다.(장내 웃음) 아이를 낳는 역할이 끝나고 남아 있는 인생이 지혜가 있는 사람, 즉 호모 사피엔스로써 정말로 인간답고 즐겁게 살 수 있는 시기입니다. <세이겐>을 먹고 30년, 40년, 아니 남은 여생 동안 건강하게 사십시오.

4. 흉골 6대, 골반, 우견갑골 골절을 쉽게 극복

오사카
야마모토 아케미(62세)

제가 <세이겐>을 접하게 된 것은 1997년 3월 5일이었습니다. 저는 어떤 화장품을 전해주려고 구도쿠씨 댁을 방문했었는데, 갈 때마다 1포씩 얻어 먹었던 것이 <세이겐>이었습니다. 구도쿠씨는 "돌다리도 두들겨 보고 건너야 해. 건강하게 즐거운 노후를 같이 보냅시다."라고 말하며 <세이겐>의 뛰어남에 대해서 설명을 해 주었습니다. 저는 혼자 살고 있어서 별로 신경쓰지도 않았고, 60살이 되었을 때에야 비로소 체질개선연구회에 참가해 바로 5박스를 구입했습니다.

<세이겐>에 대해 공부를 하면서 C형 간염에 걸린 동생에게 줘야겠다고 생각하고, 이즈다니씨에게 도움을 받아 5월 7일

동생을 만났습니다. 고속도로를 주행 중 차선을 변경하는 앞의 차를 피하려고 옆의 트럭과 접촉 사고를 일으키게 되었습니다. 앞 유리창은 가루가 되고 차는 형태를 알아볼 수 없었습니다.

  정신을 차렸을 때는 병원 침대 위였습니다. 일어나려고 해도 몸이 갈갈이 찢어지는 듯한 아픔으로 움직일 수가 없었습니다. 의식불명인 채 병원으로 이송되었다고 합니다. 오른쪽 상반신의 뼈가 부러져 2개월 이상 절대 안정을 취해야 했고, 게다가 기흉, 늑골 6대가 골절되었고, 골반 골절, 우견갑골 골절로 뼈란 뼈는 다 부러진 것 같았습니다. 혹시 1, 2년 동안 입원해야 하는 것 아닌가 하는 생각이 들어 너무 무서웠습니다. 즉시 기흉에 관을 삽입해 모인 공기를 몸 밖으로 빼냈습니다. 일주일 만에 관은 뺐고, 그 후 수술은 없었지만 보존 치료 때문에 위를 보고 누워 있어야만 했습니다. 조금이라도 움직이면 뼈가 몸의 여기 저기를 찌르는 듯한 통증이 생겼습니다. 특히 대소변 때는 정말 힘들었습니다. 그리고 움직이지 못하는 괴로움도 적지 않았습니다.

  구도쿠씨의 도움으로 딸이 <세이겐>을 가지고 와서 <골드> 10~15포를 병에 녹여 줘서 계속 마셨습니다. 2개월이 지나니까 조금씩 움직일 수 있었습니다. 이렇게 빨리 뼈가 붙다니 신기했습니다. 친구인 간호사도 제 나이치고는 회복이 빠른 편이라고 축하해 주었습니다. 조금씩 재활 치료를 하는 동안 복부에 두 번이나 심한 통증이 일어났는데, 담석 때문이라고 했습니다. 바로 수술은 무리라서 일단 8월 14일에 퇴원을 했고, 2개월 후 재입원하여 담석 제거 수술을 받았습니다. 의식이 돌아오자 의사 선생님과 간호사들이 아프지 않느냐고 물었지만

<세이겐> 덕분에 전혀 아프지는 않았습니다. 수술 날이 같은 다른 환자는 아파서 몇 번이나 간호사를 불렀습니다. 저는 14일째 되는 날 실을 뽑고, 그 날로 퇴원할 수 있었습니다.
　저는 항상 건강하다고 생각했는데 예상치 못한 사고를 당할 줄이야 상상이나 해 봤겠습니까? 더구나 담석까지 기다리고 있을 거라고는 생각도 못 했습니다. 그러나 이렇게 빨리 회복되어서 너무 기쁩니다.
　저처럼 교통 사고로 입원한 40대 여성은 양쪽 발의 골절과 아킬레스건 절단으로 2년이 지난 지금도 재활 중입니다. 당뇨병으로 GIF당 수치가 높아 수술이 힘들었던 모양입니다. 고정하고 있는 철심을 빼는 수술도 아직 남아 있다고 합니다. 병으로 면역력이 저하되면 아무래도 시간이 걸립니다. 새삼스럽지만 <세이겐>과의 만남, "돌다리도 두들겨보고 건너라."라는 구도쿠씨의 말에 감사하고 있습니다.

사회자 : 스포츠 닥터로 골절 치료 경험이 풍부하신 우리가 잘 알고 있는 히라이시 선생님입니다.

히라이시(히라이시 클리닉 원장) : 저는 의사가 되어 처음 3년 정도를 가나자와병원에서 일했습니다. 그곳의 원장 선생님은 당뇨병이 있으셔서 퇴근할 때는 매일 자택까지 14, 5Km를 걸어 가셨는데, 같이 가면서 인생의 교훈을 많이 배웠습니다. 눈이 내리는 아사노강의 옆에서 "의사에게는 눈 앞에 앉아 있는 환자야 말로 가장 좋은 교과서라네."라고 자주 말씀하셨습니다. 동감이 가는 말이었습니다.
　전국의 CMC 컨벤션을 돌며 체험 발표자를 앞에 모시고 "유령인 분들이 많이 앉아 계시네요."라고 농담 섞인 말을 하는데,

오늘은 저도 모르게 눈물이 나왔습니다.

분명 저는 스포츠 선수와 많이 접하고, 골절에 <세이겐>을 사용하고 있습니다. 골절의 치유는 물론이거니와 스포츠 선수는 하루 쉬면 그만큼 근력과 근육이 떨어집니다. 하루라도 빨리 복귀시키는 것이 저의 일입니다. 쉬는 동안에 다른 사람에게 포지션을 뺏기는 것은 당연하기 때문에 칼슘, 마그네슘, 단백질을 많이 섭취시키면서 유산균 생산물질 <세이겐>에 관한 얘기를 하고 먹입니다.

<세이겐>에는 자연치유력이 있고, 칼슘의 대사를 촉진시켜 뼈를 강하게 만들어 주는 작용도 있습니다. 최근 주목할 만한 작용으로는 창상 치유력입니다. 그런 것을 예상한 치료입니다. 경륜 선수로 유명한 나가노씨는 세계선수권을 10연패한 분인데, 자전거에서 떨어져 가장 많이 골절했을 때는 4대가 한꺼번에 골절된 때도 있었습니다. 나가노씨의 가슴 X-ray를 찍으면 부러지지 않은 뼈가 없을 정도이지만, 한 번에 갈비뼈 6대가 부러지고, 골반까지 골절되는 분은 거의 없습니다. 이 기회에 오사카의 유명한 유령을 잘 봐 두십시오.(장내 웃음) 정말 대단한 분입니다.

오늘 발표하신 분들은 60대가 많으시고, 70세를 넘기신 분도 계십니다. 제 아버지는 60살에 지주막하출혈로 돌아가셨습니다. 그래서 저는 60살까지 살다 가신 아버지를 넘어서려고 노력하고 있습니다. 그것이 하나의 목표입니다. 인생은 60살부터입니다. 사이교 법사라는 위대한 스님이 난행고행의 동북지방 여행을 나선 것이 69세였다고 합니다. 유명한 작가 이노우에 선생님의 대표작 '실크로드'는 69세 때 여행을 가서 쓰셨

습니다. 작가로써 새로운 길을 개척한 것입니다. 아직 인생은 깁니다.

　야마모토씨의 얘기 속에 "돌다리도 두들겨보고 건너라."라는 말이 있었는데 넘어지면 아무래도 몸의 여러 곳에 피해가 생깁니다. 나이가 들면 작은 상처에도 큰 병을 일으킬 수 있기 때문에 이 점 조심하시길 바랍니다.

1999 추고쿠 포럼

1. 지주막하출혈에 걸린 남편을 살렸다.
2. 성대암으로 잃은 목소리를 찾았다.
3. 간암이 사라졌다.
4. 잃은 청각, 소리가 들리기 시작했다.
5. 대형 교통 사고, 너무 쉽게 회복되었다.

사회자 : 쿠스모토 사장
　　　　　　미우라 회장

코멘트 닥터
데무라 : 니시신주쿠 플라자 클리닉 원장
히라이시 : 히라이시 클리닉 원장
운텐 센카즈 : 자연의학 임상예방연구소 상담의
이토 스기오 : 이토 외과 원장
고바야시 아키히코 : 이마이케 내과, 심료내과 원장

1. 지주막하출혈에 걸린 남편을 살렸다.

마츠에시
기무라 게이코(61세)

사회자 : 제일 처음에는 기무라씨입니다. 지주막하출혈로 쓰러진 남편에게 <세이겐>을 먹이고 회복되었다는 체험담을 들어 보겠습니다.

기무라 : 저와 <세이겐>의 만남은 1997년 10월, 친구인 기요미즈씨의 체험담을 듣고 비롯되었습니다. 저는 검진 때마다 콜레스테롤 수치가 240 전후로 높아서 주의를 요한다고 했습니다. 그래서 저는 평소 식사에 신경을 썼고, 여러 건강 식품을 먹어 보았지만 수치는 내려가지 않았습니다. 그래서 바로 CMC 회원이 되어 <세이겐>을 먹기 시작했습니다. 몇 개월 후 검진에서 193이라는 정상치에 이르자, 놀람과 동시에 너무 기뻤습니다.

 그리고 남편은 38년 간 어떤 검진에서도 큰 병이 없는 것으로 나올 정도로 건강했으며, 작년 2월에 무사히 정년 퇴직을 했습니다. 5월 4, 5일 연휴에는 가족이 야마구치현 하기시로 자동차 여행을 갔습니다. 그러나 5일 이른 아침에 남편이 화장실에 들어가자마자 심한 두통을 일으키더니 의식불명 상태로 쓰러져 버렸습니다. 남편은 30분 정도가 지나자 의식을 회복하고 휘청거리며 방으로 돌아왔습니다. 구토, 심한 두통, 식은 땀, 손발이 차서 마비되는 상태였기 때문에 <세이겐>과 두통 약을 주었지만 전부 다 토해 버렸습니다. 그래서 8시 30분쯤 남편을 뒷좌석에 태우고 마츠에로 돌아왔습니다. 오는 도중에도 남편은 3번이나 구토를 했습니다. 오후 2시 경 이즈모시의 현립 중앙병원에 도착했습니다.

　응급실로 가서 진찰을 했는데, 지주막하출혈이라는 진단을 받고 즉시 입원하게 되었습니다. 다음 날 아침 출혈되었던 곳에서 혈액을 빼는 수술을 했습니다. 그 후 회복실에서 2시간의 힘든 치료를 남편은 잘 참아 주었습니다. 혈압이 올라 약을 써도 떨어지지 않았습니다. 겨우 수분을 줄 수 있게 되어 <세이겐>을 하루 3포씩 먹이기 시작했습니다. 2주일 후 병실로 옮겨 가게 되었고, 수술 후 1달됐을 때 두 번째 뇌혈관 검사를 하고 수두증 수술을 받게 되었습니다. 그리고 1시간 후에는 휠체어로 병원 내 산책 허가를 받았습니다. 이 때부터 혈압도 내려가고 안정되었습니다. 7월 9일 재활 병동으로 옮겨 손발의 재활 치료를 받고, 순조롭게 회복해 31일에 퇴원했습니다.

　1달 후의 CT 검사에서도 이상이 없어 10월 말에는 3번째 뇌혈관 검사를 위해 입원했었지만 정맥류는 없었습니다. 의사 선생님과 간호사들이 회진 때마다 "그렇게 높았던 혈압이 완전히 안정되고, 발에도 근육이 붙고 건강해지신 것 같습니다. 약 외에 다른 거라도 드세요?"라고 해서 남편은 순간 당황했다고 합니다. 검사를 위한 입원도 무사히 끝났고, 약도 아침,저녁 5알에서 3알로 줄었습니다. 퇴원할 때에 둘이서 인사를 하자 의사 선생님은 "입원한 때의 일 기억하십니까? 지금이니까 사실대로 말씀드리는데, 그 때는 99% 회생이 불가능할 것이라고 생각했습니다. 수막염도 일으켰고 해서."라고 말씀하셨습니다. 남편도 저도 다시 한 번 감사를 드리고 병원을 나서면서 눈시

울이 뜨거워지는 것을 느꼈습니다. 앞으로도 <세이겐>의 도움을 받으며, 가족 모두 건강하게 살고 싶습니다.
사회자 : 니시신주쿠 플라자 클리닉 명예원장이신 이즈무라 선생님에게 좋은 말씀 부탁드립니다.
데무라(니시신주쿠 플라자 클리닉 원장) : 제 전문은 스트레스와 호르몬입니다만, 추고쿠 지방은 좋은 온천이 있는 곳으로 저도 이곳에 오면 스트레스가 풀립니다.

자, 그럼 기무라씨 부부에 대한 설명입니다. 우선 부인은 고지혈증이라고 간단하게 말씀하셨습니다. 정상 콜레스테롤 수치는 옛날에는 240정도였지만 요즘은 220 이하입니다. 단 고지혈증에도 여러 종류가 있기 때문에 총 콜레스테롤 수치 뿐만 아니라 좋은 지방, 나쁜 지방(HDL · LDL), 중성 지방도 모두 검사해 보는 것이 중요합니다. 부인의 경우 240에서 190까지 떨어진 것은 분명히 <세이겐>의 효과라고 생각됩니다. 저희 니시신주쿠 플라자 클리닉에도 대단히 재미있는 데이터가 있습니다.

남편 분은 전형적인 지주막하출혈입니다. 뇌수막은 가장 바깥쪽을 싸고 있는 것이 경막, 다음이 지주막, 표면을 얇게 덮고 있는 것이 연막입니다. 지주막 아래로 출혈하는 것이 지주막하출혈로, 그 원인은 90%가 대동맥류의 파열입니다. 크기는 여러 가지입니다만 별로 큰 것은 아니었습니다. 증상은 갑자기 심한 두통, 의식 장애 등이 있습니다. 의식 장애의 정도에 따라 4가지 단계로 나뉘어지는데, 남편의 경우는 뒤에서 2번째인 혼수보다는 침체 상태였습니다. 가족이 적절하게 처치한 것도 좋았습니다. 출혈이 지주막에 퍼지면 여러 가지 증상이 일어나

는데 수두증도 그 하나입니다. 기무라씨의 경우는 조금 나중에
나타났습니다. 수두증도 그냥 놔두면 치매와 성격의 변화 등을
일으키고, 그 외에도 뇌혈관의 수축이 잘 나타납니다. 현대 의
학이 발달했다 하더라도 지주막하출혈은 아주 위험한 병으로
미리 알지 못하면 사망률이 대단히 높아 50% 이상은 죽는 병
입니다. 그것을 극복하고 적절한 처치를 하신 정확한 판단, 주
변의 따뜻한 도움, 격려가 좋았던 것 같습니다. 마지막으로 지
주막하출혈에는 <세이겐>이 효과가 있다는 예는 전국적으로
많습니다. 마침 재작년에도 동경에서 몇 개월이나 의식이 없었
던 분의 얘기를 들었습니다. 남편 분보다 심한 혼수 상태였던
분으로, 그 분도 <세이겐>을 먹고 급속하게 좋아졌다고 하셨
는데, 그 이유는 3가지로 생각됩니다. 첫 째는 <세이겐>은 두
경내압을 내려 중추성의 혈압을 내리고 재출혈을 막습니다. 두
번째는 수두증의 증상을 좋게 합니다. 세 번째는 세포 그 자체
에 효과가 있다는 것을 생각할 수 있습니다. 죽은 뇌세포는 회
복되지 않지만 <세이겐>에는 죽기 직전의 것은 회복시키는 힘
이 있습니다.

2. 성대암으로 잃은 목소리를 찾았다.

마츠에시
고다니 도시로우(54세)

사회자 : 두 번째는 고다니씨입니다. 본인은 성대암, 아버님은

위암에서 살아나신 체험담입니다.

고다니 : 저는 1994년 2월에 성대에 악성 종양이 생겨서 입원을 했습니다. 레이저 광선에 의한 수술을 받았는데 다행히 전이는 없어 약 2개월 반만에 퇴원하게 되었습니다. 그러나 한쪽 성대가 전부 없어져 전혀 목소리가 나오지 않았습니다. 심각하게 고민하고 있던 중에 1996년 6월 경, 직업상 아는 분이었던 모하라씨의 부인을 만났습니다. 자신도 예전에는 병약해서 오래 자리에 누워 있었는데, 요즘에는 건강해졌다고 했습니다. 지금까지 몸에 좋은 것은 다 먹어봤지만, <세이겐> 만큼 효과를 본 것이 없으니까 이거 한 번 먹어보라며 한 포를 주셨습니다. 바로 뜯어서 입안에 넣자, 아주 맛있어 먹기도 좋았습니다. 앞으로 나도 오래 아플 것 같았고, 병약했던 사모님도 건강을 되찾았기 때문에 저도 바로 회원이 되었습니다. 1포부터 먹기 시작해 점점 복용량을 늘려 갔습니다.

　그 해 8월 제 아버지가 위에 악성 종양이 생겨 병원에 입원을 하였습니다. 그러나 85세라는 노령이기 때문에 폐, 심장, 신장 등의 기능도 나빠져 수술을 할 수 없다고 했습니다. 그래서 약도 주사도 아무 치료도 하지 않았고, 입원만 한 채 있었습니다. 실은 입원 1주일 정도 전부터 아버지에게 <세이겐 알파>를 하루에 6포씩 드리며, 속으로는 <세이겐>에 의지할 수 밖에 없겠다고 생각하고 있었습니다. 6일째 아침에 주치의가 아버님의 내장이 아주 좋아져서 마취과의 허가가 떨어져 바로 수술을 하자고 했습니다. 내시경 검사를 부탁했지만 예전에 찍은 사진을 보여주며 "이런 상태이기 때문에 언제 어떻게 될 지 모릅니다. 내시경은 몸에 부담이 되므로 하지 맙시다."라고 했습니다.

수술이 끝나고 우리들은 설명을 들으러 의사 선생님 방에 갔을 때 예전 사진에서 봤던 하얗게 여기 저기 부풀어 오르고 출혈이 있었던 것을 상상하고 있었습니다. 그렇지만 절제 부분은 깨끗한 분홍빛으로 아마추어가 봐도 아주 나쁜 것으로는 보이지 않았습니다. 나쁜 곳은 어디냐고 묻자 선생님은 핀셋으로 조금 딱딱해진 1cm 정도의 종양을 잡고 "원래는 전체 적출을 하려고 했는데 수술 전 예상보다도 많이 좋아졌기 때문에 4분의 1은 남겨 두었습니다."라고 했습니다. <세이겐>이 고쳤다고 누나가 큰 소리로 말하며 저와 눈을 마주쳤습니다.

　그리고 난 후 <세이겐>에 대한 저의 생각도 변했고, 사람과 얘기할 때에는 자신감이 생겼습니다. 오랜만에 만난 친구나 <세이겐>을 통해 알게 된 동료들에게 "요즘 소리가 나오네." 라는 얘기를 가끔 듣습니다. 오늘은 조금 소리가 갈라지지만, 평소 회화, 전화 응대 등은 전혀 힘들이지 않고 합니다. 오래 지속된 고혈압도 고쳤습니다. 아버지도 재작년에 미수연을 했고, 내년이면 만 90세가 되십니다. 이것도 <세이겐> 덕분이라고 가족 모두 감사하고 있습니다. 앞으로도 평생 <세이겐>과 더불어 잘 지내겠습니다.

사회자 : 고다니씨 소리가 나오게 되어서 정말 다행입니다. 이 체험에 대해서는 히라이시 선생님에게 좋은 말씀 부탁드리겠습니다.

히라이시(히라이시 클리닉 원장) : 오늘은 소리가 갈라진다고 말씀하셨지만, 평소에는 분명 기타지마 산로씨처럼 멋있는 목소리가 아닐까 생각합니다.(장내 웃음) 후두암과 성대암에 걸리신 분이 이렇게 확실히 말씀하시는 것을 보고 깜짝 놀랐습니다. 일반적으로는 목에 스피커를 넣거나 고생하시는 분이 많으십니다. 장치 없이 그냥 억양을 넣어서 말씀하실 수 있는 것은 정말 대단합니다.

　그리고 아버님에 대해서인데, 이화학연구소 발표에도 있었던 것처럼 암도 상처처럼 대단히 빨리 낫는 것은 <세이겐>의 덕분이라고 생각합니다. 원고에는 부인에게도 비밀로 하고 담배를 피우셨다는 항목이 있었는데(장내 웃음) 고다니씨는 살짝 빼놓았습니다. 목숨도 건지고 목소리도 돌아왔으며, 아버님도 이렇게 건강해지셔서 미수를 바라보십니다. 이런 대단한 가족이시니까 담배는 이것을 계기로 딱 끊으시라고 하고 싶습니다. 분명 부인도 걱정하실 겁니다. 분명 환자 본인이 가장 힘들었겠지만 보이지 않는 곳에서 걱정하신 분들을 위해서라도 방심은 금물입니다. 꼭 담배는 끊읍시다. 대신에 <세이겐>을 드십시오. 오늘은 정말 고다니씨의 멋진 목소리에 감동했습니다. 정말 감사합니다.

사회자 : 이번에는 자혜의대에서 병리학을 연구하고 계신 운텐 선생님의 설명을 듣도록 하겠습니다.

운텐(자연의학 임상예방연구소 상담의) : 고다니씨의 경우 성대 악성 종양이라는 후두암의 한 종류입니다. 암은 위로는 머리부터 뇌종양, 설암, 후두암, 폐암, 방광암, 자궁암 등 몸의 구석구석 어디에나 생깁니다. 왜 암이 생기는지에 대해 말씀 드리자면, 우리 몸을 구성하고 있는 세포 안의 유전자 변화에 의해 생긴다고 할 수 있습니다. 그럼 왜 유전자가 상처받냐 하면 외부로부터의 자극이 가장 큰 원인입니다. 최근에는 방사선으로 머리의 림프구를 한 번에 없앨 수도 있습니다. 후두암의 경우는 담배, 술, 하루 종일 이야기를 많이 하는 다변(多辯)이 큰 원인이 됩니다. 그리고 환경이 나쁜 미개발 지역에선 더러운 것을 입에 넣은 자극에 의한 것이 많습니다. 민족적으로 후두암이 많은 것은 담배와 술을 많이 하는 라틴계 민족입니다. 그러므로 고다니씨의 경우도 담배가 의심스럽습니다. 암에는 표면적인 상피암과 내부적인 선암이 있는데, 상피암인 경우가 많습니다. 상피암은 방사선으로 고치는 방사선 요법으로 시술하는 경우가 많은데, 방사선을 너무 많이 쏘이면 정상적인 세포에 손상이 갈 위험성이 있습니다. 예를 들어 폐암의 상피암을 고치기 위해 방사선을 너무 쐬면 위에 구멍이 뚫릴 수도 있습니다. 최근에는 배우인 가치아라씨의 경우 후두암이 생겨 방사선을 쏘였는데, 너무 쏘여서 대량 출혈로 죽은 적이 있습니다. 방사선은 이렇게 조금만 쏘여도 부작용이 생깁니다. 그러므로 고다니씨가 소리가 나오도록 회복된 것은 놀라운 일이 아닐 수 없습니다. 이것도 하나의 창상 치유 촉진작용이 아닐까 생각됩니다.

3. 간암이 사라졌다.

요나고시
아키다 타다시(69세)

22, 3년 전에 몸에 피로를 느껴 평소 진찰해 주시던 이웃에 사는 의사 선생님에게 검사를 받았는데, 간 기능 수치가 평균

보다 너무 높다고 하셨습니다. 그래서 그 후 정기적으로 혈액 검사를 하면서 투약 치료를 약 10년 간 계속해 왔습니다.

1900년에 돗토리의대병원에서 검사를 받았을 때 C형 만성 간염이라는 진단을 받았습니다. 당시에는 인터페론이 대단히 효과가 있다고 들었기 때문에 의사 선생님과 상담했더니, 추천해주신 것이 강력 미노파겐 C라는 주사였습니다. 바이러스와 몸이 싸우면서 조절해 준다고 하셔서, 몸의 상태가 나쁠 때는 일주일에 월, 수, 금으로 주사를 맞았습니다. 저는 매월 간 기능 검사를 했고, 3개월에 한 번 초음파 검사를 했으며, 연 1회 위 내시경 검사와 CT도 찍었습니다.

그런데 1994년 받은 검사 결과, 위 내에 폴립이 3개가 생겼다고 했습니다. 의사 선생님은 폴립이 3단계에 접어 들어 빨리 잘라내는 것이 중요하다고 세 번이나 강조하셨지만, 저는 수술할 마음이 나지 않았습니다.

1996년에 <세이겐>을 처음 접하게 되었는데, 체질개선연구회로부터 조금 더 복용량을 늘려보라는 권유를 받고, 즉시 <세이겐 골드> 3포에서 <알파>를 3포를 더 복용하기 시작했습니다. 주사도 병행하면서 꾸준히 복용한 결과 반 년만에 놀랍게도 폴립은 없어져 있었습니다. 정말 놀라웠습니다. 이건 보통 물건이 아니라는 확신이 들었습니다.(강한 어조로) 몸 상태도 신기할 정도로 좋아졌고, 안색도 좋아졌습니다.

단지 간 기능 수치인 GOT 수치가 내려가지 않는 것이 걱정이었습니다. 1998년 9월 15일에 간장에 1cm 크기의 종양이 발견되어 바로 입원하게 되었습니다. 그 때는 <세이겐>을 먹고, 주사도 맞으면서 3년을 지내왔는데 어째서 그런 걸까 하는 생각이 들어 <세이겐>을 의심하기도 하였습니다. 그러나 폴립도 없어졌는데 복용량이 적어서 그럴거라는 생각이 들어, 하루에 <세이겐 알파>를 7포, <골드>를 13포씩 복용하기 시작했습니다. 10월 9일 재검사 결과 종양은 아직 남아 있었지만, 초음파 검사에서는 발견되지 않았습니다.

이렇게 계속 복용하면 내 신체 리듬에 맞춰 <세이겐>이 이물을 제거해주는 작용을 할 거라고 생각한 뒤로는 스트레스도 받지 않게 되었습니다. 저는 식욕도 왕성해졌고 배변도 매일 늘어,(웃음) 화장실에 가는 것이 두렵지 않게 되었습니다. 같은 병실의 환자가 "항상 안색이 좋아, 정말 환자야?"라며 물어서 <세이겐> 이야기를 하였더니, 같은 병실의 환자 2명이 <세이겐>을 복용하기 시작했습니다.

최종 검사가 10월 25일에 있었습니다. 검사 1주 전부터 <세이겐 알파>를 22포, <골드>를 13포씩 먹고 기다렸습니다. 30분 정도 예정이었지만, 4번의 수정으로 2시간 가까이 걸렸습니다. 종양은 어떻게 되었냐는 질문에 파편같이 아주 작아졌다는 대답이 돌아왔습니다. 그래서 10월 31일 퇴원하였고, 다음해 2월, 5월, 11월에 검사를 받았지만 이상은 없었습니다.(장내 박수) 이제 <세이겐>은 저에게 있어서 일상에서 빼놓을 수 없는 필수품입니다.

사회자 : C형 간염으로 고생하신 경험이 있는 이토 선생님에게 좋은 말씀 부탁드립니다.

이토(이토 외과 원장) : 우선 축하드립니다. 같은 병의 길을 걸어온 동지로서 경의를 표합니다. 간장의 바이러스성 질환에는 A, B, C, D가 있고, 일본에서 문제가 되는 것은 A와 B와 C형입니다. A형은 경구 감염으로 음식물에서 시작됩니다. A형 간염은 예전에 유행성 황달로 불리기도 했었고, 당시에는 심한 증상의 간염만 피한다면 자연 치유되었습니다. 수십년 전에는 B형 간염이 센세이션을 일으킨 적이 있었습니다. 그러나 현재는 수혈 체크, 예방 주사가 있어, 유아기의 모자 감염 이 외에는 거의 문제가 되지 않습니다. 감염 초의 중증 간염은 아직도 주목을 받고 있습니다. 문제는 가장 많은 非A, 非B형 간염이라고 일컬어지는 간염입니다.

저도 수술 장갑이 없던 1945년에 수술을 하다가 환자를 통해 바이러스 감염된 적이 있습니다. 알코올 간염이라고 생각했었지만 C형 간염이었습니다. 1992년에 가족이 강제 입원시켜야 했을 때에는 이미 간경변 단계였습니다. 나빠진 저의 안색을 보고 미우라씨가 <세이겐>을 가져다주어 먹게 된 것이 <세이겐>과 인연을 맺게 된 계기였습니다. 저는 인터페론 주사를 반년 간 맞았지만, 바이러스 감소는 보이지 않았습니다. 그 때 생각하게 된 것이 "C형 간염과 사이 좋게 지내자."였습니다. 통계적으로 혈소판이 적어지거나, GOT, GPT수치가 내려가지 않으면, 간경변에서 간암으로 진행될 확률은 높지만, 모든 케이스가 그렇다고 할 수는 없습니다. 불운으로 아키다씨는 간암이 생겼습니다. 확인 진찰하지 않았기 때문에 확정 진단을 드릴 수는 없지만, 간암이 하루 30포의 <세이겐>으로 사라졌습니다.

외과의를 하고 있으면 많은 환자들이 죽음을 맞이합니다. 그 슬픔을 보면서 환자의 심리, 삶과 죽음을 생각해왔지만, 자신이 병에 걸렸을 때 처음으로 교과서에는 없는 것을 배우게 되었습니다. 교통사고와 같습니다. <세이겐>은 건강한 사람도 소량 섭취하면 좋고, 병에 걸렸을 때는 집중적으로 먹는 게 좋다는 것이 저의 경험에서 내린 결론입니다.

위의 폴립에 관해서 말해보자면, 염증성인 폴립일 경우 자연적으로 사라지는 경우가 있습니다. 대장의 폴립도 사라지지만 발암율이 무척 높습니다. 위의 폴립에서는 발암율이 낮지만, 3단계라면 저도 마음의 준비를 하시라고 말했을 것 같습니다. 이것이 없어졌습니다. <세이겐>의 힘이란 것이 얼마나 대단합니까?

마지막으로 담배에 관한 이야기를 끝으로 마무리하겠습니다. 제 후배의 아버님께서 80세이신데, 담배도 술도 안된다는 젊은 의사의 말을 듣고 기운이 없어졌다고 합니다. 하지만 진찰 결과 "술 한잔 정도라면 좋습니다. 담배도 조금이라면 피셔도 좋습니다."라는 이야기를 듣고는 무척 건강해지셨다고 합니다. 무슨 일이든지 융통성이 없는 것은 절대 안됩니다. 단지 담배는 방금 전의 이화학연구소의 발표처럼 유전자를 파괴하는 작용을 하는 변이성 물질이므로, 살만큼 산 사람들은 관계없지만 젊은 사람들은 안됩니다.

4. 잃은 청각, 소리가 들리기 시작했다.

돗토리시
사카다 고즈에(72세)

사회자 : 청각을 잃고 소리가 없던 삶을 살아온 사카다씨의 수화 발표를 따님의 통역으로 진행하겠습니다.

사카다 : 이렇게 많은 분들 앞에서 말을 해보는 것은 처음인지라 무척 긴장됩니다만, 저의 경험을 한 사람이라도 많은 분들게 들려주고 싶어서 송구스럽게도 이 자리에 섰습니다. 저는 6살 때 홍역을 앓고 난 뒤부터 귀가 들리지 않게 되었습니다. 8살 때인가 9살 때까지는 사람들 말도 귀 근처에서라면 어렴풋이 들을 수 있었지만, 점점 청각이 나빠지면서 초등학교 도중 농아학교로 전학했습니다. 그 때부터 소리의 세계에서 차단되고 말았습니다. 바닥을 두드리거나 몸으로 느끼는 소리는 알 수 있었지만, 그 소리 역시 점점 들리지 않게 되었습니다. 그리고 21살 때에는 대장과 소장이 유착되어 심한 변비에 걸렸고, 좌결장 장폐색 때문에 입원한 후에도 자궁암, 장의 우회수술, 또다시 자궁암 수술을 받았으며, 스트레스가 원인인 위궤양 수술도 받았습니다. 위의 3/4을 잘라내었기 때문에 식사도 몇 회에 걸쳐 나눠 먹었습니다. 이렇게 입원과 퇴원을 총 7회나 반복해야만 했습니다. 그런데도 몸의 상태가 좋아지지 않았기 때문에 비파 잎과 쇠뜨기 잎 등을 달여서 마셔도 보았지만 그다지 몸에 효과는 나타나지 않았습니다.

그러던 차에 지금으로부터 약 4년 정도 전입니다만 사위가 〈세이겐〉을 복용해 보시라고 권해서 하루 3, 4포부터 시작했습니다. 그러자 이전에는 매일 아침 일어날 때마다 무척 힘들었는데, 몸의 상태가 점점 좋아져 어느새 기분 좋게 일어나게 되었습니다. 지금은 매일 하루 6포씩 복용하고 있습니다. 안색도 좋아져 건강해진 저를 보고 주위 사람들이 모두 놀랍니다. 모두 〈세이겐〉을 달라고들 해서 나눠주고 있습니다. 단지 하나 우려됐던 점은 계속적으로 수술할 때마다 수혈을 받았기 때문에 3년 전 검사에서 C형 간염의 우려가 있다는 지적을 받은 점이었습니다.

그리고 또 하나 불가사의한 것은 청각이 변화하기 시작한 것이었습니다. 귀 주위에서 방울의 소리, 물건을 두드리는 소리, 이야기하는 소리가 조금씩 들리기 시작하는 것이었습니다. 60년이나 전혀 소리가 없는 세계에서 살아왔기 때문에 갑자기 여러 가지 소리가 들리기 시작하자 놀랍기도 하고, 기쁘기도 하면서도 무섭기도 한 복잡한 심정이었습니다. 그래도 저에게 있어서 <세이겐>은 소중한 친구이기 때문에 멈출 수는 없습니다. 같은 증상의 장애자 분들에게 권유해서 복용하신 분들도 상태가 호전되어 기뻐하셨습니다. 저는 6살 때까지 들었던 가족의 목소리만을 기억합니다. 손자의 목소리를 들을 수 있게 된다면 그 이상의 행복은 없을 것입니다.

사회자 : 많은 병에 걸리고, 귀가 들리지 않는 힘든 삶의 이야기였지만 매우 밝은 희망이 느껴집니다. 자, 고바야시 선생님 한 말씀 부탁 드립니다.

고바야시(이마이케 내과, 심료내과 원장) : 매우 많은 내용이 포함되어 있지만 어느 한 가지 뺄 것이 없어 한정된 시간에 말을 다 못할 정도입니다. 인간이란 존재는 갑자기 소리가 안들리게 되면 이상한 불안과 정신적인 충격을 받게 됩니다. 성격이 비뚤어진다거나, 내성적으로 변해 적극성이 사라지고, 누군가를 원망하게 되기도 합니다. 사카다씨의 이야기를 들어 보면, 현실을 정면으로 받아 내신 훌륭한 분이라고 생각합니다. 홍역으로 인해 귀가 안 들리게 되어 농아학교에 들어가 거의 소리와 접할 기회가 없게 됩니다. 사용하지 않기 때문에 듣는 기능이 쇠퇴해 버리고 마는 일도 있습니다. 그리하여 소리의 세계를 차단해 버리게 된 것이라고도 생각됩니다. 그러한 상태에서 자신의 기분을 말로서 표현하기 어려운 것이 곧 자신의 감정을 억누르는 습관으로 연결되고 말았기 때문에 자율신경, 내분비 호르몬, 면역계가 떨어져 갑니다. 면역계가 떨어지면 병이 걸리기 싶고 감염되기도 싶습니다. 신경계에서는 내장의 움직임이 쇠퇴해 혈액 순환이 나쁘게 됩니다. 그것에 의한 복부 내의 혈액 순환, 내장의 움직임의 악화로 큰 병이 됩니다. 때문에 유착 변비가 일어나서 장폐색이나 자궁암 같은 복부병이 생긴 것이라고 봅니다. 이것은 호르몬 계통의 균형도 붕괴되어 혈액 순환 악화로 연결되고, 또한 스트레스로 인한 위궤양으로까지 발전된 것으로 볼 수 있습니다. 그러나 위궤양 역시 자연치유력이 떨어졌기 때문에 생겼다고 보여집니다.

수술을 했다고는 하나 본인이 호전되었다고 느끼지 못하는 상황에서도 쇠뜨기나 비파를 달여 마셨던 그러한 긍정적인 자세가 <세이겐>과의 만남으로 연결된 것입니다. <세이겐>은 장내세균의 균형을 잡게 해 대뇌 변록계에서 시상하부, 자율신경계, 호르몬, 면역계를 활성화함으로써 어딘지 모르게 기분이 좋아지게 합니다. 대뇌 변록계에서 감정적인 부분이 상쾌해지기 때문입니다. 그리해서 장 움직임이 좋게 되고, 변비가 자연스럽게 호전되는 것입니다. 감정의 억압이 없어진 것입니다. 당연히 안색도, 호르몬의 균형도 좋아지고, 또 혈액이 정화되어 피부도 매끈매끈해져 회춘하는 것입니다. 다음은 수혈에 의한 C형 간염에 대해서는 확실히 C형 간염 바이러스가 검출되었다고는 하나 그것을 억누르는 면역계가 활발하게 작용해, 간

세포가 활성화되었다고 여겨집니다. 마지막으로 불가사의하지만 청각 신경의 경우, 열 또는 바이러스에 의해서 상당히 손상되었지만, 그것이 회복하기 위해 필요한 물질과 혈액 순환 등이 개선되어 귀가 들리기 시작했습니다. <세이겐> 덕분입니다. 신경 그 자체가 열에 의해 약해졌을지도 모르고, 신경 구멍에 잠복해 방해하고 있던 물질이 빠져 나오지 않았나 예상되며, 이것은 곧 신경이 완전히 망가져 있지는 않았던 것을 의미합니다. 거의 망가져 있었던 것이 회복하는데 힘을 준 것은 신비한 생명체 그 자체의 생명력이었을 겁니다. 그것은 지금도 계속되고 있습니다. 긍정적인 자세와 <세이겐>과의 만남, 이것은 멋진 일입니다.

5. 대형 교통 사고, 너무 쉽게 회복되었다.

마츠에시
요시오카 겐지(67세)

저는 당뇨병 때문에 혈당 수치가 400대를 넘어가며 10년을 고생했습니다. 그러나 3년 전에 <세이겐>을 알게 된 후부터 매일 6포씩 복용하게 되었고, 그 후 한 달 정도 지나자 몸이 매우 편해졌습니다. 게다가 3개월이 지나자 혈당 수치가 거의 130대, 헤모글로빈이 8.1 수준으로 떨어지기 시작했습니다. 평소에는 식생활도 신경쓰면서 매일 만보 걷기를 했습니다. 그런데 작년 7, 8월에는 너무 더워서 걷는 것을 그만 두었습니다.

잊지도 못합니다. 9월 22일, 아직도 잊혀지지 않는 사고가 있었습니다. 오후 7시 30분 경에 자전거로 귀가하던 도중 전조등은 켜져 있었지만, 어두컴컴한 장소를 통과할 때 마침 비가 내리기 시작했습니다. 꽤 굵은 비였기 때문에 안경에 물이 맺히기 시작하면서 앞을 보기가 힘들어졌습니다. 그 때 전방에서 오는 승용차의 헤드라이트 빛이 쫙 얼굴에 비추었습니다. 그 빛이 눈에 들어오는 순간 앞이 캄캄해지면서 아무것도 보이지 않게 되었습니다. 그 때부터가 문제였습니다. 앞 바퀴가 갓길로 떨어져 자전거와 함께 2미터 밑의 도랑으로 떨어졌습니다. 그 때 머리를 강하게 부딪혀 뇌진탕을 일으켜 의식을 잃었습니다. 쇄골 2개, 조골 6개의 골절, 외상성 지주막하출혈, 그리고 왼쪽 가슴은 뼈가 찔러 출혈하고 있었습니다. 검사를 끝내고 ICU 병동에서 일주일 있다가 저는 일반 병동으로 옮겨졌습니다.

그 때 저는 <세이겐>을 하루에 14포씩 늘려 복용하기 시작했습니다. 그러나 검사 결과 혈당치가 285까지 올라가 있어 수술이 불가능했습니다. 혈당치를 내리기 위해 매일 인슐린을 2대씩 맞았습니다. 17일째에 겨우 혈당치가 떨어져서 10월 15일에 수술을 받았습니다. 골절이 되면 심한 고통이 수반된다고 하는데 이상하게도 저는 아픔이 거의 없었고, 식욕도 왕성했고, 안색도 좋았습니다. 그래서 같은 병실에 있던 환자들이 깜짝 놀랐고, 문병오는 사람들도 진짜 환자 맞냐며 의아해 했습니다. 골절 치료는 통상 한 달 이상 걸리는데 저는 수술 후 15일만에 조기 퇴원하게 되었습니다. 의사 선생님도 간호사도 "아프지 않으세요? 정말 아프지 않으신 거에요?"라는 확인을 매일 할 정도로 빠른 회복이었습니다. 최근 3년 간 매일 <세이

겐>을 6포씩 먹어 왔지만, 입원 중에는 하루에 14포씩 먹었는데, 이것이 다 <세이겐>을 덕분이라 생각이 들어 고마운 마음뿐입니다.

사회자 : 스포츠 선수들을 많이 진찰하고 계신 히라이시 선생님, 한 말씀 부탁 드립니다.

히라이시(히라이시 클리닉 원장) : 요시오카씨는 혈당이 400에서 3개월만에 130대로 떨어졌지만, 정상치에 비해서는 아직 높은 편입니다. 당뇨병을 계기로 <세이겐>을 복용하시게 된 것이 행운이셨던 것 같습니다.

저의 경험상 조골 골절이 가장 많이 발생하는 원인은 자전거입니다. 작년 6월, 밤 중에 디자이너인 야마모토 칸사이씨가 자전거에서 굴러 숨을 쉴 수가 없다고 전화를 했습니다. 그래서 급하게 가보니 엎어진 자세로 전혀 움직이지 못하고 있었습니다. 여러분 자전거에서 굴러 다쳤을 때에는 우선 심호흡을 해보십시오. 조골이 부러졌으면 심호흡을 할 수 없습니다. 또 폐에 찔리는 경우도 가끔 있습니다. 사실 칸사이씨는 조골이 3개 부러졌고, 그 중 하나가 폐를 찔러 출혈을 하고 있었습니다. 몸 안에 검은 보랏빛의 피로 피하 출혈을 일으키고 있었습니다. 조골에 찔린 폐에서 샌 공기가 피부와 근육 사이에 차 있었습니다. 이것을 피하기종이라고 합니다. 그렇게 되면 구급차를 불러서 입원하는 것이 좋지만, 시간적으로 어려울 때에는 당황하지 않는 것이 우선입니다. 엎드린 채 자다가 다음 날 의사에게 가면 조골이 부러져 있는가, 폐를 찌르고 있지는 않은가를 바로 진찰해줍니다.

조골 6개가 한꺼번에 부러지고, 쇄골도 부러져 외상성 지주막하출혈까지 일어나는 경우는 흔치 않은 일로 조금만 더 심했으면 죽음을 눈앞에 둘 만큼 위험했습니다. 제가 요시오카씨께 꼭 드리고 싶은 말은 "앞이 보이지 않을 때에는 서커스를 하는 게 아니니 자전거를 타지 마십시오."(회장 웃음과 박수). 결국은 서둘러 회사에서 집으로 돌아간 것이 한 달 걸린 꼴이 되었으니 그런 때에는 서두르지 맙시다. 얼마 전 제가 학창 시절부터 아껴왔던 도요타 자동차 럭비부의 센바라는 선수가 교통 사고로 숨을 거두었습니다. 스포츠 선수도 사실 <세이겐>을 많이 복용하고 있습니다. 쿠보타 럭비부, 도요타 럭비부, 게이오 럭비부 등등. 부상으로 선수 생명이 끝나는 일도 많기 때문에 선수 한 사람 한 사람이 스스로 <세이겐>을 챙기고 있습니다. 스포츠를 하다가 다치게 되는 것은 운동 특성상 피할 수 없는 일이지만, 여러분은 사고에 휘말리지 않도록 주의를 기울여 주십시오. 여러분은 <세이겐>과의 인연으로 매우 건강하실 거라고 믿습니다만, 생명의 소중함을 다시 한번 마음 속으로 되새기면서 올해도 소중한 하루 하루를 보내시기를 바랍니다. 저희들도 노력하겠습니다.

2000 CMC 포럼

1. 공포의 상악암, 지금은 흔적도 없어...
2. 난치병 사르코이도시스도 극복할 수 있었다.
3. 당뇨병이 순식간에 차도를 보였다.
4. 유방암 전이로 하반신 마비가 걸을 수 있었다.
5. 자기면역성 간염을 극복하며...

사회자 : 쿠스모토 사장

코멘트 닥터
이토 스기오 : 이토 외과 원장
데무라 히로시 : 니시신주쿠 플라자 클리닉 원장
운텐 센카즈 : 자연의학 임상예방연구소 상담의
고바야시 아키히코 : 이마이케 내과, 심료내과 원장
이시카와 노리코 : 신세이 클리닉 원장
히라이시 키쿠 : 히라이시 클리닉 원장

1. 공포의 상악암(上顎癌), 지금은 흔적도 없어....

홋카이도
야마기시 슈쿠코(남동생 64세)

사회자 : 처음 시작은 야마기시씨가 일 때문에 오시지 못한 동생을 대신해서 동생이 상악암을 겪은 얘기를 발표해 주시겠습니다.

야마기시 : 건강했던 남동생이 작년 9월부터 잇몸의 이상을 호소하였고, 다음 달에는 감기에 걸려 얼굴의 반이 부어 오르기 시작했습니다. 이비인후과에서는 감기에 의한 축농증이라며 항생제를 먹였지만, 전혀 붓기는 빠지지 않았습니다. 그래서 큰 병원에 갔더니 상악암 판정을 내렸습니다. 우리들은 부모님을 암으로 잃었습니다. 아버지는 상인두암(上咽頭癌)이셨으나 수술도 해보지 못하시고 비참한 최후를 맞았습니다.

저는 건강 식품에는 관심이 없었던 동생에게 살아주길 바라는 마음 하나로 <세이겐>을 권했습니다. <세이겐 골드>를 하루 5포부터 시작하여 서서히 15포로 늘려 먹였습니다.

제 동생은 11월 말에 입원해서 항암제가 직접 암에 전달되도록 하는 수술을 받았습니다. 관자놀이로 파이프를 통과시켜 항암제를 흘려 보내는 장치를 사용했는데 입 안으로도 흘러 넘치기 때문에 보통 심한 구내염을 앓게 된다고 했습니다. 식사도 전혀 할 수 없게 된다고 들었지만, 제 동생은 식욕도 떨어지지 않았고, 머리카락도 빠지지 않았습니다. 코발트 방사선에 의한 부작용도 전혀 없었습니다.

그런데 붓기가 빠지자 코발트 광선이 얼굴의 정상적인 부분에 닿는 것을 막아주는 얼굴 덮개가 맞지 않게 되어, 의사 선생님이 다시 고정시키려고 하던 중 파이프가 어긋나 버렸습니다. 계속 통증이 없었는데 그 때는 밤새도록 심한 통증이 계속되었습니다. 동생은 다시 얼굴이 부어오르기 시작했기 때문에 결국 파이프를 떼고 항암제 흡입은 중지하고, 코발트 광선만 사용했습니다. 이 때부터 <세이겐 골드> 10 ~ 15포에 알파 5포를 추가했습니다. 그렇게 했더니 <세이겐> 덕분인지 동생은 설날을 집에서 보낼 수 있을 정도로 호전되었습니다.

1월 말 드디어 대수술을 하게 되었습니다. 의사 선생님은 "위턱은 떼어내야 할 것 같습니다. 볼 안의 암은 안쪽에서 제거해 허벅지 피부를 이식하고, 눈 밑은 뼈가 약하기 때문에 깎다가 안구가 빠질 우려가 있습니다. 눈 주위에 암세포가 있으면 한쪽 눈은 제거해야 합니다."라고 했습니다.

그러나 수술은 7시간 예정이었지만 4시간 만에 끝났을 뿐만 아니라, 위턱도 그대로였고, 볼에 피부 이식도 하지 않았습니다. 눈 아래가 조금 얇아져 눈은 처졌지만 안구도 빠지지 않았습니다. 그 날은 상태가 안좋기는 했지만 3일 후가 되자 잘 벌려지지 않는 입으로 토스트와 빵을 우유에 적셔서 두 개나 먹었고, 삶은 달걀과 바나나도 먹었습니다. 의사 선생님도 놀랄 정도의 식욕을 보였으며, 통증도 전혀 없었던 것 같습니다.

2월 말 동생은 망막 박리를 일으켜서 안과 전문병원으로 옮겨 수술을 받았습니다. 이 수술도 성공적으로 끝나 통증 없이 순조롭게 회복되어 퇴원했습니다. 음악이 직업인 동생은 수술하고 얼마 동안은 피아노를 칠 때 왼쪽 팔을 떼기가 힘들다고 말했습니다. 그러나 지금은 힘찬 연주도 완벽하게 합니다. 게다가 밥도 한 그릇 가득 먹습니다.

　인상은 조금 나빠졌지만 간신히 건진 목숨, <세이겐>을 동반자 삼아 건강하게 살길 바랍니다. 그리고 동생과 같은 병을 앓고 있는 사람들을 진심으로 응원하고 싶습니다.

사회자 : 외과 명의로 수술 경험이 풍부하신 이토 선생님께 좋은 말씀 부탁드립니다.

이토(이토 외과 원장) : 현재는 상악암이 두경부암(頭頸部癌)의 전문 영역이지만, 예전에는 외과에서 치료했습니다. 저도 대학병원 시절 8번 집도한 경험이 있지만, 살아나신 분은 2분 뿐이었습니다. 생존율이 낮았던 이유는 조기 진단을 하기 어렵다는 점과 지금처럼 뛰어난 치료법이 없었기 때문입니다. 야마기시씨 동생분의 비디오를 보고 말씀을 들어 보면, 조기에 발견되지도 않은 동생 분께서 흔적도 찾기 어려울 정도로 깨끗하게 나은 것을 보면 격세지감을 느낍니다.

　상악암은 발병수가 적은 암으로 발병하는 곳은 상악동(上顎洞), 즉 비강(鼻腔)의 바깥쪽 위턱뼈 안에 있는 동공입니다. 여기에 염증을 일으키거나 고름이 생기는 것이 축농증입니다. 상악동과 비강은 연결되어 있으며, 내벽은 점막이므로 상피성(上皮性) 악성 종양, 즉 암이 발생할 수 있습니다. 상악암은 초기에는 증상이 없으므로 조기 진단이 힘듭니다. 진행되면서 축농증을 동반한 증상이 나타나기 때문에 의사는 우선 항생제를 사용합니다. 그렇지만 잘 호전되지 않고, 좋아지더라도 바로 악화되거나 볼이 붓고 아파오기 시작하면 상악암을 의심해 정밀 검사를 합니다. X-ray, CT, MRI의 화면 진단에서 특정 소견이 있는 경우에 진단을 내립니다. 그리고 상악동 조직 검사를 해서 암세포를 증명해 확정을 내립니다.

　야마기시씨의 동생 분은 볼이 붓는 심한 축농 증상을 보였습니다. 조기 암은 아니었지만 다행스럽게도 현대 의학으로 치료 가능한 시기에 진단이 내려졌습니다. 상악암 치료의 세 가지 방법은 외과 수술과 방사선, 항암제입니다. 예전에는 방사선 치료는 효과가 뛰어나지 못했고 부작용도 심했습니다. 항암제를 전신에 투여하는 것도 거의 효과가 없어 주로 외과 수술로 치료했습니다. 현재는 방사선도 국소적으로 집중 투사시키고, 항암제도 상악 동맥에 관을 통해 국소 주입시켜 암을 축소시킨 후에 수술을 합니다. 또한 흉터가 남지 않도록 성형외과 의사가 참가해 통합적인 치료를 하는 시대가 됐습니다.

　여러분께서는 야마기시씨가 투병 중에 경험했던 <세이겐>의 효과와, 항암제 그리고 방사선의 부작용이 경미했던 점을 주목해 주시길 바랍니다. <세이겐>의 임상 효과는 기초 연구를 하고 계신 미즈타니 선생님의 연구진이 이것을 밝히는데 매우 고생을 하실 정도로 범위가 넓습니다. 여러 가지 질환에 효력이 있다는 것이 밝혀지고 있지만, 현재는 건강 식품의 범주를 벗어나지 못하는 것이 아쉬울 따름입니다.

　저는 은퇴한 전직 외과 의사로 암전문의입니다. 하지만 오늘은 수술 후에 <세이겐>이 회복을 촉진시켜 주는 효능과 방사선과 항암제, 인터페론 등에 의한 부작용의 경감 작용에 대해 널리 알리고 싶습니다. 저는 8년 전 발견된 C형 간염으로 몇 년 밖에 살지 못 할 것이라고 생각했습니다. 지금 이 자리에 설 수 있는 것은 <세이겐>의 간세포 재생촉진작용 덕분입니다.

저는 복용한 후 인터페론 부작용의 감소에 놀랐습니다. 지저분한 얘기이지만 방귀 냄새가 없어졌고, 우울증과 식욕 부진으로부터 해방되어 다시 건강해졌습니다. 그 때문에 유산균 종류에 관심을 갖게 되어, 유산균 생산물질이 장내세균 개선 뿐만 아니라 면역력과 호르몬 밸런스, 장해 조직 개선, 나아가서는 세포의 항상성 유지에 효과가 있다는 것을 알았습니다.

2. 난치병 사르코이도시스도 극복할 수 있다.

군마현
고토 히로노리(28세)

저는 소개 받은 대로 현재 사르코이도시스라는 병에 걸려 있습니다. 가정 의학에서는 면역 이상에 의한 폐질환이라고 하며, 후생성에서는 특정 질환으로써 난치병으로 지정되어 있는 병입니다.

저는 미용사로 연 1회 건강 검진을 받고 있으며, 의무적으로 폐 X-ray 촬영을 해야 합니다. 1998년 2월 갑자기 X-ray 사진에 사르코이도시스라는 것이 나타났습니다. 지역 병원에서 많은 검사를 받았고, 실험용 쥐처럼 취급 받은 적도 있었습니다. 아무튼 인구 10만 명에 1명 걸린다는 희귀한 병이라고 했습니다. 제 경우 증상은 결핵과 비슷한 마른 기침을 했으며, 심한 때는 먹은 음식을 토할 정도로 숨이 막혀 왔습니다.

여러 사람들과 상담해 봤지만 돌파구를 찾지 못하던 중 유산균 생산물질 모임인 체질개선연구회에 참가했던 어머니가 <세이겐>을 먹어 보라고 추천해 주었습니다. 하루 20포씩 먹어야 한다고 했지만, 경제적인 부담이 커서 15포씩 먹었습니다. 약에 대한 부작용에 대해서도 들었기 때문에 스테로이드는 거부하고 오직 <세이겐>만을 복용했습니다.

한 달만에 기침이 딱 그치고 비정상이었던 대사 능력이 돌아온 것처럼 느껴졌습니다. 현재는 3개월마다 X-ray 촬영과 혈액 검사를 하며 경과를 지켜보고 있습니다. 서서히 폐의 염증도 낫기 시작했습니다.

여러분도 난치병으로 고생하는 분들을 격려해 주시길 바랍니다. 저는 어머니의 격려로 힘을 냈습니다. <세이겐>은 병이 있는 사람에게 힘을 주는 최고의 무기입니다. 저도 <세이겐> 덕분에 완치되는 것을 포기하지 않고, 병과 싸울 의지가 생겼습니다. 마지막에는 박멸 선언을 하고 싶어서 지금도 매일 복용하고 있습니다.

사회자 : 난치병과 <세이겐>의 관계, 어려운 설명이겠지만 데무라 선생님께 부탁드리겠습니다.

데무라(니시신주쿠 플라자 클리닉 원장) : 안녕하세요. 니시신주쿠 플라자 클리닉 원장인 데무라입니다. 고토씨의 경험담은 대단히 감동적이었습니다. 사르코이드라는 것은 고기라는 의미로, 사르코이도시스는 여러 가지 장기에 고기 덩어리(육아종)가 생기는 전신 질환입니다. 원인은 밝혀져 있지 않습니다. 고토씨처럼 폐에 생기는 경우가 가장 많고, 집단 검진에서 자주 발견됩니다. 기침과 가래가 피부에 결절을 생기게 하는 경우도 있습니다.

전국에서 연간 2천 명 정도 밖에 발병하지 않는 희귀한 병으로 후생성에 난치병으로 지정되어 있습니다. 단 그렇게 나쁜 병은 아닙니다. 병의 증상은 1 ~ 4기로 나눌 수 있는데, 고토씨의 경우는 2기 ~ 3기 초기 정도로 보입니다. 스테로이드는 확실히 효과가 있지만, 사용해야 하는지의 여부는 경계 영역에 있습니다. 전혀 치료를 받지 않고 나을 가능성도 있었다고 보여집니다.

왜 스테로이드 대신에 <세이겐>이 작용한 것인가? 제가 쓴 '슈퍼 서플리먼트 유산균 생산물질을 향한 도전'이라는 책 속에도 여러 병에 대한 코멘트가 있습니다. 사르코이도시스는 병 자체가 원인 불명이기 때문에 어려운 부분이 있습니다. 한 가지 말할 수 있는 것은 이 병에는 면역이 관계되어 있다는 것입니다. 육아종에 모이는 T 림프구라는 면역 세포에 <세이겐>이 작용해 면역력을 상승시키는 것이 아닐까 생각합니다. 또한 당연히 <세이겐>이 온 몸의 상태를 좋게 했다는 것은 예상 가능합니다.

기침은 폐 안에 있는 안지오텐신 변환효소(ACE)가 하나의 원인으로 추정됩니다. 고토씨와 같은 증상에선 이 ACE 수치가 높았기 때문은 듯 합니다. 이것을 낮추는 ACE 저해작용이 <세이겐>에 있다는 것은 이미 고혈압에 효과를 보인 조직 구조로 인정 받았습니다.

"병은 마음에서 비롯된다."라는 말이 있는 것처럼 고토씨는 병에 지지 않으려는 정신력이 있었습니다. 정신력이 강하면 면역력이 높아집니다. 웃음과 눈물도 면역력을 높여줍니다. 그리고 비디오에 등장하는 훌륭한 어머님! 어머니는 강하지만 자상하다! 고토씨는 어머니에게 두 번 생명을 받았습니다. 확실한 생명의 원천을 받은 것이라고 생각합니다.

사회자 : 다른 측면인 병리학의 입장에서 운텐 선생님에게 설명을 듣도록 하겠습니다.

운텐(자연의한 임상예방연구소 상담의) : 저는 임상 실험은 거의 하지 않기 때문에 기초 연구 측면에서 얘기하겠습니다. 우선 사르코이도시스는 폐문의 림프선이 부어 정맥을 거쳐 목의 림프, 허벅지의 윗부분인 서혜부가 붓습니다. 눈의 경우는 포도막염, 피부의 경우는 결절성 홍반, 또 오래된 흉터가 빨갛게 되는 반흔 침윤이 일어납니다. 아직까지는 원인 불명이라고 하지만 짐작 가는 것은 있습니다. 그것은 몸에 녹지 않는 물질, 즉 이물질입니다. 사르코이도시스에서 생기는 육아종은 빨간색을 띤 젤리 형태로, 이것을 분해하면 단백질인 콜라겐이 많습니다. 이것이 육아종을 형성하는 것입니다. 콜라겐을 만드는 직접적인 원인은 섬유아 세포로, 이 섬유아 세포를 자극하는 것을 T 림프구라고 합니다. T 림프구는 몸에 녹지 않는 물질에 의해 자극받습니다. 요전에 있었던 의료 사고에서 몸에 거즈를 넣은 것을 잊어버려서 거기에 육아종이 생겼던 적이 있었습니다.

최근에는 후생성 연구반의 혼마 선생님의 발표에서 프로피오니박테리움 아크네스라는 균이 체내에 있으면 사르코이도시스가 발생하기 쉽다는 것이 밝혀져 화제가 되었습니다. 이 균이 있으면 그곳에 T림프구가 집중되어 섬유아 세포를 활성화시킵니다. 그렇기 때문에 원인균을 억제시키고 퇴치할 좋은 균을 늘리면 좋은 결과가 나올 것이라고 예상됩니다.

고토씨의 증상은 그렇게 나쁘지 않았던 것 같습니다. 앞으로는 몸에 녹지 않는 물질을 조심하셨으면 좋겠는데, 특히 직업상 머리카락 등이 걱정됩니다. 가능하면 마스크를 쓰고 자신의 몸을 보호할 필요가 있습니다. 요점은 원인 물질이 무엇인가가 포인트입니다.

다행스럽게도 고토씨는 초기 단계이기 때문에 계속해서 균이나 이물질에 주의하면서 <세이겐>을 복용하시길 바랍니다.

3. 당뇨병이 순식간에 차도를 보였다.

군마현
아라이 요시코(60세)

사회자 : 다음은 아라이씨로 당뇨병과 고지혈증을 앓았던 체험담입니다.

아라이 : 재작년 12월 제게 생활 습관성 병이 발견되었습니다. 총콜레스테롤 261, 중성지방 156, 공복시 혈당치 116. 딱히 이렇다 할 증상은 없었지만, 재검사 결과 헤모글로빈 A10 수치가 6.7로 당뇨병 진단을 받았습니다. 서둘러 하루 20단위, 즉 1,600kcal의 식이 요법을 실시하며, 매월 혈액 검사를 받았습니다. 백혈구 수치도 3,700으로 낮아서 경과를 지켜보기로 했습니다.

일과 인간 관계에서 오는 스트레스로 10년 전부터 단 것을 많이 먹었던 것이 원인이 된 것일까요? 위장이 나빠서 살이 찌지 않았던 제가 10kg이나 체중이 늘고, 방광염, 위장 장애, 요통, 등골에 묵직한 느낌의 아픔 등을 느껴 병원에 다니는 일이 많아졌습니다.

당뇨병에 걸리고부터는 식이 요법은 물론, 하루 2km 정도 걸었지만 혈당 수치는 내려가지 않았습니다. 작년 7월 식후 2시간이 경과한 시점에서의 혈당 수치는 140, 헤모글로빈A10은 6.5였습니다. 체중은 6kg 줄었지만, 몸은 나른하고 걸음걸이가 무거웠습니다. 그리고 요통, 어깨 결림, 등이 짓눌리는 아픔, 방광염 등이 악화되었습니다. 의사 선생님을 찾아가자 경계선에 가까운 수치기 때문에, 아주 높은 사람처럼 갑자기 내려가지는 않는다고 하셨습니다.

그런 와중에 친구가 <세이겐>을 소개해줘서 시험 삼아 하루 2포씩 먹어 보았습니다. 1개월 정도 먹었더니 왠지 몸이 좋아지는 것 같았습니다. 저는 납득하기 전에는 행동하지 않는 성격인데도 <세이겐 골드>를 하루 4포씩 본격적으로 먹기 시작했습니다.

작년 8월부터 올해 1월까지 식후 2시간이 경과한 시점에서의 혈당치는 140 전후였고, 헤모글로빈 A10도 5.9 전후였습니다. 체중은 4kg이나 줄어 발병 전으로 돌아갔습니다. 약 1년 만에 검사한 건강 검진에서도 고지혈증에 관해서는 총콜레스테롤 228, 중성지방 93이었고, 공복시 혈당도 98, 헤모글로빈 A10은 5.9였습니다. 거의 좋아진 수치였지만 백혈구 수치만은 2,600으로 1년 전보다 더욱 낮아져 한 달 후에 재검사를 받아야 한다는 진단이 나왔습니다.

그래서 체질개선연구회 회원에게 상담을 받고, 하루에 <세이

겐 골드〉 10포, 알파 5포로 복용량을 늘렸습니다. 자연의학 임상예방연구소에서는 제철 야채를 많이 섭취하는 것이 좋다고 했기 때문에 10종류의 야채, 과일이 들어간 주스를 매일 200cc씩 마셨습니다. 그러자 한 달 후 받은 재검사에서 백혈구 수치가 5,100으로 올라갔습니다.

  그 후부터는 식사 스트레스를 줄이고 싶었기 때문에 당뇨병을 염두에 두면서 식사는 하지만 주식 이외의 식품을 계량하는 것은 그만 두었습니다. 결과적으로 식사량은 별로 늘지 않은 것 같았습니다. 또 〈세이겐〉도 〈골드〉를 하루 6포로 줄였지만, 몸 상태에 맞추어 양을 늘리기도 했습니다. 피곤해서 움직이기 힘들 때도 〈세이겐 골드〉를 2포 먹으면 금방 괜찮아집니다. 2월부터 9월까지는 간식의 제한도 완화되었지만, 식후 2시간이 경과한 시점에서의 혈당치는 105, 6.2였던 헤모글로빈 A10은 9월 경부터 5.8로 일정했습니다.

  지금은 식이 요법과 운동, 거기에 〈세이겐〉을 병행하고 있습니다. 혈당치가 개선된 1년 동안은 홈닥터가 있는 곳으로 달려가는 일도 없었습니다. 백혈구 수치에 다소 불안한 마음은 있었지만, 매월 혈액 검사에서 채혈 시간이 단축되거나, 졸졸 나오는 깨끗한 피를 보면 놀랍습니다.

  저는 당뇨병을 앓던 중 〈세이겐〉을 알게 되어 진짜 건강이 무엇인지 알게 되었습니다. 앞으로는 당뇨병에 잘 맞춰가면서 충실한 생활을 보내고 싶습니다

사회자 : 많은 분들에게 해당되는 얘기인데, 병의 경계선을 조금 뛰어 넘는 당뇨병에 대해서 고바야시 선생님에게 좋은 말씀 부탁드립니다.

고바야시(이마이케 내과, 심료내과 원장) : 아라이씨의 경우 분명 시작은 경계 상황이었습니다. 총콜레스테롤은 좋은 콜레스테롤과 나쁜 콜레스테롤을 모두 측정한 것이므로 220까지가 정상 범위이지만, 200정도가 이상적입니다. 아라이씨의 261이라는 수치는 식이 요법과 운동 요법 등으로 관리할 수 있는 범위일 것입니다. 콜레스테롤은 밤에 만들어지므로 식사는 자기 3시간 전부터는 하지 않고, 콜레스테롤이 많은 식품과 기름진 음식, 단 것을 피하면 나아질 수 있습니다. 중성지방은 150이 간신히 정상 수치 안에 드는데, 156이라면 조금 높습니다. 역시 식이 요법과 운동 요법 등을 해야 합니다.

공복시의 혈당치는 100정도를 유지했으면 하지만, 이것도 116으로 식이 요법과 운동 요법이 필요합니다. 식사의 총량은 몇 kcal가 필요한 것인가? 아라이씨의 경우는 하루 20단위로, 한 단위가 80kcal이므로 1,600kcal가 됩니다. 필요량을 지켜 한 번에 많이 먹는 것이 아니라 조금씩 자주 먹어 주면 혈당치는 안정적으로 됩니다.

사실 당뇨병이 무서운 것은 혈당 수치의 변화입니다. 때에 따라 200을 넘기도 하고 60을 밑돌기도 합니다. 이러한 변화가 있으면 정신적으로도 불안정한 상태가 되므로 몸이 피로해집니다. 다소 높더라도 수치는 안정적인 것이 중요합니다. 아라이씨의 헤모글로빈 A10, 즉 한 달 간의 평균 혈당은 6.7입니다. 그렇게 나쁘지는 않지만 정상 수치를 되찾기 위해서는 매월 혈액 검사를 해서 혈당 관리를 하는 것이 필요합니다.

백혈구 수치는 3,700입니다. 사람에 따라서는 2,000, 반대로 1,000이라도 정상인 경우가 있습니다. 크게 신경 쓸 필요는 없지만, 4,000~9,000이 기준입니다.

　당뇨병의 원인은 일과 인간 관계에서 오는 스트레스 때문입니다. 스트레스에 대한 내성은 스트레스를 받고도 얼마나 분출시키는 힘이 있는가에 달렸습니다. 일일이 적이라 치부해 싸우며 극복하는 사이에 피로가 오는 것입니다. 마음 편히 흘려보내는 것이 중요합니다.

　굉장히 성실하고, 걱정을 사서하며, 불안을 크게 느끼는 사람이 당뇨병에 걸리기 쉽습니다. 인간은 불안해지면 긴장합니다. 흥분 상태가 되면 부신에서 아드레날린이 분비되어 혈당 수치가 일시적으로 올라갑니다. 그렇게 되면 혈당 수치를 내리기 위해 췌장이 열심히 인슐린을 내보냅니다. 어느 쪽이 강한가? 저혈당으로 죽는 경우는 있어도, 고혈당으로 죽는 경우는 없습니다. 결국은 부신이 이기고 췌장은 약해져서 혈당 수치가 높은 채로 있게 됩니다.

　현대인은 아라이씨처럼 경계 영역에서 당뇨병 예비군인 사람이 대단히 많아서 제 클리닉에도 많이 찾아옵니다. 얘기를 나눠보면 모두 성실합니다. "적당히"를 "알맞다"로 생각하는 것이 중요합니다. 살찐 백혈구는 세균과 바이러스가 들어왔을 때 대적하는 능동성이 저하되어, 결국 움직임이 느려지게 됩니다. 게다가 살찐 백혈구는 잘 지치며, 공격력도 약하기 때문에 멍도 잘 낫지 않습니다. 그래서 아무 생각 없이 "살찌고 싶다.", "마르고 싶다."가 아니라 가장 움직이기 편하고 기분이 좋은 자신에게 맞는 적정 체중을 아는 것이 중요합니다. 납득이 되지 않으면 행동하지 않는 성격은 좋은 반면, 불안을 많이 느끼기도 합니다. 그러나 충분히 생각한 후에 한 번 결정하면 누가 뭐라 해도 추진하는 일을 관철하면 됩니다. 이러한 생각이 몸과 마음에 좋은 영향을 끼치고 <세이겐>과 상호 작용도 하면서 몇 배의 효과가 발휘됐을 겁니다. 효과가 있다고 믿는 마음이 중요합니다.

마지막으로 당뇨병은 약과 식이 요법으로 억제되는 것이 아니라, 마음가짐과 평소 생활 습관에 의해서 좌우됩니다. 당뇨병에 잘 적응해 가는 것도 중요하지만, 나을 수 있다는 마음을 가지는 것이 중요합니다. 결국 쾌유되는 것은 자신의 생명력입니다. <세이겐>과 식사 등의 생활 습관은 그것을 돕는 역할을 합니다.

4. 유방암 전이로 하반신 마비가 걸을 수 있었다.

군마현
구리하라 마사아끼/교꼬(57세)

작년 9월 아내가 갑자기 하반신 마비가 되어 급히 입원을 하게 되었습니다. 보행하는 것이 힘들어진 지 겨우 3일 정도였습니다. 검사 결과 유방암의 흉추 전이였습니다. 암 종양 때문에 신경이 압박되어 허리부터 아래로는 감각을 잃었고, 하지를 전혀 움직이지 못해 누운 채로 있었습니다. 방사선 치료를 시작하고 일주일 후부터 아내는 부작용으로 인한 심한 구토로 식사를 할 수가 없었습니다.

아내는 2년 정도 전부터 <세이겐 골드>를 하루 2, 3포씩 먹었던 것 같습니다. 제가 <세이겐>을 안 것은 아내가 입원했을 때 달려온 선배 회원 때문이었습니다. 열심히 형제처럼 많은 개선 사례를 말씀해 주셨습니다. 저는 정보지 '왈츠'를 열심히 읽었고, 특히 <세이겐 알파>에 관심을 가졌습니다. 계속 누워 있는 상태의 아내를 보자, 몸에 효능만 있다면 무엇이라도 먹이고 싶다는 것이 솔직한 제 심정이었습니다. 그래서 <세이겐 알파>를 하루 15포, <골드> 15포, 합쳐서 30포씩 먹이기 시작했습니다.

애당초 가능한 한 많이 복용시키는 것을 목표로 했지만, 방사선 치료의 부작용 때문에 많이 먹일 수는 없었습니다. 생각보다 많이 먹이지 못했다는 초조함 때문에 <세이겐>을 놓고 고민한 적도 있었습니다. 선배 회원과 얘기해 올리고당에 섞거나 꿀에 타거나 하는 등 여러 가지 묘안을 써 봤지만 역시 소용이 없었습니다. 마지막 수단으로는 먹다 남긴 <세이겐>을 발에 바르기로 했습니다. 제 머리 속에는 어떻게든 아내에게 <세이겐>을 주고 싶다는 생각으로 가득 차 있었습니다.

입원한 지 22일째 되는 날, <세이겐>을 복용한 지는 11일째 되는 날이었습니다. 아내가 엄지 발가락을 조금 움직였습니다. 작은 움직임이었지만 그것은 나에게는 큰 기쁨이었습니다. 남아있는 신경 기능을 십분 활용해 최소한 휠체어 생활이라도 시키고 싶다는 저의 바람과 아내와의 공통의 목표를 향해 이인삼각이 되어 노력을 하였습니다. 아내는 지금까지 이상으로 <세이겐 알파>를 믿고 열심히 복용했습니다.

드디어 방사선 치료의 부작용도 극복하고, 32번째 연속 치료를 받았습니다. <세이겐>을 먹은 지 43일째에는 입원 당시

200이었던 부종 마크가 13이 되었습니다. 전신의 세포가 건강해진 것인지, 아내는 식욕도 생겼고, 몸을 움직일 수 있는 범위도 늘어났습니다. 40일 간 재활 치료를 한 끝에 팔 힘만으로 휠체어에 탈 수 있게 되었고, 올해 1월 중순 딱 160일 걸려서 퇴원했습니다.

  선생님께서는 서는 것, 걷는 것은 기대하지 않는 것이 좋겠다고 말씀하셨지만, 퇴원하고 8개월 후 걸을 수 있게 되었습니다.(장내 박수) 이 기적은 스스로 나을 수 있는 원천이 되어 준 <세이겐>을 빼놓고는 생각할 수도 없습니다. 현재는 <세이겐 알파> 15포, <골드> 3포 정도를 유지하고 있습니다. 저희 부부는 <세이겐>과 만날 수 있게 해 주셨던 분들에게 감사하고 있습니다.

사회자 : 부인의 회복력에 대해서 이시카와 선생님에게 좋은 말씀 부탁드립니다.

이시카와(신세이 클리닉 원장) : 굉장한 체험입니다. <세이겐>의 세포를 젊게 하는 힘, 저항력을 만드는 힘, 거기에 보태진 남편의 애정과 간병의 선물일 것입니다.(회장 박수) 같이 힘들어 하는 가족이 있으면 병은 빨리 낫습니다. 남편이 무관심하게 있으면 잘 회복되지 않습니다.

  제가 암에 걸린다면 저 역시 <세이겐>을 많이 먹을 것 같습니다. 다른 영양제이지만 방광암에 걸린 사람이 매일 한 달치 분을 먹고 나았다는 얘기를 들은 적이 있습니다. <세이겐>은 그것 이상의 힘으로 세포를 건강하게 해주고 항암적인 작용도 합니다.

5. 자기면역성 간염을 극복하며...

동경도
나카무라 미나코(52세)

　1997년 12월 말, 친구가 <세이겐>을 먹고 자궁암 후유증이 없어져 건강해졌다는 얘기를 들었을 때 처음으로 <세이겐>을 알게 되었습니다.
　당시 제 코 옆에는 10원 동전 크기의 새빨간 습진이 5년 이상이나 있었기 때문에 피부과를 전전하며 여러가지 약을 써 보았지만 전혀 낫지 않았습니다. 그랬던 것이 <세이겐>을 물에 녹여 아침, 저녁으로 발랐더니, 빨간 것도 가려움증도 사라지고 완치되었습니다. 그래서 계속 복용하기 시작했습니다.
　저는 20년 동안 난치병으로 지정된 만성 간염을 앓고 있었습니다. 넷째를 임신하고 있던 중에 찾아온 빈혈로 출산 후 시청에서 실시 한 빈혈 검사를 받던 중 발견되었습니다. 간장의 수치가 높아서 병원에서 재검사를 했습니다. 간염이었습니다. 의사 선생님께서는 심한 스포츠는 하지 말고, 고단백, 저칼로리 식사를 하고, 식후에는 푹 쉬라고 하셨습니다. 술을 마시는 것도 담배를 피우는 것도 안된다고 하셨습니다. 아이가 4명이나 있으면 피곤한 것이 당연한데 왠지 이해가 가지 않았습니다.
　그 후 4년 동안 정기 검진을 하면서 경과를 지켜봤는데, 넷째 아이가 유치원에 들어가는 해 3월부터 오른쪽 팔목부터 시작하여 왼쪽 팔목, 허벅지, 어깨, 무릎, 발목 등 관절이라는 관절은 모두 아파 왔습니다. 입학식 때에는 혼자서 옷도 입을 수 없었습니다.

　류머티즘이었지만 만성 간염이었던 이유도 있었습니다. 선생님께서 간장에 부담이 가지 않도록 스테로이드 등의 약은 될 수 있는 대로 참아보자고 말씀하셨습니다. 소염제와 통증을 멈추게 하는 약을 좌약으로 받았습니다. 티슈를 뽑는 것도, 빨래집게를 집는 것도 힘이 들었고, 걷는 것, 앉는 것, 화장실에 가는 것, 자는 것조차 힘들었습니다.

　레이저를 이용해 치료하는 기구를 남편이 매일 2시간씩 틀어 주었습니다. 다시 일상 생활을 할 수 있게 된 것은 2년 정도가 지나고 나서부터 였습니다. 심할 때는 세면기 밖으로까지 흘러 나왔던 코피가 통증을 멈추게 해 주는 좌약을 끊자 딱 멈추었습니다.

　하지만 그 후로도 손 끝이 납처럼 하얗게 되고 감각을 잃는 백반증, 타액이 전혀 나오지 않아 목이 붓는 증상 등이 계속해서 생겼습니다. 갑상선과 교원병의 검사도 했지만 이 병은 아니었습니다. 그 때 신문에서 자기면역성 간염이라는 난치병에 관한 기사를 발견했습니다. 만 명에 한 명 발병하는데, 대부분은 여성이라고 했습니다. 제 증상과도 딱 맞아 떨어졌기 때문에 기사를 손에 들고 선생님을 찾아갔더니, 처음으로 자기면역성 간염이라는 진단을 받았습니다.

　그러나 이 병은 치료법도 없고 나을 수도 없었습니다. 정기 검사로 조기 발견, 치료를 해 현상 유지를 할 수 밖에 없는 병이었습니다. 대부분의 건강 식품과 침구 치료, 지압 치료까지 한 후에 알게 된 것이 〈세이겐〉이었습니다.

　악몽 같은 류머티즘이 재발할 지도 모른다는 두려움과 췌장암에 걸릴지도 모른다는 불안감도 있었습니다. 자기면역성 간염을 고치고 싶은 마음 하나로 <세이겐 골드>를 하루에 3포부터 시작해서 서서히 10포, 15포로 늘렸습니다. 7, 8개월이 지났을 때 거기에 <세이겐 알파>를 2포 추가했더니, 호전 반응 때문에 얼굴 등이 빨갛게 부어 올랐습니다. 2, 3개월 후 습진이 조금 진정되고부터 히라이시 클리닉에 다니며 여러 가지 검사를 받았습니다. 20년 간 만성 간염이라는 난치병으로 지정 받아온 저에게 "아무데도 나쁘지 않다. 잔흔은 있지만 괜찮다."라는 진단이 나왔습니다. 처음부터 주치의였던 선생님의 검사 결과도 같았습니다.

작년 그 때까지 무료였던 의료비가 일부 유료가 되었고, 올해부터는 난치병 지정도 없어졌습니다. 20년 동안의 자기면역성 간염이 좋아질 것이라고는 희망 속에서 몸에 폭탄을 안고 있는 듯한 불안으로부터 해방되어 평화로운 제2, 제3의 인생의 막이 열리는 것 같았습니다. 그래서 저는 끝이 보이지 않는 병에 걸리신 분을 격려하고, 건강한 분에게는 병에 걸리지 않기 위한 수단으로써 <세이겐>을 전하고 싶습니다.

사회자 : 나카무라씨를 진찰한 히라이시 선생님에게 설명을 부탁 드리겠습니다.

히라이시(히라이시 클리닉 원장) : 자기면역성 간염이라는 것은 자기면역질환의 하나로 거의 40세 이상의 여성에게서 발병됩니다. 얼굴이 노랗게 되거나, 손바닥이 빨갛게 되거나, 복수를 일으키거나 하는데, 의외로 눈치 채지 못한 채 잠복된 상태로 있게 됩니다. 나카무라씨처럼 신문을 갖고 오거나 책을 읽고 온 환자는 그만큼 자신의 병에 관심이 있어 열심인 사람입니다. 전 그런 분들은 대환영입니다.

　이 병은 조기 발견, 치료가 중요하지만 나카무라씨의 경우는 20년이나 지났으므로 전혀 빠르지는 않습니다. 이만큼 건강해질 수 있었던 것은 <세이겐> 덕분인 것 같습니다. 나은 것이 기적에 가까울 정도입니다. 난치병 지정에서 제외되어 돈은 들겠지만, 다른 사람과 같아졌다고 생각하시고 계속해서 힘내십시오. 유전적인 병이기 때문에 따님에게는 우선적으로 <세이겐>을 먹이시는 것이 좋을 것으로 생각됩니다.

　나카무라씨가 제 외래에 왔을 때는 이미 아무것도 할 것이 없었습니다. 충분히 좋아져 있었고, 자신을 낫게 하는 방법과 사는 법을 잘 알고 계셨습니다. 의사에게 이렇게 편한 환자는 없습니다. 앞으로도 경험을 살려 많은 사람에게 얘기를 전해 주십시오.

　사실 얼마 전 제 환자 중 한 분이 돌아가셨습니다. 근력이 쇠퇴해가는 병으로 저한테 왔을 때는 목 밑으로는 거의 움직이지 못하는 상태로 휠체어를 타고 있었습니다. 아라가씨의 타계 후 소개를 해 주셨던 테라모토씨로부터 받은 편지에는 "생전에 아라가씨는 사형을 선고받은 것처럼 삶을 포기했었는데, 지옥에서 부처님을 만난 듯하다. (중략) <세이겐>으로 살 수 있는 희망이 생겼다고 기뻐했습니다."라고 써 있었습니다. 힘든 인생에서도 항상 생글생글 웃는 아라가씨를 저는 존경하고 있습니다. 그 용기와 의지를 본받아서 앞으로도 열심히 살려고 합니다. 여러분도 꼭 주위 사람들을 도와주십시오.

사회자 : 듣는 사람에게 용기를 주는 감동적인 체험담과 적절한 코멘트였습니다. 장내가 하나가 되어 분위기가 무르익었습

니다. 생명력이 있어야 병을 극복할 수 있습니다. 그러나 중요한 것은 <세이겐>은 어디까지나 건강 식품이라는 것을 잊지 말아 주셨으면 하는 것입니다.

2001 공개토론회

1. 악성 뇌종양의 재발을 극복
2. 인슐린 의존형 희귀한 당뇨병을 극복
3. 약년성 관절 류머티즘, 만성 사구체신염을 극복
4. 악성 림프종으로 이난 힘든 화학 치료를 극복하였다.
5. 한쪽 폐로도 폐활량이 1,100까지 회복되었다.

사회자 : 쿠스모토 사장

코멘트 닥터
고바야시 아키히코 : 이마이케 내과, 심료내과 원장
히라이시 키쿠 : 히라이시 클리닉 원장
데무라 히로시 : 신주쿠 플라자 클리닉 원장
이토 스기오 : 이토 외과 원장
운텐 센카즈 : 자연의학 임상예방연구소 상담의
이시카와 노리코 : 신세이 클리닉 원장

1. 악성 뇌종양의 재발을 극복

시마네현
와타리 노리코(35세)

저는 1995년 5월 26일 셋째를 출산하고 육아 휴가 중인 1년간을 아이 키우는 일에 푹 빠져 매진할 생각이었습니다. 그런데 매일 귀 안이 막히는 듯한 느낌이 들었고, 자도 피로가 풀리지 않았으며, 자주 소변을 보는 등 몸이 찌뿌드드 했습니다. 저는 30살을 넘어 출산했기 때문이라고 생각하며, 수유 중인 아이가 1살이 되면 전신 검사를 받을 예정이었습니다.

9월에 둘째가 중이염에 걸려 이비인후과에 갔습니다. 제 귀도 검사를 받았는데 이상이 없다고 했습니다. 그런데 집으로 돌아오는 운전 중 갑자기 의식을 잃어 큰 사고가 날 뻔했지만, 상대편에 차가 없어 다행이었습니다. 응급실에서 검사를 했더니 아들은 이상 없다고 해서 저는 안도의 한숨을 쉬었습니다. 그러나 며칠 뒤 받은 CT 검사에서 저는 뇌종양 판정을 받았습니다. 양성이라고 보여지지만 젊으시니까 수술을 하시는 편이 좋겠다는 의사의 말에 눈앞이 깜깜해졌습니다. 가족의 격려에 힘입어 10월에 수술을 했습니다. 병리 조직은 악성으로 방사선 치료, 항암제 치료를 2개월 간 하기로 했습니다.

그 때 어머니의 친구 분이 방사선 치료 전에 먹으면 지치지 않는다고 〈세이겐〉을 소개해 주셨습니다. 입원 중 2개월 간 매일 3포씩 먹었는데, 정말 항암제 치료에 의한 식욕 저하도 없이 무사히 퇴원할 수 있었습니다. 퇴원 후에는 〈세이겐〉에 대한 지식이 충분하지 못했기 때문에 먹을 때도 있고 안 먹을 때도 있었지만, 육아 휴가를 끝내고 직장인 가와모토에 있는 보건사로 복귀할 수 있었습니다.

그런데 1995년 1월에 받은 정기 검사에서 다시 재발된 것을 알았습니다. 방사선과 항암제 치료를 했는데도 불구하고 재발한 것에 대한 분함과 허탈감으로 넋이 나간 상태였습니다. 그래서 그 해 2월에 재수술을 했고 3월에 퇴원했습니다. 이 수술을 계기로 정말로 <세이겐>을 마음의 양식이라고 생각하게 되어, <세이겐>에 대한 충분한 지식과 복용 방법 등을 배웠습니다. 이후 하루 3회 <세이겐 골드> 2포와 <알파> 3포씩을 먹고 있습니다. 그 때까지는 일을 끝내고 집에 오면 전신이 나른하고 아이들을 돌보는 것도 힘들었지만, <세이겐>을 먹자 그 피로가 싹 없어지고 힘이 넘치는 기분이 들었습니다.

지금 저는 뇌종양을 확실히 관리하기 위해 3개월에 1번씩 MRI 검사를 받으며 가정과 직장 양쪽 모두에 힘쏟고 있습니다. 앞으로도 <세이겐>을 통해 확실히 힘을 키워서 3명의 아이들을 위해서라도 건강한 엄마가 되고 싶습니다.

사회자 : 정신적인 면에 중점을 두어 치료하시는 심리 치료과의 고바야시 선생님 좋은 말씀 부탁드립니다.

고바야시(이마이케 내과, 심료내과 원장) : 힘든 일을 겪으셨습니다. 뇌종양은 일반적으로 별로 증상이 없습니다. 증상이 나타났을 때는 꽤 진전이 돼 있을 경우가 많습니다. 와타리씨의 경우 귀 안이 막힌 느낌이나 피로가 풀리지 않는 증세가 있었습니다. 빈뇨는 뇌하수체에서 나오는 바조프레신이라는 호르몬의 양을 억제하는 호르몬의 분비가 어떤 이유로 해서 나빠졌다고 생각할 수 있습니다. 종양이 청각 신경이나 하수체의 바로 밑에 있었을 것입니다.

그러나 이러한 증상 자체는 어깨 결림과 우울증, 단순 피로로도 자주 발견됩니다. 방치하면 점점 증상이 악화됩니다. 또는 좋아지고 나빠지는 것을 반복하며 상태가 점점 나빠집니다. 와타리씨의 경우 사고 그 자체는 안 좋은 일이었지만, 머리를 다쳐 출혈을 일으켰을지도 모릅니다. 그렇기 때문에 갑자기 의식을 잃어 뇌 CT를 찍었을 때 뇌종양이 발견된 것은 다행스러운 일입니다.

뇌전문의 선생님의 양성이라고 생각된다는 말도 마음을 편하게 해 주었을 겁니다. 보통 의사들은 악성이 의심되기 때문이라고 말을 하곤 합니다. "생각됩니다"라는 말을 함으로써 결과는 알아보지 않으면 모른다는 사실을 내포해서 안심시키면서도 낙담하지 않는 진단을 하셨습니다.

뇌종양 뿐만 아니라 암이라고 하는 것은 환자에게는 사형 선고와도 같은 느낌을 줍니다. 면역력도 뚝 떨어집니다. 기분도 가라앉고 우울해져 그 때까지 가능했던 일도 할 수 없게 됩니다. 자기 스스로 죽음을 향해 치달아 죽을 준비를 하는 것처럼 행동합니다. 와타리씨도 새까매졌다는 말로 표현하셨는데, 그 당시는 나으려는 마음을 상실했는지도 모릅니다.

그러나 아이들도 있고 해서 힘을 내며 앞으로 나가셨습니다. 수술 후 세포 검사에서 악성이라는 것을 알았지만, 방사선과 항암제 치료를 2개월 간 받았습니다. 단 방사선과 항암제는 효과가 있으면 좋겠다는 생각으로 받는 경우가 많습니다. 항암제도 처음은 효과적이었지만 면역력이 떨어지고, 백혈구 수치도 내려갔습니다. 전신이 지치면 부작용이 생깁니다.

　와타리씨는 유산균 생산물질을 먹어서인지 항암제와 방사선의 부작용을 거의 찾을 수 없었습니다. 식욕 저하와 전신의 권태감, 우울 상태, 백혈구 수치의 저하 등이 생기지 않은 채, 건강한 상태로 항암제와 방사선 치료를 끝낼 수 있었습니다. 다른 암의 임상 예에서도 유산균 생산물질을 섭취하면 기분도 몸도 아주 편해집니다. 투병 생활이 아니라 마음 편히 항암제와 방사선 치료를 받을 수 있습니다. 치료로 몸이 나른해지거나 피곤해지면 점점 나빠지는 것은 아닐까하는 불안감이 몰려와서, 그만큼 면역력은 떨어지게 됩니다. 하지만 <세이겐> 입자는 아주 작습니다. 뇌 안에는 이상한 것을 차단하는 벽이 있습니다만, 이 벽을 통과해 뇌 안에 들어갈 정도로 작습니다. 또 뇌종양에도 작용해 그 증식을 억제했다고 보여지는데 본인은 실감하지 못했습니다. 복용을 하기도 하고 안하기도 했는데 정기 검사에서 재발을 알았습니다.

　지금은 <세이겐>을 계속 복용해서 몸도 편해지고 기분도 좋아졌습니다. 이렇게 되면 면역계도 향상되어 뇌종양 재발의 위험성도 줄어들게 됩니다. 나아가서는 암세포가 전신에서 거의 사라져 일상을 즐겁게 보낼 수 있는 날도 올 것입니다. 뇌종양 발병은 본인의 건강 뿐만 아니라 정신적인 면도 포함해 일상생활을 돌아보는 찬스가 됐습니다. <세이겐>을 만난 것, 사고를 당한 것까지도 실은 운이 좋았습니다. 그리고 <세이겐>을 열심히 먹고 있는 것은 굉장히 바람직합니다. 스스로를 위해서도 아이들을 위해서도 지금까지 이상으로 즐겁게 사시길 바랍니다.

2. 인슐린 의존형 희귀한 당뇨병을 극복

오카야마현
히가시 교코(52세)

사회자 : 두 번째는 오카야마현의 히가시씨입니다. 인슐린 의존형이라는 희귀한 당뇨병을 앓았습니다.

히가시 : 저는 지금으로부터 13년 전에 돌발성 인슐린 의존형 당뇨병이라는 판정을 받았습니다. 너무나 청천벽력같은 말이었지만 원인은 외과 치료를 받았을 때 항생 물질을 대량 투여했기 때문이라고 했습니다. 의사의 실수였습니다. 전신이 쇠약해져 감기균이 췌장까지 도달해 랑겔한스섬의 베타 세포까지 죽인 것입니다. 병원으로 옮겨졌을 때 혈당치가 900을 넘어 다시 사는 것은 기적이라고 했습니다.

체력은 이전의 100분의 1로 떨어진 것 같았고 항상 피로했습니다. 저혈당과 싸우면서 재입원도 합병증도 없이 11년 째가 되던 가을이었습니다. 미음도 넘기지 못할 정도로 건강 상태가 나빠져서 죽음을 예감하고 최후를 맞이하게 될 재입원을 준비하고 있었을 때였습니다. 1995년 10월 11일, 선배로부터 걸려 온 한 통의 전화가 생각해 보면 제 운명의 갈림길, 즉 <세이겐>과의 인연의 시작이었습니다. 야스오카 선생님의 뜻을 계승하고 있다는 얘기에 믿을만하다는 직감에 사로잡혀, 입원을 중지하고 이 미지의 물질에 저의 모든 것을 맡긴 것입니다.

그 날 중으로 <세이겐 골드> 3포를 먹자, 다음 날 잠에서 깨기도 수월했고 정신을 차리자 혼자서 화장실로 가고 있었습니다. 혼자서는 걸을 수 없었던 저였습니다. 중증이었던 변비도 해소되어 공복감이 밀려와 부엌에 가서 아침을 재촉했더니 가족들이 놀랐습니다. 어쨌든 몸 안의 세포가 촉각을 다투며 활성화되어 가는 것을 느낄 수 있었습니다.

  날마다 체력과 정신력이 향상되어 장시간 나가는 것은 이르다고 들었지만 몸으로 직접 느껴보고 싶었습니다. 이 물질에 대한 정확한 지식을 얻고 싶은 마음에 체질개선연구회에도 참가해 많은 분들의 체험담을 접하며, <세이겐>에 대한 신뢰는 흔들릴 수 없는 것이 되어 버렸습니다.

  만남, 인연, 그리고 운명의 소중함, 지금의 평온한 마음을 어떻게 감사해야 할지 모르겠습니다. 저는 결심을 하고 2000년 1월 산꼭대기에 있는 제 고향에서 체질개선연구회를 열었습니다. 얼마 전 제 8회를 마친 야스오카 선생님이 말씀하신 정신적인 행복에 조금 가까워진 것 같았습니다. 현재는 인슐린 주사의 양도 줄었습니다. 췌장의 소생은 기적이었다 하더라도 <세이겐>이 자기면역력과 정신력을 키워줬습니다. 게다가 합병증은 자기 책임이지만, 이 큰 시련을 수행으로 받아들여 일상생활을 소중하게 생각하며 살고 있습니다.

사회자 : 그러면 히라이시 선생님에게 좋은 말씀 좀 부탁드립니다. 여러분, 사실은 오늘 선생님이 팀닥터로 계신 가시와 레이솔이 결승전을 치루는 날입니다. 그런데도 불구하고 이곳에 와 주셨습니다.

히라이시(히라이시 클리닉 원장) : 돌발성 인슐린 의존형 당뇨병에 대해 히가시씨에게 사전에 상세한 병력을 들었습니다. 항생 물질을 포함해 5종류의 약을 약 2주 간 먹었다고 합니다.

아주 심각한 백혈병도 아닌데 항생제를 2 ~ 3개 사용하는 것은 드문 일입니다. 이것 때문에 첫 발작에서 혈당치가 900이 나온 것 같습니다. 이 수치로 살아난 사람을 전 본 일이 없습니다. 히가시씨가 대단히 운이 좋은 것입니다. 얼마 안 있어 <세이겐>을 복용하기 시작해 건강해진 것은 정말 대단히 다행한 일입니다.

　당뇨병은 예비군을 포함해 일본인에게 가장 많은 생활 습관병의 하나입니다. 제 환자 중에도 많이 있습니다. 저는 혈당치가 150을 넘으면 고민하지 않고 <세이겐>을 권하고 있습니다.

　히가시씨처럼 심각한 경우도 포함해 원래 당뇨병인 사람은 나른해 하고, 밤에 물을 많이 마시기도 합니다. 소변은 단 냄새가 나고, 갈색이었던 경험을 갖고 있습니다. 이런 분에게 <세이겐>을 소개할 때는 저녁 식사 후 잠들기 전까지 사이에 2, 3포를 한 번에 먹을 것을 권하고 있습니다. 4, 5일 정도 먹으면 밤에 목이 마르지 않게 되는 등의 변화가 생깁니다. 소변의 색이 정상에 가까워지고, 양도 줄어들며, 거품도 줍니다. 본인이 갑자기 건강해진 것 같은 다시 살아난 듯한 느낌이 듭니다. 히가시씨가 말씀하신 것처럼 세포 한 개 한 개가 활력을 얻은 것처럼 느끼는 것입니다. 대단히 효과가 뛰어나 증상이 개선되지 않은 분은 거의 없습니다. 저도 처음에는 건강해진다는 생각을 심어준 다음에 여러 검사와 치료를 하고 있습니다.

　히가시씨의 말씀 중에 만남과 인연과 운명의 소중함, 그리고 평온한 정신이라는 내용이 있었습니다. 저도 우연히 <세이겐>을 알게 되어 여러분을 만나게 되었습니다. 항상 <세이겐>을 애용했기 때문에 건강해져 일도 충실히 할 수 있다고 느끼고 있습니다. 여러분도 자신의 마음과의 대화를 소중히 해 보시면 어떻습니까?

히가시씨는 산 속에 살고 계셔서 우리들이 왕진하는 것도, 본인이 동경이나 오사카까지 치료를 받으러 다니는 것도 불가능합니다. 그럼에도 불구하고 어떤 의사보다도 훌륭하게 자신의 병을 고쳤습니다. 다시 말하면 <세이겐>은 명의이고, <세이겐>만한 명약은 없다는 생각이 듭니다.

지금쯤은 카시와 레인솔의 선수도 시합 시작 준비를 하고 있을 겁니다.(장내 웃음) 저는 어제 부원장님께 <세이겐>과 비타민B, C, E를 배합한 히라이시 특별 영양제를 만들어, 그것과 마늘 주사와 함께 주고 왔습니다. 덧붙여 올 해는 요미우리와 게이오, 구보타, 도요타의 럭비부 등 <세이겐>을 먹고 있는 팀은 우승 또는 자기 최고 기록을 세우고 있습니다.

저도 환자에게 <세이겐>을 권할 때마다 히가시씨의 평온한 산간 풍경을 생각하겠습니다. 그리고 앞으로도 열심히 하겠습니다.

3. 약년성 관절 류머티즘, 만성 사구체신염을 극복

오사카
도요타 게이코(딸 12살)

사회자 : 다음은 오사카의 도요타씨로 생후 9개월부터 많은 병과 싸워 온 따님과의 애정이 담긴 체험담입니다.

도요타 : 이번 봄에 중학생이 된 딸은 생후 9개월부터 입원과 퇴원을 반복하면서 5살에 약년성 관절 류마티스, 6살에는 만성 사구체신염이라는 두 개의 난치병 판정을 받았습니다. 그 후로도 간 기능 장애, 위궤양, 방광염, 마비성 질환, 아토피성 피부염 등 병은 계속 늘어만 갔습니다.

시판되는 제품들을 딸에게 이것 저것 먹여봤지만 효과가 없어 힘들어할 때 한 제품과 만나 극적으로 회복되었습니다. 이것으로 모든 것이 좋아질 수 있다고 딸과 함께 기대했지만, 아토피만은 조금도 나아지지 않았습니다.

얼굴에서 다리까지 전신을 붕대로 감아 한 걸음도 밖에 나가지 못하고, 변함없이 입원과 퇴원을 반복하는 희망없는 나날들이 계속되었습니다. 기대가 컸던 만큼 실망은 절망으로 변해 딸은 안절부절 못했습니다. 성격까지 변해 버려 우울증으로 집안에만 틀어박혀 있으면서 가정 내 폭력으로까지 치달았습니다. 매일 "왜 낳았어?", "태어나고 싶지 않았어.", "죽여줘!"라고 소리치며, 가까이 와서는 옷을 잡고 늘어지며 저를 원망하곤 했습니다.

그러던 중 작년 1월에 <세이겐>을 알게 되었습니다. 이번만은 제발이라고 기도하는 마음으로 먹였는데, 맛있다고 좋아하며 <세이겐>을 먹는 일이 제 딸에게 즐거움이 된 것 같았습니다. 아토피도 현저하게 개선되어 5월에는 수영하게 되었고, 6월에는 포기했던 수학 여행에도 참가할 수 있게 되었습니다. 희망을 갖고 시작하니 자신감도 생기고 침착함도 돌아왔습니다. 히라이시 선생님이 만드신 <세이겐>이 들어간 크림을 바르니까 스테로이드로부터 탈출하는 것도 비교적 쉬웠습니다.

또 운텐 선생님께서도 약을 보내 주셨습니다.

 이번에 체험 발표를 하는 것을 망설였던 저를 격려하고 용기를 준 사람은 다름아닌 바로 우리 아이였습니다. 자신의 체험으로 도움이 되는 사람이 있다면 도움을 주라고 하며 참가하라고 했습니다.

 아토피와의 싸움은 계속되고 있지만 나날이 좋아지고 있습니다. 무엇보다 기쁜 것은 마음의 회복입니다. "죽여줘"라고 말한 것은 "살려줘"라는 외침이었던 것 같습니다. 그것이 언제부터인가 "태어나서 다행이야.", "낳아 줘서 고마워."라는 말로 변하니 이렇게 기쁜 일이 없습니다. 존경하는 마츠다 선생님, 항상 많은 배려와 애정에 감사 드립니다. 또 <세이겐>을 소개해주셔서 감사합니다.

사회자 : 이 체험에 대해서 니시신주쿠프라자 클리닉의 데무라 선생님에게 좋은 말씀 부탁드립니다.

데무라(니시신주쿠 플라자 클리닉 원장) : 따님의 병 때문에 얼마나 고통 받으셨을지 도요타씨의 심정을 생각하니 마음이 무거웠습니다. 따님은 생후 9개월부터 12살인 지금까지 셀 수 없을 정도로 많은 병원을 다녔고, 난치병까지 경험을 했고 또 그것을 극복했습니다.

 약년성 류머티즘은 대단히 희귀한 병입니다. 미국의 류머티즘학회의 정의에 따르면 6살 이하 때 발병하면 60일 이상을 여러 가지 증상에 시달린다고 합니다. 그리스어로 "흘러가다"란 의미의 류머티즘은 무언가 나쁜 것이 머리에서 몸 안, 특히 관절을 비롯한 여러 장기로 흘러 들어가는 것이라고 들었습니다. 뼈와 힘줄, 피부 등 콜라겐이라 일컬어지는 부분에 퍼지는 류머티즘은 사실은 콜라겐병입니다.

바로 얼마 전 제가 이사장으로 있었던 일본 내분비학회에서 면역의 대가인 기시모토 타다지 선생님(오사카대학 학회장)이 류머티즘에 대한 특별 강연을 하셨습니다. 류머티즘은 면역 세포에서 나오는 사이트카인, 그 중에서도 선생님께서 발견하신 인터로이킨6(IL6)의 과잉 발현으로 일어난다고 합니다. IL6에 대한 항체를 만들면 고칠 수 있다는 것이 요지였습니다. <세이겐>도 면역력을 높여서 류머티즘에 작용한다고 보여지는데, 빠른 시일 내에 제 1선 의학과 <세이겐>이 하나가 되면 금상첨화일 것 같습니다.

만성 사구체신염이라는 신장염과 간 기능 장애에 대해서는 자기면역구상에 의한 병으로 자주 교원병과 결합해 합병증을 일으키는 것입니다. 지금 완치되지 않은 것은 아토피성 피부염입니다. 생활 환경의 변화에 의한 현대병입니다.

미즈타니 선생님과의 공저로 '슈퍼 서플리먼트 유산균 생산 물질을 향한 도전' 안에도 썼지만 항상 말하고 있는 것으로 <세이겐>은 마음과 몸 양쪽에 다 효능이 있다는 것입니다. 방에 틀어박혀서 죽여달라고 외쳤던 딸이 지금은 도요타씨의 체험 발표를 응원할 정도로 180도 바뀌었습니다. 정말 대단한 일입니다. 가족을 비롯한 주위 분들의 노력에 진심으로 경의를 표합니다.

아토피성 피부염 환자는 니시신주쿠 플라자 클리닉에도 전국에서 많이 오십니다. 중증인 분도 클리닉에서 독자적으로 만든 <세이겐>이 들어간 콜라겐 드링크와 <세이겐>이 들어간 크림(증상별)으로 고치고 있습니다. 또 면역력이 <세이겐>으로 인해 어느 정도 높아졌는지 간단하게 조사하는 방법도 있습니다. 백혈구 전체의 증가, 거기에 과립구에 대한 림프구의 증가를 보면 알 수 있습니다. 갱년기인 분은 여성 호르몬과 골밀도 체크도 가능하니까 상담하십시오.
사회자 : 정신적인 고통에 대해서 심리내과 의사이신 고바야시 선생님에게도 한 말씀 부탁드리겠습니다.
고바야시(이마이케 내과, 심료내과 원장) : 우리들을 덮친 장애와 고난, 병 등의 문제는 당사자의 극복하려는 의지와 가족의 적극적인 협조로 극복할 수 있는 것입니다. 도망치지 않고 정면으로 부딪치면 해결할 수 있다는 것이 저와 제 클리닉의 기본방침입니다.

도요타씨는 처음 이 체험 발표에 임하기까지 이런 큰 무대에서 얘기한다는 것에 대해서 망설였습니다. 스스로 갖고 있는 힘을 억누르는 마음이 컸습니다. 분명히 굉장히 용기가 필요한 일이지만 더욱 자신을 믿고 인정하는 것이 중요합니다. 그 기회를 따님이 만들고 지켜 주었습니다. 멋진 일입니다. 따님이 있어야 어머님이 계시고, 어머님이 계셔야 따님도 있습니다. 함께 인간적으로 성장하는 계기로써 이 병이 있었습니다. 이 병을 통해 배웠기 때문에 자신을 제대로 바라볼 수 있는 것입니다.

가정 폭력과 등교 거부를 하는 아이는 낳아달라고 부탁한 적 없다고 소리치며 자주 부모에게 화풀이를 합니다. 타인의 책임으로 돌리려고 하는 것입니다. 아이니까 받아들일 준비가 안된 것도 힘든 것도 압니다. 하지만 자신 때문에 생긴 병이든 아니든 스스로 책임지고 문제를 처리해야 한다고 생각하는 것이 바람직합니다. 그런 용기를 가지면 자신은 물론 누구도 비난하지 않게 됩니다. 부모도 또한 협력은 하더라도 "네가 극복할 수밖에 없어."라는 입장에서 대해야 합니다.

따님은 이후 아토피도 충분히 극복해 그 일로 큰 자신감을 얻을 수 있었을 것입니다. 동시에 어머님도 인격적으로 한층 더 큰 사람이 되셨을 겁니다. 두 분 모두 자신을 사랑하고 소중히 해야 하는 것을 배워가면서 성장합니다. 그 모습을 기대하며 응원하고 싶습니다.

4. 악성 림프종으로 인한 힘든 화학치료를 극복하였다.

오사카
츠키모리 가츠미(64세)

저는 현재 64살이지만 건강한 편이입니다. 그러나 1998년부터 건강이 나빠져 아내의 권유로 <세이겐>을 하루에 2, 3포씩 먹기 시작했습니다. 10월 경 식사 전후로 위가 아파서 근처의 위장 전문병원에서 진찰을 받았습니다. 결과는 위장 장애가 아니었고, 비장이 부어 있기 때문이라고 했습니다.

비장은 몸 안에서 혈액을 여과하는 역할을 하는 곳으로 어른은 아이와 달리 떼어내도 문제는 없다고 합니다. 다른 병이 없으면 바로 완치된다고도 들어서 저는 쉽게 생각했습니다.

오사카의과대학 부속병원의 외과에서 먼저 진료를 받았고, 다음에는 혈종내과에서 진찰을 받고 12월 20일 입원했습니다. 거의 매일 CT, MRI, 혈액 검사를 받았습니다. 1월 중순 경부터 복부를 촉진해도 입원 당시와 달리 심한 통증은 없었습니다. 이상하다고 생각하는 사이에 몸이 쇠약해졌고, 체중도 10kg이나 빠졌습니다. 이 때부터 <세이겐>을 하루 10포로 복용량을 늘렸습니다.

  2월 4일 무사히 수술을 마쳤는데, 그 결과 비호지킨 악성 림프종이라는 진단이 내려졌습니다. 저는 비장과 췌장 반을 적출했는데 암은 완전하게 제거되지 않았다고 했습니다. 항암제 치료 이 외에 살 수 있는 길은 없다고 해서 2개월 후부터 치료를 시작했습니다. <세이겐> 덕분에 열도 나지 않았고, 토하지도 않았고, 식사도 맛있었으며, 걱정했던 부작용도 없었습니다.

  그러나 6월 중순, 더 독한 화학 요법이 저를 기다리고 있었습니다. 백스타라는 기계를 이용해서 제 몸에서 줄기 세포액을 채취했습니다. 6월 말에 일시적으로 퇴원을 하였고, 10월 중순에 재입원해 줄기 세포를 주입했습니다. 이번에는 무균실 안에서 <세이겐 골드> 7포, <알파> 8포, 총 15포를 매일 먹었습니다. 이번에도 부작용으로 힘든 것도, 감염도 없이 퇴원할 수 있었고, 몸이 쇠약한 것도 서서히 회복되었습니다. 투병 생활에 힘이 되어 준 것이 바로 <세이겐>이었습니다.

사회자 : 그러면 외과 수술 경험이 풍부하신 이토 선생님께 설명 부탁드립니다.

이토(이토 외과 원장) : 악성 림프종은 전신의 림프 조직에서 발생하는 혈액암의 일종으로, 병리조직학적으로는 호지킨형과 비호지킨형으로 나뉩니다. 양쪽의 임상 실험 결과는 약간 다르지만 일본은 후자가 많고, 츠키모리씨도 비호지킨형으로 상당히 진행된 상태였다고 추정되며, 나을 수 있었던 것은 <세이겐>과 부인의 힘이 컸던 것으로 보입니다.

 치료 방법은 병이 국소 림프절에 멈추어 있을 때는 적출이 가장 좋습니다. 후치료에는 방사선 치료를 하지만, 일반적으로는 독한 항암제 치료가 행해집니다. 악성 림프종이라고 해도 어떤 림프구에 발생했는가에 따라서 치료 성과가 달라집니다.

 항암제의 부작용에 대해선 여러분도 많이 들어보셨을 거라 생각하는데, 여러 약을 사용하는 악성 림프종은 특별히 더 힘든 것이 있습니다. 츠키모리씨에게는 다행히도 <세이겐>이 있었기 때문에 부작용은 거의 없어서 같은 치료를 받고 심한 부작용으로 힘들어하는 환자들이 보고 놀랐다고 합니다. 또한 줄기 세포 주입 부작용도 거의 없었습니다. 이것은 분명 <세이겐>의 힘이 컸다고 보여집니다.

 이 물질의 임상 효과는 복잡하지만 제가 암 환자를 많이 진료한 입장에서 항암제의 부작용이 <세이겐>으로 인해 놀랄 정도로 경감됐다는 사실을 여러분들이 아셨으면 합니다. 또 바이러스성 간염 등에 사용되는 인터페론 부작용의 감소도 많은 환자들로부터의 얘기 뿐만 아니라 제 자신의 경험도 추가하고 싶습니다.

사회자 : 암 연구 전문가 운텐 선생님께서 병리학의 입장에서 설명해 주시겠습니다.

운텐(자연의학 임상예방연구소 상담의) : 저는 기초 의학 측면에서 악성 림프종을 말씀 드리고 싶습니다. 호지킨스병은 150년 전 토머스 호지킨이라는 사람이 림프절, 즉 겨드랑이와 목의 멍울이 부어 죽는 병을 논문에 발표해, 이후 림프절 종양을 호지킨스병이라고 부르게 되었습니다.

그런데 연구가 진행됨에 따라 림프절에는 여러 가지 세포가 있다는 것을 알았습니다. 예를 들어 T 세포와 B 세포, T 세포와 B 세포가 아닌 것, 단구계 세포, 확장 세포 등, 한 마디로 악성 림프종이라고 해도 실은 몇 십종의 병이 있습니다.

특히 비호지킨성 악성 림프종은 대단히 많습니다. 앞에 예를 든 T 세포와 B 세포, 단구계 등은 모두 비호지킨성입니다. 대비되는 호지킨스병의 특성은 세포의 크기에 있습니다. 현미경으로 분석하면 보통의 세포의 크기가 약 20마이크론인데 반해, 50마이크론으로 2, 3배가 큽니다. 핵이 2, 3개 있는 경우도 있습니다.

가슴의 종격 부위부터 서서히 퍼지는 호지킨스병은 일반적으로 방사선을 국소적으로 쏘이면 효과가 나타납니다. 비호지킨성의 경우는 위와 비장, 목의 편도선, 후두부 등 여기 저기에 생기고, 퍼집니다. 비장 림프절에서 혈액과 골수에까지 퍼져서 덮칠 수도 있는 것입니다. 이렇게 퍼져나가는 것은 방사선 치료를 힘들게 할 뿐만 아니라 병의 증상을 악화시키는 주요 원인이 됩니다. 또한 바르키리노스라고 해서 3cm 이상의 큰 암이 있으면 역시 예후는 나빠집니다.

악성 림프종으로 사망하는 직접적인 원인은 감염입니다. 츠키모리씨도 감기 같은 감염성 병에 걸리지 않도록 평소에도 두꺼운 옷을 입는 것이 중요합니다. 다행히도 <세이겐>은 체력을 증강시켜 주므로 두꺼운 옷과 <세이겐>을 잘 챙기시길 바랍니다.

5. 한쪽 폐로도 폐활량이 1,100까지 회복되었다.

시즈오카현
이토 게이코(66세)

저는 폐결핵으로 30년 전에 왼쪽 폐 전체를 적출하고, 늑골 5대를 정형 수술 받았습니다. 다량으로 출혈을 했기 때문에 7,200cc를 수혈받아야 했습니다. <세이겐>을 먹기 전까지 폐활량은 600 정도였는데, 공기가 빠진 것 같은 목소리는 상대가 걱정을 할 정도여서 일 년의 2/3는 집에서 동면하는 것 같은 삶이었습니다. 나름대로 보조 식품과 오장에 좋다는 허브를 먹었지만, 나이를 먹으면서 건강에 대한 불안은 커지기만 했습니다.

1997년 6월 지인의 권유로 처음으로 체질개선연구회에 참가했습니다. 그러나 앞뒤가 꽉 막힌 저는 하마마츠 회장에 가기 전까지 안 산다는 말을 연발했습니다. 그 때의 강사는 운텐 선생님이었는데 그 때까지 저는 단순히 필요한 영양소를 먹으면 된다고 생각했습니다. 하지만 장 운동과 장내세균의 밸런스가 얼마나 중요한가를 알고 나서 완전히 <세이겐>의 매력에 마음을 사로잡혔습니다. 180도 변한 모습에 남편과 가족들에게 웃음거리가 될 정도였습니다.

7월 회원이 되고 나서 처음에는 <세이겐 골드>를 하루 3포씩 먹었고, 3일째에는 6포로 늘렸으며, 현재는 <알파> 3포를 추가해 총 9포를 먹고 있는데, 컨디션에 따라 복용량을 조절하고 있습니다. 몸 안의 장 속을 상상하면서 건강함에 감사하며 먹고 있습니다. 또 파스에 <세이겐 골드>를 발라 목과 가슴에 붙이기도 합니다. 아침과 밤에는 마루에서 하루 일과인 복식 호흡을 합니다. 체질개선연구회에도 매월 시즈오카 뿐만 아니라 나고야와 동경까지 거뜬하게 갈 수 있게 되었습니다. 지금은 가족이 모두 <세이겐> 애용자가 되었습니다.

얼마 전에는 니시신주쿠 플라자 클리닉의 소개로 동경여자의대에 가서 여러 가지 검사를 했습니다. 600이었던 폐활량은 1,100까지 회복되었습니다. 한쪽 폐만으로는 더할 나위 없는 몸으로 아무데도 이상이 없었습니다.

요즘은 <농업용 세이겐>으로 무농약의 가정용 채소밭을 가꾸고 있습니다. 60여년만에 감기도 걸리지 않는 건강한 생활을 하고 있습니다. 그래서 저는 <세이겐>과의 인연에 정말로 감사하고 있습니다.

사회자 : 신세이 클리닉 원장님으로 임상 경험이 풍부하신 이시카와 선생님의 설명이 있겠습니다.

이시카와(신세이 클리닉 원장) : 여러분의 체험담을 들으면서 <세이겐>이 있어서 정말 다행이라고 생각했습니다. 결핵은 전쟁 전에는 나라를 망하게 하는 병이라고 할 정도로 유행했습니다. 산업혁명으로 방직공업이 시작되자 대기 상태는 나빠졌고, 국민들의 영양 상태 또한 좋지 않았습니다. 이러한 요인들로 인하여 결핵은 쉽게 확산되었습니다. 그러나 세계대전이 끝나고 스토마이, 파스, 히도라라는 결핵 특효약이 개발되어 결핵은 사라진 것처럼 보였습니다. 그러나 결핵은 절대 과거의 병이 아닙니다. 현재에도 연간 45,000명 이상이 결핵에 걸리고, 3,000명 이상이 사망합니다. 우리들의 몸은 나이를 먹음으로써 면역력, 즉 저항력이 저하되고 몸이 약해져 감기에도 쉽게 걸립니다. 대기 오염도 심해져 고령층에서 결핵이 많이 발견됩니다. 스토마이, 파스로 어느 정도까지만 고치고 방치해 두는 사람, 천식이라고 집에만 틀어 박혀 있는 사람 중에는 중증인 결핵 환자가 많습니다.

 가래 1ml 속에 몇 천 마리의 균이 있는 경우는 감염력이 강합니다. 그런 사람이 거리를 다니며 결핵균을 뿌리고 있습니다. 균은 직장에도 있고, 병원에서 집단 감염될 수도 있습니다. 폐 안에는 항상 결핵균이 잠복하고 있어 우리를 덮칠 때를 조용히 기다리고 있습니다. 체력과 저항력이 떨어지면 본성을 드러냅니다. 지금은 아무 것도 아니라고 생각해도 균은 폐에 생존해 있습니다.

 그러나 면역력이 확실하고 건강하면 괜찮습니다. 그러면 결핵균은 동면한 채 발병하지 않습니다. 이런 사실을 의식하며 사셨으면 좋겠습니다. 결핵은 젊은 층에서는 적게 나타나지만, 츠베르크린 등이 침투해 걸린 사람도 있습니다. 특히 요즘은 편의점에서 간단한 식사와 라면 등으로 끼니를 때우면 된다는 생각으로 영양을 충분히 취하지 않습니다. 밤낮으로 일하는 사람들도 있습니다. 이렇게 무리를 하면 여성은 생리가 없어져 불임이 되고, 결핵균에 감염되기도 쉽습니다. 당뇨병인 사람과 스테로이드를 사용하고 있는 사람도 주의를 요합니다. 특효약도 결핵균의 저항력이 늘어 예전만큼 듣지 않는 상황입니다. 새로운 약도 나오고 있지만 역시 몸 자체에 저항력을 키우는 것이 중요합니다. 그러기 위해서는 <세이겐>의 도움이 필요합니다.

저도 30살 전후로 결핵에 걸린 적이 있었습니다. <세이겐>은 물론 없었습니다. 의학적으로는 이토씨처럼 폐엽 절제나 5년간 입원을 하라는 진단을 받았습니다. 그렇지만 당시 저는 막 의사가 되었던 시기였습니다. 게다가 아이도 몸이 약했습니다. 여러 종류의 책을 읽고 생선의 간에서 추출한 기름과 우메보시, 그리고 마른 수건 마찰이 좋다는 것을 알았습니다. 그래서 매일 간유를 15cc 정도 마셨습니다. 위에는 안좋지만 결과적으로는 폐를 절제하지 않아도 되었기 때문에 정답이었습니다. 새로운 희망에 불타고 있던 것도 치유력을 높였을 것입니다. 저는 7,8년 전 체력이 저하되었을 때 <세이겐>과 연을 맺었고, 공부하면서 계속 복용했습니다. 그래서인지 지금도 병원을 쉬지 않고 열심히 일하고 있습니다.

여러분도 결핵에 걸리지 않도록 체력과 저항력을 키워 주는 <세이겐>을 드십시오.(장내 박수) <세이겐>은 영양제이지만, 그 이상의 힘을 갖고 있습니다. 한 번에 많이 먹는 것보다 꾸준히 먹는 것이 중요합니다. 인간은 살아 있는 이상 병에 걸립니다. 여러 가지 고민도 있습니다. 나이를 먹으면서 허리와 배가 아프기도 하지만, 조금 그런 것은 어쩔 수가 없습니다. 그것은 의사에게 보여주고 치료를 잘 하면 됩니다. 자신의 몸을 지키기 위해서 <세이겐>도 열심히 먹고, 건강하게 다시 만납시다.

2001 CMC 포럼 I

1. 궤양성 대장염을 극복
2. 자궁암과 순암을 함께 극복

사회자 : 쿠스모토 사장

코멘트 닥터
데무라 히로시 : 니시신주쿠 플라자 클리닉 원장
히라이시 키쿠 : 히라이시 클리닉 원장
이시카와 노리코 : 신세이 클리닉 원장

1. 궤양성 대장염을 극복

사이타마현
아라이(50세)

　저는 둘째를 출산한 이래 오랫 동안 치질로 고생해 왔습니다. 미루고 미루다가 수술을 결심했던 것이 3년 전 여름이었습니다. 수술이 성공적으로 끝나 기뻤던 것도 잠깐이었고, 그 다음부터는 변이 딱딱해져서 출혈 때문에 고생이 심했습니다. 주치의 선생님께서 계신 니시아라이 대장항문과에서 내시경 검사를 받아보니 궤양성 대장염이라고 하셨습니다.
　의사 선생님이 말씀하시길 이 병은 후생노동성(한국의 보건복지부)에서 인정한 난치병 중 하나로 평생 완치되지 않는 병이고, 미국이나 유럽인들에게서 많이 발병하는 병인데 지금도 원인을 알 수 없다고 하셨습니다. 다만 스트레스가 많은 영향을 미치는 것 같다고 했습니다. 면역력이 떨어지는 40대 후반에 많이 나타나는 병이라고 하셨습니다. 그 때부터 저는 육류나 유제품은 일절 먹을 수 없었고, 기름진 음식이나 술, 커피, 향신료도 가능한 피해야 하는 등 주의해야 할 사항이 아주 많았습니다.
　이대로 대장암에 걸려서 죽는 건 아닐까 하는 걱정으로 2주 사이에 몸무게가 5kg이나 빠질 정도였습니다. 저는 초등학교 교사로 일하는 10년 동안 밝고 긍정적으로 살아왔는데 언제부턴가 웃음을 잃은 사람이 되어버렸습니다.
　수업을 하는 동안에도 하루에 7, 8번씩 화장실을 들락거려야 했고, 소변을 볼 때 조금씩 혈변이 나오기도 했습니다. 학교를 그만둬야 하는 건 아닐지 고민하고 있던 중에 주치의 선생님이 전화를 했습니다. 제 딸이 선생님께 전화를 걸어서 제 걱정을 많이 했다고 말했습니다. 그러면서 이 병은 스트레스를 받지 않으면 나아질 수 있다며 밝은 생각을 가지고 생활하라고 격려해 주셨습니다. 그 날 이후로 마음의 불안이 사라져서 다시 밝은 마음으로 생활하고자 노력했습니다. 하지만 마음과는 달리 딱딱해진 변으로 인한 출혈은 멎지 않았고, 변기를 들여다보면 한숨만 나왔습니다.

발병 이후 1년이 지났을 때쯤 저는 <세이겐>을 알게 되었습니다. 대학 시절 친구인 이이즈카씨가 소개해 주었습니다. 2년 전 11월 11일, 저희 집에 처음으로 <세이겐>이 배달되었습니다. 처음에는 하루에 2, 3포씩 먹었지만, 2주가 지난 이후부터는 <세이겐 알파>를 8포, <골드>를 7포씩 먹었습니다.

그러자 2개월이 지난 이후부터는 변도 부드러워졌고, 더 이상 출혈도 없었습니다. 그리고 <세이겐>을 먹고 나서 1년이 지났을 즈음 다시 내시경 검사를 받았는데, 궤양도 깨끗이 나아 있었습니다. 최근 1년 10개월 동안은 한 번도 출혈이 없었습니다.

주치의 선생님도 유산균은 역시 몸에 좋은 것 같다며 격려해 주셨습니다. 지금도 펜타사라는 약을 먹고 있는데, <세이겐>도 함께 꾸준히 먹고 있습니다. 요즘은 귀여운 1학년 아이들과 함께 생활하며 스트레스에 지지 않도록 열심히 노력하고 있습니다.

사회자 : 궤양성 대장염은 의학적으로도 원인 불명의 난치병

입니다. 호르몬 보충 요법의 권위자이시자 '해결! 약이 되는 TV'에도 출연하고 계신 데무라 선생님께 설명을 부탁 드리겠습니다.

데무라(니시신주쿠 플라자 클리닉) : 아라이씨의 병이 스트레스가 주된 원인이라고 하셨는데, 성실한 사람일수록 스트레스성 질병에 걸릴 확률이 높습니다.

저의 전문 분야는 스트레스와 호르몬인데 궤양성 대장염은 스트레스와 밀접한 관련이 있는 병입니다. 100년 전부터 존재했던 병이지만 면역과 관련이 있다는 사실이 알려진 것은 최근 2, 3년 전의 일입니다. 참고로 저는 호르몬과도 어느 정도 관련이 있을 것이라고 보고 있습니다.

궤양성 대장염은 북미나 북유럽, 이슬람 국가에서 많이 발생하는 병이지만, 최근 일본에서도 서양화된 성인병의 일종으로 많이 늘어나고 있는 추세입니다. 주된 증상은 지속적인 설사와 출혈인데, 아라이씨도 이로 인해 1년 가까이 고생을 하셨다고 합니다. 내시경 검사로 진단을 할 수 있지만, 초기 증상으로도 진단할 수 있습니다. 이 병은 정신적인 스트레스 이외에도 여성일 경우 임신이나 출산 등도 큰 요인으로 작용할 수 있습니다. 스트레스를 어떻게 극복해 나가느냐가 매우 중요합니다. 아라이씨는 따님을 비롯해서 주치의의 격려가 큰 도움이 되었던 것 같습니다. 스트레스 해소를 위해서는 가벼운 운동이나 요양도 효과적입니다. 다행히도 아라이씨의 경우 증상이 가벼웠던 것 같습니다.

그럼 궤양성 대장염에 <세이겐>이 어떤 효과를 보이는지 말씀 드리겠습니다. 우선 면역력을 높여줍니다. 장 속에는 면역글로불린A(IgA)라는 항체가 있는데, 저희 클리닉을 찾아주시는 분들 중 <세이겐>을 드시는 분들은 이 항체가 굉장히 많습니다. 또 교감 신경에 작용해서 스트레스를 완화시키고, 설사 증상을 억제하는 등의 효과가 있습니다.

마지막으로 호르몬의 경우 갱년기에 이 병에 걸리실 확률이 매우 높은데, 아라이씨도 앞으로 호르몬을 보충하시면 보다 더 건강해지실 수 있습니다.

사회자 : 그럼 다음으로 '오모잇키리 TV'에서 활약 중이신 히라이시 선생님 부탁드립니다.

히라이시(히라이시 클리닉 원장) : 궤양성 대장염은 저희 프로그램에서도 가끔씩 소개를 하고 있습니다. 최근 들어 환자 수가 증가하고 있는 병입니다. 환자들에게 있어서 설사와 혈변을 반복하는 것은 무척 힘든 일입니다. 아라이씨 경우도 그랬습니다. 국립 국제의료센터나 히라이시 클리닉에서도 설사나 혈변을 멎게 하는 것을 최우선으로 치료를 하고 있습니다. 아침에 일어나서 저녁에 잠들기까지 한 시간마다 <세이겐>을 1포씩 드십시오. 물을 드시지 말고 그냥 드십시오. 그럼 2, 3일도 지나지 않아서 설사나 혈변 양이 줄어들 겁니다. 이렇게 해서 환자 스스로가 몸이 나아져 가는 것을 느끼는 것이 중요합니다.

이 병은 데무라 선생님도 말씀하셨듯이 스트레스가 큰 원인입니다. 스트레스 과다에 시달리는 현대인이 매우 많은데, 궤양성 대장염까지는 가지 않더라도 그 전단계인 과민성 대장염에 걸릴 수는 있습니다. 음식을 먹으면 곧 바로 설사를 하거나, 복통에 시달리는 경우가 많은데, 이럴 경우 <세이겐>을 통해 효과를 보실 수 있습니다. 사람은 스트레스를 받으면 교감 신경이 우선 활발해지게 되는데, <세이겐>은 부신에 직접 작용해서 몸의 균형을 맞춰줍니다. 항염증작용 등을 통해 스트레스를 완화시키고, 우리 몸 본래의 면역력을 높여주는 역할을 합니다.

<세이겐>은 병원체나 바이러스를 직접 퇴치하는 것은 아니지만, 몸 전체를 감싸듯 작용해서 자연치유력을 높여주는 역할을 합니다. 여러분들도 <세이겐>과 함께 스트레스를 극복하셔서 자신감을 되찾으시기 바랍니다. 따님이 어머니를 걱정하는 마음도, 주치의 선생님께서 직접 전화로 격려를 해주시는 배려심도 정말 훌륭한 것 같습니다. 오늘 그런 훌륭한 따님을 위해 제가 키무라 타쿠야(일본 유명 가수 겸 탤런트)씨의 사인을 선물로 가져왔습니다.(장내 박수)

2. 자궁암과 순암을 함께 극복

군마현
우카와(72세)

지금도 잊혀지지 않는 1996년 5월이었습니다. 결혼한 딸이 찾아와서 최근 생리가 멎지를 않는다며 걱정을 하였습니다. 왠지 얼굴색도 좋지 않은 것 같고 해서, 걱정이 된 저는 곧바로 병원에 데려가 검사를 받도록 했습니다. 검사 결과가 나오기까지 2개월 동안이 어찌나 길게 느껴졌던지…. 그 사이에도 딸은 하루가 다르게 삐쩍 말라갔습니다. 불행히도 검사 결과는 역시

나 암이었습니다.

  하루라도 빨리 수술을 받고 싶었지만, 딸의 몸은 이미 수술을 견딜 수 없을 정도로 쇠약해져 있었습니다. 겨우 수술을 받을 수 있게 된 것이 그 해 12월이었습니다. 수술 후 선생님은 절제한 환부를 보여주었습니다. 자궁, 난소, 임파관, 임파절이 테이블 위에 쭈욱 늘어서 있는 것을 보니 마음이 너무 착잡했던 것이 기억납니다. 선생님께서는 수술은 잘 끝났으니 나머지는 하늘에 맡기자고 하셨지만, 딸은 두 아이를 둔 엄마였습니다. 손자들과 딸이 너무 걱정된 나머지 저마저도 건강을 해칠 지경이었습니다.

  그 때 한 지인께서 유산균 생산물질이 암에 좋다고 하시며 〈세이겐〉을 몇 포 주셨습니다. 지푸라기라도 잡는 심정으로 곧바로 딸에게 〈세이겐〉을 먹였습니다. 그랬더니 그 전까지는 매일 밤마다 구토와 기침으로 잠을 이루지 못했던 딸이 웬일인지 숙면을 취할 수 있었다고 했습니다. 곧바로 〈세이겐〉의 전문가이신 데무라 선생님을 찾아가 상담을 받았고, 그 이후로 〈세이겐〉에 모든 것을 걸어보기로 결심했습니다.

  다행히 딸의 경과도 좋아 주치의 선생님께서도 놀라실 정도였습니다. 새해가 밝아 3월에는 퇴원을 했고, 그 이후에는 통원 치료를 받으며 체력을 회복하기 위해 노력하고 있습니다.

  하지만 그런 기쁨도 잠시였고, 1달 후에는 딸의 아랫 입술과 혓바닥에 쌀알 크기의 종기 같은 것이 2개씩 생겼습니다. 진단을 받은 결과 또다시 암 판정을 받게 되었습니다. 도저히 딸에게 알릴 수가 없었던 저는 〈세이겐〉을 하루 한시도 잊지 않고 꼬박꼬박 챙겨 먹였습니다. 그랬더니 신기하게도 입술과 혓바닥에 생긴 암들이 사라져 버렸습니다. 정말 <세이겐>의 효과에 놀라움을 금치 못했습니다.

이제는 딸도 예전처럼 직장으로 돌아가 열심히 일을 하며 건강하게 지내고 있습니다. 감사합니다.

사회자 : 딸을 생각하시는 어머니의 마음이 느껴지는 체험담이었습니다. 히라이시 선생님께서 한 말씀 해주십시오.

히라이시(히라이시 클리닉 원장) : 암을 발견했을 때 환자 분들이 받으실 충격을 생각하면 의사 입장에서도 암 선고를 내리기가 매우 힘듭니다. 특히 재발할 우려가 많은 자궁암은 더욱 그렇습니다. 수술이나 방사선 치료를 하기 전에 <세이겐>을 많이 드셔놓는 것이 좋습니다. 국립 국제의료센터를 찾으시는 환자 분들도 수술 전에 <세이겐>을 10포 정도씩 드셨더니 수술 후에 통증도 완화되었고, 숙면을 취할 수 있었다고 합니다. 또 <세이겐>은 항암제나 방사선 치료로 인한 부작용도 완화시켜 줍니다 예를 들어 탈모 같은 경우 <세이겐>을 드시는 환자분은 머리카락이 그렇게 많이 빠지지 않습니다. 백혈구나 혈소판이 감소되는 것도 무서운 부작용 중 하나이지만, 이것도 예방할 수 있습니다.

암 치료는 3년이나 5년이 한 주기로 볼 수 있는데 무엇보다 중요한 것이 처음 1년입니다. <세이겐>은 자연면역력을 높여주고, 몸의 전체적인 상태를 개선해 줍니다. 항암제나 방사선 치료의 부작용도 경감시켜주기 때문에 체력을 크게 소모시키지 않고, 감기나 복통도 줄여줍니다. 특히 <세이겐>을 드시면 여성 분들은 더욱 젊어 보일 수 있습니다. 그래서 건강한 분들께도 추천해 드리고 싶습니다.

사회자 : 그럼 마지막으로 이시카와 선생님께 설명을 부탁드리겠습니다.

이시카와(신세이 클리닉 원장) : 자궁암은 경부암과 체암으로 나뉘어집니다. 자궁체부란 태반 내에서 아기가 자라는 곳을 말합니다. 경부는 자궁의 입구입니다.

자궁경부암은 성교 개시 연령이 빠른 사람이나, 성교 상대가 많은 사람, 출산 경험이 많은 사람이 걸릴 확률이 높습니다. 반면 자궁체암은 출산 경험이 적은 사람이나 없는 사람, 초산이 늦은 산부에게서 많이 나타납니다. 또한 유방암을 앓으신 경우에 발병 확률이 높으니 꼭 한번 검사를 해보시기 바랍니다.

자궁암, 유방암을 비롯한 모든 암은 조기 발견, 조기 치료가 중요합니다. 자궁암이나 유방암은 발견하기가 매우 쉽습니다. 그러므로 조기에 발견만 하면 완치가 가능한 병입니다.

자궁경부암은 엑스레이 치료만으로 고칠 수 있으며, 부분 절제나 약 만으로 치료할 수도 있습니다. 물론 치료 후에 임신도 가능합니다. 하지만 이것을 방치해 두게 되면 나중에는 자궁을 적출해야 합니다.

자궁체암도 자궁내강에만 생겼을 때 발견해서 제거하면 자궁 전체나 난소를 적출하거나, 임파선을 잘라내지 않고도 치료할 수 있고, 전이를 걱정할 필요도 없습니다. 여러분 반드시 정기 검진을 받으셔서 병을 조기에 발견하고, 치료할 수 있도록 노력합시다.

비피더스균은 암 치료에 효과적이라 의학학회에서도 주목을 받고 있습니다. 평상시에 <세이겐>을 먹어 두면 저항력도 높아지고, 유전자도 활성화 시킬 수 있습니다. 하지만 어디까지나 <세이겐>은 보조적인 역할을 해준다는 것을 잊지 마시고 여기에 전적으로 의존하시면 안됩니다. 반드시 의학적인 치료도 병행하셔야 합니다.

2001 CMC 포럼 II

1. 딸의 골육종, 나의 바제도병도 극복
2. 특발성 혈소판 감소성 자반증을 극복

사회자 : 쿠스모토 사장

코멘트 닥터
세키구치 모리에 : 아카사카 세키구치 클리닉 원장
데무라 히로시 : 니시신주쿠 플라자 클리닉 원장
고바야시 아키히코 : 이마이케 내과, 심료내과 원장

1. 딸의 골육종, 나의 바제도병도 극복

효고현
히로세

<세이겐>을 처음 알게 된 것은 8년 전이었습니다. 일 때문에 알게 된 카미츠키씨가 소개해 주셨는데, 먹어 보니 맛도 있고, 먹기도 편했습니다. 그러나 저는 체질개선연구회에 한번 참석 했을 뿐 그 이후로는 점차 잊어가고 있었습니다.

그로부터 1년 후 여름, 농구부 활동을 하던 당시 중학교 2학년이었던 딸은 농구부 활동을 하고 있었는데, 왼쪽 다리에 이상이 생겼습니다. 무릎 뒤쪽이 부어올라 만지면 아프다는 것이었습니다. 겨울 방학이 되었는데도 붓기도 가라앉지 않았고, 통증도 심하다고 해서 가까운 정형외과에서 X-ray 검사를 해 보았습니다. 결과는 골육종이거나 피로 골절이 의심된다고 하셨습니다. 골육종이라는 말을 듣자 제 머리 속은 하얘졌습니다. 가까운 병원 두 군데에서 검사를 해보니, 악성은 아니지만 조금씩 커지고 있다고 해서 수술을 받기로 했습니다. 수술 전에 <세이겐>을 소개해 주신 카미츠키씨에게 고민 상담을 했더니 자연의학 임상예방연구소의 사카구치 선생님을 소개해 주셨고, 직접 <세이겐> 복용법을 알려 주셨습니다. 처음에는 하루에 반 포씩 먹이기 시작했고, 수술을 받기 전까지 12～13포까지 양을 늘려갔습니다.

수술 당일에는 진통제를 먹어야 했지만, 그 이후에는 항생제와 <세이겐>만으로 견딜 수 있었습니다. 입원 중에 몇 번씩이나 X-ray 검사를 했는데, 회복까지 1년 정도 걸릴 거라는 예상을 뒤엎고 얼마 지나지 않아 딸의 병은 완쾌되었습니다. 새 학기가 시작될 즈음 딸은 목발을 짚고 등교를 할 수 있을 정도로 회복되었고, 일주일 정도 지나자 조금 조심하면 목발 없이도 걸을 수 있게 되어 수학 여행도 다녀올 수 있었습니다.

 실은 저도 2년 전 겨울부터 다들 코트를 껴입고 다닐 날씨에도 혼자 반팔을 입고도 땀을 흘릴 만큼 이상한 증상이 나타나기 시작했습니다. 갱년기 장애가 의심돼서 가까운 병원을 찾아 혈액 검사를 받아보니 결과는 갑상선 기능항진증이었습니다. 흔히 말하는 바제도병이었는데, 간 기능이 조금 약해졌기 때문이라고 했습니다.

 아침 점심 저녁으로 약을 먹었고, 혈액 검사도 2주일에 한 번씩 받았습니다. 결국 바이러스성이 아닌 피로로 인한 증상이었음이 밝혀져서 조금 안심했습니다. 하지만 갑상선 호르몬 수치는 조금도 나아지지 않았고, 6,000 이상 있었던 백혈구 수치도 반 이상 줄어 들었습니다.

 이 때부터 저도 <세이겐>을 먹기 시작했는데, 그 다음 달 갑상선 치료로 유명한 병원을 찾아가 보니 백혈구 수치가 평균으로 돌아와 있었고, 간 기능도 개선되어 있었습니다. 그 다음 달에는 갑상선도 정상으로 회복되었습니다.

 지금도 두 달에 한 번씩 검사를 받고 있는데 수치는 계속 정상입니다. 약도 더 이상 먹지 않아도 된다고 합니다. 같은 병을 앓고 계신 환자 분들 중에는 8년 동안이나 약을 복용하시면서 평생 약을 먹어야 할 것 같다고 하시는 분들도 있었습니다. 이 분들을 보면서 <세이겐>을 만날 수 있었던 것에 대해 얼마나 고마웠던지 모릅니다. 저는 요즘 아침 점심에 <세이겐 골드>를 1포씩, 그리고 저녁에는 <알파>를 1포씩 먹고 있습니다.

사회자 : 먼저 따님의 종양에 대해 순환기 전문의이신 세키구치 선생님께서 한 말씀 해주십시오.

세키구치(아카사카 세키구치 클리닉 원장) : 이 병은 유골골종이 아닐까 생각됩니다. 뼈와 비슷한 조직이 뼈 속에 생기는 종양입니다. 곧잘 골육종으로 오해받기도 합니다. 따님의 X-ray 사진을 보니 그렇게 심한 상태는 아니었던 것 같습니다. 직경 4cm 정도 크기인데, CT 촬영이나 MRI 등 검사를 한 결과 제거할 필요가 있다고 해서 수술을 받으셨나 봅니다. 제가 한가지 걱정스러웠던 것은 X-ray 사진에 검게 나타난 구멍이었습니다. 정형외과 전문의 그리고 방사선과 전문의와도 상담을 해보니 종양의 씨앗이 아닐까 의심됩니다.

선생님들도 40년에 한번 보일까 말까 하는 희귀한 사례라고 하셨을 정도로 희귀한 양성 종양입니다. 제가 알아본 바로는 서양인들에게서 많이 나타나는 병으로, 일본 전국에서는 18년 동안 628명의 환자가 있었습니다. 1년에 3명 정도에게서 발병할 정도입니다.

유골골종은 양성 종양으로 암이나 육종처럼 악성은 아닙니다. 특히 20세 전후의 젊은 사람들에게서 많이 나타나며, 따님처럼 무릎 부분에 생기는 경우가 많습니다. 그 부위는 신경이 집중되어 있기 때문에 통증을 느끼기 쉽습니다. 이 밖에도 허벅지에 많이 발생합니다.

성장기 아이들의 경우 뼈를 깎아내면 1년 정도 지나야 회복되는데 따님의 경우는 회복 시기가 매우 빨랐던 것 같습니다.

역시 수술 전부터 <세이겐>을 먹여두었던 것이 효과를 본 것 같습니다. 종양의 씨앗을 제거했으니 재발할 염려도 없을 것 같습니다. 예방 차원에서 <세이겐>을 계속 드시는 것이 좋겠습니다.

사회자 : 다음은 어머님의 바제도병에 대해 내분비계 전문의이신 데무라 선생님께 설명을 부탁 드립니다.

데무라(니시신주쿠 플라자 클리닉 원장) : 히로세씨는 겉모습만 봐서는 바제도병을 앓으신 분 같아 보이지 않습니다. 바제도병에는 3대 증상이 있는데 그 대표적인 것이 안구 돌출입니다. 두 번째는 목이 부어 오르고(갑상선종), 세 번째는 오한과 발한 등이 있습니다. 히로세씨는 세 번째 증상이 나타나셔서 갱년기 장애로 오해하셨다고 했는데, 의사는 목의 붓기를 보고 바제도병이라는 진단을 내리셨나 봅니다.

바제도병은 뇌하수체에서 나와서 갑상선을 자극하는 갑상선 자극 호르몬이라는 것이 있는데, 이 호르몬의 수용체에 대한 자가면역질환으로 알려져 있습니다. 지금 일본에 바제도병 환자가 약 100만 명 정도 있는데, 그 지표의 하나가 갑상선의 자가항체를 조사하는 TRAb입니다. 히로세씨의 경우에는 50%에 달했던 것이 매우 단시간 안에 15%까지 회복되셨는데, 매우 드문 사례입니다.

이 밖에 혈 중 TSH, T3, T4 등의 호르몬 수치가 높아지는 증상이 있는데, 이 병은 스트레스도 큰 원인으로 작용합니다. 히로세씨는 TSH, T3, T4 모두 단시간 내에 크게 개선되었는데, 여기에는 자가면역력을 높여주는 <세이겐>이 많은 도움을 주지 않았나 생각합니다. 치료법으로는 아이소토프, 수술, 약물 치료 등 여러 방법이 있지만, 히로세씨는 약물 요법을 통해 치료하셨습니다. 간 기능 장애나 백혈구 감소 등 부작용도 조금 있었지만, 여기서도 <세이겐>을 통해 효과를 보신 것 같습니다. 저희 클리닉에서도 절제 수술이 어려운 종양 환자들이 <세이겐>을 드시고 종양 크기가 작아진 경우를 많이 보았으며, 저 스스로도 <세이겐 골드>를 꾸준히 드시면 자가면역질환에 효과를 볼 수 있다고 확신하고 있습니다.

2. 특발성 혈소판 감소성 자반증을 극복

효고현
마시마

저는 50세가 되도록 감기 한 번 걸린 적 없이 매우 건강한 나날을 보냈습니다. 그런데 1981년 3월에 혓바닥이나 입술에 팥알 크기의 피가 맺히기 시작했습니다. 그래서 종합병원을 찾아 골수 검사까지 받게 되었는데, 결과를 기다리는 동안 입과 코, 귀에서 출혈이 시작되었고, 하혈까지 하게 되었습니다. 나중에는 코피도 멎지 않아서 밤중에 눈을 뜨면 입 속이 피로 가득할 정도였습니다. 온몸에 보라색 반점도 나타나기 시작하자 저는 암이 아닐까 의심했습니다.

검사 결과는 특발성 혈소판 감소성 자반증이라는 난치병이었습니다. 이 밖에도 만성 간염과 당뇨병, 고혈압, 동맥 경화까지 발견되었습니다. 혈소판은 지혈 작용을 하는데 저는 그것이 일반인의 2% 정도 밖에 없다고 했습니다. 그래서 피가 멎지를 않았던 것입니다. 뇌출혈이 없었던 것이 다행일 정도였다고 합니다. 골수로 만들어진 혈소판이 비장에서 파괴된다고 하며, 바로 비장을 적출하지 않으면 목숨이 위험하고, 그나마도 생존율은 50%라고 했습니다. 저는 지인에게 수혈을 받아서 큰 수술을 받았고, 다행히 목숨은 건질 수 있었습니다. 혈소판도 조금씩이긴 하지만 늘어났습니다. 외과 선생님께서는 퇴원을 해도 된다고 하셨지만, 내과 선생님은 이 참에 당뇨병도 함께 치료하자고 하셔서 조금 더 입원 치료를 받기로 했었습니다. 치료를 시작하니 혈소판 수도 다시 줄어들었습니다. 저는 비장도 없는데 혈소판까지 줄어들게 되면 생명이 위험했기 때문에 더욱 열심히 치료에 임했고, 다행히도 순조롭게 회복되어 퇴원할 수 있었습니다.

하지만 퇴원 후에도 오랫동안 혈소판이 불안정했으며 혈당치도 높을 때에는 320까지 올라갔습니다. 그러던 중 3년쯤 전에 지인으로부터 <세이겐>을 소개받아 오사카에서 열린 체질개선연구회에 참석하게 되었습니다. 그 때 데무라 선생님께서 매일 <세이겐 골드>를 10포씩 먹도록 지도해 주셨습니다. 그렇게 1달 동안 꾸준히 <세이겐>을 먹었더니 혈소판이 점점 늘어났습니다. 혈압도 간 기능도 정상으로 돌아왔습니다. 요즘에는 <세이겐 골드> 2포와 <알파> 1포를 아침 저녁으로 먹고 있습니다.

고바야시(이마이케 내과, 심료내과 원장) : 특발성 혈소판 감소성 자반증은 희귀병입니다. 마시마씨는 불안함을 극복하고 긍정적인 사고로 병을 극복해내셨습니다. 이러한 마음가짐이

면역력을 높여주게 되어 면역계통 질병인 특발성 혈소판 감소성 자반증을 극복하신 것 같습니다. 또 검사를 통해 만성 간염이나 당뇨병 등을 치료하신 것도 다행입니다. 그 때까지 자신에게 그런 병이 있는지조차 모르셨다고 했는데, 어떤 병이든 만성이 되면 알아차리기 어려워집니다. 특히 간은 조용한 장기로 알려져 있어서 증상이 잘 나타나지 않습니다. 동맥경화는 더욱이 자각 증상이 없는 것이 당연합니다.

입원 치료를 받으면서 하루라도 빨리 완쾌되어 퇴원하고 싶은데 자꾸만 치료해야 하는 부분이 늘어나면 마음이 조급해집니다. 하지만 이럴 때 조바심을 내고, 스트레스를 받게 되면 면역 계통에 혼선이 와서 혈소판이 뚝 떨어지게 됩니다.

병에 걸려서 자기가 죽을 거라고 생각하는 그 순간부터 스스로 죽음을 준비하게 되는 것입니다. 스스로를 환자라고 인정하거나 죽음을 기정사실화해서는 안됩니다. 그러면 의사나 주변 분들도 자신을 포기한 것처럼 느껴질 것입니다. 누가 뭐라고 하던 한 귀로 듣고 한 귀로 흘리며 열심히 병마와 싸워갈 마음 가짐을 가져야만 우리의 몸이 그것을 알아차리고 회복을 하기 위해 노력하게 됩니다.

저는 작은 일에도 감사하는 마음을 가지며 긍정적으로 생각하고, 하루 하루를 충실하게 살아가면 스스로의 강인한 생명력을 이끌어 낼 수 있다고 믿고 있습니다.

사회자 : 그럼 데무라 선생님께서도 한 말씀 해주십시오.

데무라(니시신주쿠 플라자 클리닉 원장) : 특발성 혈소판 감소성 자반증은 원인이 불분명하지만, 의학계에서는 최근 자가 면역성 질환이라는 것이 밝혀지고 있습니다. 마시마씨의 경우에는 혈소판에 대한 항체가 생겨서 혈소판을 파괴시키는 증상이었던 것 같습니다.

약 20년 전 이 병이 처음 발견되었을 때에는 스테로이드로 치료하는 것이 전부였고, 그래도 효과가 없으면 비장을 적출해 낸 다음 면역 억제제를 사용했습니다. 수술이 필요했을 정도로 상태가 좋지 않았고, 그나마도 생존율이 50%였음에도 불구하고 잘 극복해 내셨습니다. 그리고 약 3년 전에 <세이겐>을 먹고 혈소판 수치를 회복하셨다고 했는데, 17만이면 정상적인 수치라고 볼 수 있습니다. 이처럼 <세이겐>은 면역력을 향상시키는 효과가 있는 것입니다.

여러분께서는 몸 안에 면역 세포가 얼마나 있다고 생각하십니까? 총 60조 개의 세포 중 2조 개에 달하는 것이 면역 세포입니다. 체중이 60kg인 성인의 경우 약 2kg 정도가 면역 세포의 무게입니다. 면역은 보통 외부로부터 침입한 물질에 대해 항체를 만들어 냅니다. 자가와 비자가 면역을 구분하는 능력을 가지고 있습니다. 하지만 가끔가다 자기 몸 안의 물질에 대해 항체를 만들어 버리는 경우가 있습니다. 이것이 바로 자가면역질환입니다.

조금 전에 발표를 해주신 히로세씨처럼 바제도병이나 기능 저하에 의한 하시모토병과 같은 갑상선병이 있는데, 이것이 위에서 나타나면 악성 빈혈이 일어나고, 근육이면 피부근염, 신장에서는 SLE의 형태로 나타나는데, 만성 관절염 등도 자가면역질환의 하나입니다. 최근에는 성장 호르몬의 투여가 효과적인 것으로 알려져 있습니다. 자가면역질환에는 <세이겐>이 특히 효과적입니다. 이 밖에도 당뇨병이나 고혈압, 동맥경화, 만성 간염에도 효과가 뛰어납니다. 저희 클리닉에서는 <세이겐 골드>나 신제품인 <GH>를 태반 주사와 더불어 처방하고 있는데, 결과가 좋아진 사례가 꾸준히 늘어나고 있습니다.

2001 홋카이도 포럼

1. 전립선암, 수신증, 방광암을 개선
2. 고혈압과 폴립을 극복, 딸 부부는 불임을 극복
3. 당뇨병과 뇌척수증을 동시에 극복
4. 림프관종과 싸운 3년

사회자 : 쿠스모토 사장
　　　　　미우라 회장

코멘트 닥터
데무라 히로시 : 니시신주쿠 플라자 클리닉 원장
히라이시 키쿠 : 히라이시 클리닉 원장
세키구치 모리에 : 아카사카 세키구치 클리닉 원장
운텐 센카즈 : 자연의학 임상예방연구소 상담의

1. 전립선암, 수신증, 방광암을 개선

동경도 마치다시
요코미조 도모하루(68세)

저는 저 세상으로 가기 직전에 <세이겐>의 도움으로 건강을 되찾을 수 있었습니다. 예전에는 새하얗던 머리카락도 최근 서서히 검은 머리가 늘어나고 있습니다.

처음의 징후는 1999년 1월 말 왼쪽 배와 등에 심한 통증이 있었습니다. 건강에는 과할 정도로 자신이 있었던 저였지만, 통증이 진정되지 않아 마지못해 병원에 갔습니다. 그 다음 날에는 태어나서 처음으로 입원을 했습니다.

저는 방광에 염증이 생겼고, 혈뇨도 나왔습니다. 그래서 받은 검사 결과 방광 입구가 막혀 소변이 배출되지 않았기 때문에 소변이 신장에 쌓여 거기에서 물이 새는 이른바 수신증이라는 병이라고 설명했습니다. 나중에 안 사실이지만 실은 "전립선 비대로 인해 암이 생겼지만 이미 전이된 상태입니다. 상당히 위험한 상태로 바로 수술은 불가능합니다."라고 아내와 딸은 얘기를 들었다고 합니다.

입원한 다음 날부터 아내는 여기에 모든 것을 걸어 보자며 <세이겐>을 갖고 왔습니다. 그래서 저는 <세이겐 골드>를 아침, 점심, 저녁에 2포씩, 하루에 총 6포를 먹었습니다. 그러자 일주일 정도 지나 배와 등의 통증이 사라졌습니다. 혈뇨도 나오지 않았고, 혈액 검사에서도 신장과 간장의 악화가 보이지 않았기 때문에 겨우 3주만에 퇴원했습니다. 입원 당시에는 등에 구멍을 내서 물을 뽑자고 말을 했는데 결국 구멍도 내지 않고 끝났습니다.

퇴원 후에는 운텐 선생님의 지도로 <세이겐 골드>를 하루에 12포, <알파>를 12포, 총 24포를 먹기 시작했습니다. 입원했을 때의 X-ray에서는 윤곽이 흐리게 나타났던 신장과 방광이 2개월 후에는 분명하게 보였습니다. 또 암의 기준이 되는 종양마크의 수치는 입원할 때 38.4였던 것이 0.6이 되어, 3.0 이하라는 정상치를 달성했습니다.

더욱이 2개월 후에는 단층 사진을 천천히 보고 있던 의사 선생님이 전이됐던 암이 사라졌다며 놀라서, 그제서야 나도 암이 있었다는 것을 알았습니다. PA 수치도 0.1로 이것은 2년 반이 흐른 지금도 그대로입니다. 일단 전립선암과 수신증은 해결되었지만, 소변이 나오는 것도 좋지 않았고, 색도 둔탁했으며, 다리도 붓고 해서 다음 해 2월에 요도를 확장시키는 수술을 했습니다.

그런데 이 때 방광암이 발견되어 적출 수술을 위해 재입원했습니다. 방광암은 혈액 검사에서는 검출되지 않아 발견이 늦어진 것 같은데, 전립선암과 같은 시기에 생겨났던 것 같았습니다. 다행히도 <세이겐>을 계속 먹은 덕분에 진행을 막을 수 있었던 것 같았습니다. 병원의 약에만 의지했더라면 지금쯤은 방광을 떼어냈을지도 모르겠습니다. 수술 후 3개월에 1번 내시경으로 방광 안의 검사를 하고 있지만, 아직 재발 걱정은 없는 것 같습니다.

저는 <세이겐>과 선생님들의 적절한 지도로 예전보다 더 건강해졌습니다. 컨디션도 너무 좋고, 안정적이어서 작년 중반부터 조금씩 <세이겐> 복용량을 줄여서 현재는 하루에 14포를 먹고 있습니다. 그리고 요즘은 취미인 사교 댄스도 다시 시작했습니다. 앞으로도 건강의 유지와 증진 그리고 암의 재발 방지를 위해 <세이겐>을 계속 먹을 생각입니다.

사회자 : 운텐 선생님의 지도를 받았다고 하셨는데 오늘은 특별히 다른 선생님의 의견도 여쭤어 보겠습니다. 우선 호르몬 보충 요법의 권위자로 최근에는 '해결! 약이 되는 텔레비전'에서도 활약하고 계신 데무라 선생님 부탁드립니다.

데무라(니시신주쿠 플라자 클리닉 원장) : 실은 요코미조씨의 경우에는 제가 작년 출판한 '슈퍼 서플리먼트 유산균 생산물질을 향한 도전'에서도 다뤘습니다. 당시는 전립선암과 수신증이었지만 그 후 방광암에도 걸리셨네요. 전립선 암은 최근 늘고 있는 병입니다. 50세에서 50%, 80세에서 80%의 남성이 이 병의 싹을 가지고 있지만, 빨리 치료하면 100% 낫는 병입니다.

그러나 요코미조씨의 경우는 전립선암이 요도 입구에 생겨 요관이 막히고, 신우에 소변이 쌓이는 수신증도 같이 생겼습니다. 전립선암이라고는 해도 중병이었습니다. 여기에 어떻게 <세이겐>이 작용을 한 것인가? 첫째로 종양 축소 효과, 둘째로는 이뇨 효과가 있었다고 볼 수 있습니다. 또 전립선암은 대표적인 호르몬 의존암으로 여성 호르몬에 의해 증상이 좋아지는 병이기도 합니다.

호르몬 치료의 선진국인 미국에서는 시상하부에서 분비되는 LHRH라는 호르몬의 투여도 활발하게 이루어지고 있지만, 실은 <세이겐>에도 여성 호르몬과 같은 작용을 하는 이소프라보노이드가 들어 있습니다. 갱년기 장애 여성은 물론 전립선암에 걸린 남성에게도 좋은 작용을 하는 것은 이 때문입니다.

　그러나 방광암에 대해서는 비교적 조기에 발견된 것 같습니다. 요코미조씨처럼 여러 가지 암이 아무 관련 없이 발병하는 중복 암을 극복한 것은 정말로 대단하십니다. <세이겐>의 힘도 있었겠지만, 병에 지지 않겠다는 본인의 강한 의지가 크게 작용했다는 생각이 듭니다.

사회자 : 계속해서 스포츠계, 연예계 저명인의 주치의로써 대활약을 하고 계신 히라이시 선생님의 말씀을 듣겠습니다.

히라이시(히라이시 클리닉 원장) : 제 클리닉에서는 처음 오신 환자에게도 <세이겐>을 적극적으로 사용하며, 그 빈도가 매월 약 100건 정도는 될 것입니다.

　여러 가지 병에서 효과를 내고 있지만, 요코미조씨처럼 전립선암이나 피부암 등에서는 복용하는 것 뿐만 아니라 직접 환부에 바를 것도 권하고 있습니다. 저는 실은 방사선과 의사로 국립 국제의료센타에서 방사선 치료도 하고 있지만, 털이 빠지고, 피부가 당기고, 가려운 것 등에도 <세이겐>을 바르면 효과가 바로 나옵니다. 지금은 <세이겐>을 몰랐던 동료 선생님들도 평판이 좋습니다.

　암의 경우 복용량은 하루에 <세이겐 골드>를 12~15포, <알파>도 같은 양을 먹는 것이 기준치입니다. 이로써 아미노산과 핵산 등이 복합적으로 작용해 재생 능력이 높아진다고 생각하는데, 24포 정도를 계속 먹는 것은 힘든 일입니다.

　그러나 요코미조씨는 부인의 응원 속에서 계속 복용해 다시 태어난 것처럼 건강해지셨습니다. 이런 일은 제 클리닉에서도 자주 있습니다. 방금 전의 연구 발표에도 있었던 것처럼 <세이

겐〉은 스트레스에도 효과가 있습니다.

　요코미조씨는 큰 병에 걸렸다고는 생각할 수 없는 회복력은 물론이거니와 연설도 대단히 훌륭하셨습니다. 저도 '거침없이 텔레비전' 등에서 강연할 때 배워서 쓰고 싶습니다.(장내 웃음) 앞으로도 멋진 인생을 보내시길 바랍니다.

2. 고혈압과 폴립을 극복, 딸 부부는 불임을 극복

홋카이도 삿포로시
요시노 에츠코(59세)

　1996년 11월에 〈세이겐〉을 알게 되어 이제 5년 가까이 시간이 흘렀습니다. 제 아버지는 65세 때 뇌일혈로 타계하셨고, 저는 15살 때 약년성 고혈압이 발병해 치료한 경험이 있습니다. 말하자면 고혈압이 가족력인 셈입니다.

　다행히도 20살 때 결혼해서 2명의 딸도 낳고, 십 몇년 후에는 저도 일을 갖게 되었습니다. 보람도 있어서 이른 아침부터 밤까지 열심히 일했습니다. 혈압이 높은 것은 회사 건강 검진에서도 매년 지적 받는 부분이었습니다. 수면 부족과 피로가 쌓이면 위쪽 수치는 190대, 아래는 100대였습니다. 병원에서는 약을 먹으면서 일도 줄이고, 안정을 취하라고 말하지만, 2, 3일 정도 말을 듣는 척하다가는 다시 하루 종일 일을 하는 생활이 반복되었습니다.

　그런 제가 퇴직을 결심한 것은 '라・리・루・레・로'의 발음이 부정확해진 것에 신경이 쓰였기 때문입니다. 아버지도 뇌일혈로 돌아가셨고, 저 또한 혈압은 항상 위쪽이 150 이상, 아래도 90 이하로 떨어지지 않는 상태였기 때문입니다. 그런 와중에 친구인 요시하라 마이꼬씨와 오랜만에 만났습니다. 친구는 조금 통통하고 아주 건강해 보였습니다. 그 친구는 여전히 고혈압으로 고생하는 나에게 <세이겐>을 추천해주며, 먹으면 혈압이 안정될 거라고 했습니다. 저는 그 친구의 말을 믿고 회원 등록을 했습니다.

처음에는 <세이겐 골드>를 하루 1포 먹었고, 일주일째부터는 3포, 이어서 6포로 복용량을 늘렸습니다. 체질개선연구회에도 매월 진지하게 출석했습니다. 실은 고혈압 뿐만 아니라 위에서도 폴립이 2개 발견되었습니다. 다음 건강 검진까지 폴립을 없애자는 마음 하나로 열심히 먹었습니다.

그리고 반 년이 지나 검사한 결과 폴립은 하나도 보이지 않았고 깨끗했습니다. 혈압도 반 년도 안돼서 위가 135, 아래가 85로 놀랄 정도로 내려갔습니다. 게다가 기다리고 기다리던 손자까지 태어났습니다. 당시 딸 부부는 결혼한 지 5년째였지만 자식이 없었습니다. 사위에게도 조금 알레르기가 있었기 때문에 부부가 같이 <세이겐 골드>를 하루에 3포씩 먹도록 권했습니다.

그러자 5개월 후에 사위의 얼굴에 생기가 돌았고, 피부도 젊어졌으며, 마침내 <세이겐 베이비>의 탄생이 있었습니다. 지금 손자는 3살하고 7개월입니다. 남편의 제자였던 여고 배구부 졸업생 중에도 <세이겐>을 먹고 임신한 사람이 있습니다. 앞으로도 <세이겐>과의 만남에 감사하며, '살아가는 동안은 팔팔하게, 죽을 때는 소리 없이' 라는 뜻의 'PPK'를 목표로 계속 복용할 생각입니다.

사회자 : 고혈압에 관한 내용이기 때문에 순환기가 전문인 세키구치 선생님의 말씀을 듣겠습니다. 선생님은 재작년까지 신주대학 내과 교수로 활약하셨고, 현재는 아카사카 세키구치 클리닉 원장이십니다.

세키구치(아카사카 세키구치 클리닉 원장) : 우선 고혈압에 관해서 말씀 드리겠지만 요시노씨는 영업 담당직으로 직업상 굉장히 스트레스가 많았습니다. 이런 것을 고려하면 일을 그만둬서 스트레스가 없어져 혈압이 떨어진 것인지, <세이겐>이 작용을 한 것인지를 판단하기가 힘듭니다. 하지만 방금 전 ALA 중앙연구소에서도 발표한 것처럼 <세이겐>에는 스트레스에 대한 방어 작용이 있습니다. 그래서 종합적으로 좋은 상태가 된 것이라고 충분히 생각할 수 있습니다. 그리고 그것은 앞으로의 인생에서 생활의 질, 즉, QOL(quality of life)의 향상으로도 연결될 것입니다.

사실 저는 대학원 박사 논문에서 혈압을 테마로 동물 실험을 한 경험이 있습니다. 당시에는 자연 발생 고혈압 쥐같은 획기적인 쥐는 없었기 때문에 골드 블랫이라는 방법으로 천 마리의 쥐에 신장 혈관을 인공적으로 좁게 하는 금속 클립을 설치해서 고혈압에 걸리게 만들었습니다. 클립을 풀자 혈압이 내려가고, 뇌출혈을 일으키는 혈관 병변이 진정되었습니다. 요컨대 신장에는 무언가 혈압을 높이는 물질이 있다는 것을 알고 있었기 때문입니다. 고혈압은 부모 자식간, 특히 아버지쪽으로부터 유전된다는 사실이 알려져 있는데 요시노씨의 경우도 거기에 해당된다고 봅니다. 게다가 혈압은 스트레스로 올라가고, 고혈압이 다시 스트레스를 쌓이게 하는 원인이 됩니다. 쥐는 고혈압이 되면 함부로 사람을 무는데 저도 자주 물렸습니다.

이처럼 스트레스와 혈압은 상호 작용을 하는데, 요시노씨는 스트레스의 원인이었던 일을 그만두었고, 스트레스에 대한 내성을 높이는 <세이겐>도 복용했습니다. 이 상승 작용으로 고혈압이 개선됐다고 봐도 좋을 것입니다.

다음으로 폴립인데 저는 심장이나 혈압과 같은 순환기가 전문이므로 위가 전공인 친구의 의견을 들어 보았습니다. 폴립에는 5개 정도의 타입이 있고, 그 중에는 자연히 사라지는 것도 있지만, 미란이라는 가벼운 염증 상태에서 발생하는 폴립도 있는 것 같습니다. <세이겐>의 창상 치유작용으로 염증이 가라앉고, 폴립이 억제됐을 가능성은 충분히 있다고 보여집니다.

<세이겐 베이비>는 세포 자체의 활성이 활발하게 된 것으로 생각됩니다. 세이겐 사과라는 말도 있고, 세이겐을 비료로 쓴 벼는 알도 많고 맛있다고 합니다. 극단적으로 말하면 조금 전 개의 경우 주인이 치약만 발라도 약이 되는 프라시보 효과가 일어날 수 있는데, 이 가짜 약도 정신 활동이 없는 식물에는 통하지 않습니다. 맛있는 사과와 쌀은 <세이겐>의 물질적인 작용에 의한 것입니다. 이러한 분야에 대해서도 심도 있는 연구를 기대하고 있습니다.

사회자 : 계속해서 병리학의 입장에서 운텐 선생님의 설명을 듣도록 하겠습니다.

운텐(자연의학 임상예방연구소 상담의) : 제 주위만 둘러봐도 고혈압은 정말로 무서운 병입니다. 한 명은 공중전화 안에서 쓰러져 구급차가 오는 것을 기다리지 못하고 사망했습니다. 또

한 명은 혈압이 높았기 때문에 혈관이 찢어져 해산성 대동맥류가 되었습니다. 이 외에도 어느 대학 선생님은 체중이 100kg 정도였는데 직업상 스트레스도 많이 받았습니다. 그래서 아직 55세 밖에 안되셨지만 작년 뇌일혈로 쓰러져서 지금은 휠체어 생활을 하고 있습니다. 고혈압의 90%는 원인 불명의 본태성 혈압이지만, 현재 가장 문제시되고 있는 것은 비만, 염분 과다 섭취, 스트레스입니다.

작년 뇌일혈로 쓰러진 제 지인도 체중이 문제였습니다. 우리들이 몸을 움직이려면 에너지인 포도당을 근육 안에 저장할 필요가 있습니다. 인슐린은 근육의 입구를 열어 포도당이 안으로 들어가도록 도와주는 작용을 합니다. 너무 살이 찌면 근육 안에 지방이 축적되어 인슐린과 근육의 결합을 방해하게 됩니다. 그러면 몸 안에서 인슐린이 분비되어도 좀처럼 반응하지 않는 인슐린에 대한 저항성이 생겨버립니다. 그렇기 때문에 신체는 인슐린을 더 많이 필요로 해서 인슐린의 생산을 증가시키고, 인슐린 혈장을 일으키게 됩니다.

게다가 인슐린에는 사람을 살찌게 하는 작용이 있습니다. 특히 혈관을 살찌게 하기 때문에 허혈성 심장병, 말하자면 협심증을 일으키거나 심근경색 등을 유발시키기도 합니다. 혈압이 높아지면 심장이 무리를 해서 심근비대가 될 수도 있습니다.

이와 같이 비만은 심장병, 당뇨병, 고혈압 등 여러 가지 병의 원인이 되고 있습니다. 최근에는 신드롬X라고도 하고, 옛날에는 감기가 만병의 근원이었는데, 이제는 비만이야말로 만병의 근원이라고 해도 과언이 아닙니다. 그러므로 요시노씨도 비만은 아무쪼록 조심하시길 바랍니다.

3. 당뇨병과 뇌척수증을 동시에 극복

가나가와현 사가미시
아키바 데루코(57세)

　제게 당뇨병이 발병한 것은 20년 전의 일입니다. 바로 입원했었지만 퇴원하였고, 증상이 좋아지자 귀찮은 정기 검사에는 가지 않게 되었습니다. 왜냐하면 아이가 6명이나 되었기에 집안 일만 해도 큰 일이었고, 하루에 1,200kcal 정도의 식사로는 힘을 쓸 수가 없었기 때문에 마음이 내키는 대로 마음껏 먹었습니다.
　그러자 헤모글로빈 A10의 수치가 10 이상 올라 재입원을 하게 되었고, 인슐린을 아침, 점심, 저녁, 밤으로 하루에 4번 맞았던 때도 있었습니다. 그런데 4년 정도 전에 평소 다니던 병원이 바뀌어 인슐린은 맞지 않는 편이 좋다고 했습니다. 식사도 1,400kcal를 먹었습니다. 정말로 기뻤습니다.
　당뇨병도 호전의 징조를 느끼고 있을 즈음 지인의 금전적인 문제에 말려 들었습니다. 남편에게는 비밀로 했었기 때문에 직접 벌어서 구멍난 것을 채우려고 친정이 있는 야마가타에 갔습니다.
　그 다음 날입니다. 심한 두통으로 설 수 조차 없게 되서 일단 하치오지에 있는 집에 돌아오기로 했습니다. 신칸센 안에서는 자리에 누운 채 일어날 수가 없었습니다. 특히 동경에서는 도중에 몇 번이나 내려서는 토했고, 역 벤치에서 쉬기를 반복했습니다. 다행히도 친구가 같이 있어서 도움을 받아 간신히 집으로 올 수 있었습니다.

무척이나 병원을 싫어하는 저이지만 다음 날 바로 대학병원에 갔습니다. 여러 가지 검사를 하고 나서야 뇌척수증이라는 것을 알았습니다. 이것은 머리의 수액이 없어지는 병으로 대형 교통사고나 심한 스트레스가 원인이 되어 발병한다고 합니다. 바로 입원을 해서 머리를 고정시켰습니다. 한 달 동안 병실의 하얀 천장을 바라보는 자세로 절대 안정을 취해야 했기 때문에 먹는 것도 생각대로 먹을 수 없었고, 심지어는 화장실에도 갈 수 없었습니다. 그러나 의사 선생님에게 좌뇌는 못 쓰게 될 가능성이 있다는 선고를 받았습니다. "이렇게 죽게 되는 것인가?" 하는 생각으로 마음이 불안했습니다.

문득 아이들이 생각났습니다. 당시 결혼을 시킨 것은 한 명 뿐이었고, 아직 5명이나 남아있었기 때문에 결코 죽을 수 없다고 마음을 고쳐 먹었습니다.

그러나 퇴원해서도 다리가 땅에 닿지 않았습니다. 계단도 손잡이를 잡고 조심 조심 내려가야 할 형편이었고, 밥을 먹으면 입 끝으로 줄줄 새어 나왔고, 사람과 얘기를 하다가도 갑자기 졸음이 쏟아져서 잠이 들기도 했으며, 머리 꼭대기에서 우측 반쪽과 허리와 어깨도 아팠고, 심지어 산책을 나가면 머리 속이 새하얘져서 집을 잊어버린 적도 있었습니다.

건강 식품과 건강 기구에 돈을 쏟아 부으며 여러 가지 시도를 해보았지만 효과는 없었습니다. 지인으로부터 <세이겐>을 소개받은 것은 작년 7월이었습니다. 건강 식품에는 몹시 실망한 후였고, 가격도 경제적으로 부담이 되었습니다. 마음이 내키지 않아 그냥 있었는데 딸의 시어머님이 아토피가 있는 아들에게

준다며 5박스를 구입했기 때문에 저도 사지 않을 수가 없었습니다.(장내 웃음)

 본격적으로 복용하기 시작한 것은 12월부터였습니다. 2개월도 안되어 아침에 눈을 뜨는 것이 지금까지와는 달리 개운했습니다. 머리도 맑아졌고, 허리와 어깨의 통증도 사라졌으며, 다리도 후들거리지 않아서 손잡이 없이도 계단을 오르고 내릴 수 있었습니다. 그 때까지 손대지 못했던 집안 일도 무리없이 다 할 수 있게 되어 남편이 저보다 더 놀랐습니다. 이제 내 몸은 지키는 제 1 방어선은 〈세이겐〉입니다. 그래서 지금도 〈세이겐〉을 매일 10포 이상 먹으며 밝고 즐겁게 살고 있습니다.

히라이시(히라이시 클리닉 원장) : 아키바씨는 야마가타에서 몸 상태가 나빠져 죽을지도 모른다는 생각으로 동경에 도착했습니다. 원래 이동하는 것은 위험하지만, 가족에 대한 깊은 애정이 무사히 동경까지 도착할 수 있게 해 준 것 같습니다.

 대학병원에서 뇌척수증이라고 선고를 받고 절대 안정을 취하며 한 달을 보냈지만, 좌뇌는 재생 불능일 수도 있다는 진단이 내려졌습니다. 퇴원 후에도 두정부, 우측 반신, 허리, 어깨의 통증이 사라지지 않았고, 걷고 먹는 운동 기능도 회복되지 않았습니다. 사람과 얘기를 하고 있어도 대부분 잠이 들어 버리고 마는 상태였습니다.

 이런 몸으로 귀가 조치가 된 것은 아키바씨를 의사는 거의 포기했던 것으로 생각됩니다. 요컨대 거의 자신의 의지로 병이 나은 것입니다. 정말로 대단한 일입니다. 아키바씨의 발표는 〈세이겐〉을 통해서 목숨을 건진 사람의 마음으로부터의 외침일 것입니다. 그 열의에는 저도 감동했습니다.

당뇨병은 크게 나눠서 인슐린이 안 나오는 경우와 인슐린은 많이 분비되지만 효력이 없어져 저항성의 당뇨병이 되는 경우가 있습니다. 제가 본 당뇨병 환자는 목에 똬리를 튼 뱀이 주스를 마시고 싶어해서 그냥 마셔버린다고 말씀하신 분이 계십니다. 이 병을 잘 나타낸 표현입니다. 목이 말라 점점 물을 마시고 싶게 되거나, 소변이 쉴새없이 나오거나, 먹어도 먹어도 멈출 수가 없는데, 그에 비해서 활력이 없고. 몸에 힘이 빠지는 것이 특징입니다.

또 비만이 되거나, 금방 감기에 걸리거나, 저항력이 없어 큰 병에 걸리기도 합니다. 혹은 동맥경화가 진행되기도 하고, 신경이 너무 예민해져서 통증에도 민감해지기도 합니다. 망막증과 안저 출혈을 일으키기도 하고, 신장이 나빠지는 경우도 있습니다.

확실히 아키바씨의 말씀대로 인슐린 주사는 안 맞는 것이 좋습니다. 그러나 인슐린에 의한 혈당 컨트롤 이 외에 수단이 없는 사람도 있습니다. 그럼에도 불구하고 혈당은 올랐다가 내렸다가 하는 것입니다. 그래서 우리들은 식이 요법을 하면서 동시에 <세이겐>을 먹을 것을 권하고 있습니다. 예를 들어 하루 8포를 먹는다고 하면, 아침 점심으로 2포씩, 밤에 4봉을 한 번에 먹습니다. 밤 8시가 넘어서 많이 먹는 것이 비결입니다. 특히 혈당치가 높은 사람은 먹는 개수도 늘려야 합니다.

단 혈당치도 200 이상이 되면 140, 150까지 내리는 것은 큰 벽으로 돌파가 힘들어집니다. 그런 분들에게는 <세이겐>을 먹는 것과 같은 열의로 꼭 운동을 하시길 바랍니다. 운동을 하면 훌쩍 벽을 뛰어넘어 90, 80인 정상 범위에 들어갈 수 있습니다.

여러분도 앞으로의 인생, 병 뿐만이 아니라 여러 가지가 문제가 있을 것이라 생각되는데, 아키바씨처럼 웃는 얼굴과 열의를 갖고 <세이겐>을 계속 복용하십시오.

데무라(니시신주쿠 플라자 클리닉 원장) : 저는 뇌척수증을 중심으로 당뇨병과의 관계를 살펴보려고 합니다. 수술 때 마취에 수액을 넣어 하는 요추 마취라는 것이 있는데, 사실 척수도, 뇌도 수액 안에 떠 있습니다. 뇌수막에 출혈이 생기면 이것은 지주막하출혈이 됩니다. 이 수액이 부족한 것이 뇌척수증입니다. 정상인 수압은 70 ~ 180 정도입니다. 아키바씨는 제로라고 말씀하셨지만 40 이하에서 같은 증상이 나타납니다.

원인으로는 수막염 외에도 아키바씨 같은 당뇨병과 요독증 등도 있습니다. 수액이 부족한 것은 생산이 떨어지고 있거나, 너무 많이 흡수되어 있거나, 어딘가로 새거나 하는 것 중에 하나가 이유입니다. 특히 당뇨병인 사람의 경우는 수액이 새는 것이 문제가 되고 있습니다.

증상으로서는 일어날 때 생기는 현기증이 큰 특징입니다. 소뇌의 증상으로서는 현기증과 뇌신경인 삼차 신경과 미주 신경에 영향이 미치면 음식을 넘기지 못하게 되는 장해도 일어납니다.

치료는 안정 치료가 기본으로 원인이 되는 질환의 치료가 중요합니다. 아키바씨가 뇌척수증을 개선한 포인트는 <세이겐>으로 원인 질환인 당뇨병을 고친 것입니다. 즉 수액의 누출이 없어져 수압이 올라간 것을 들 수 있습니다.

더구나 뇌척수증은 여성에게 비교적 많아 여성 호르몬과의 관계도 생각할 수 있기 때문에 지금부터는 의식을 하고, 체크를 하시면 점점 아름답고 건강해지실 겁니다.

4. 림프관종과 싸운 3년

홋카이도 오비로시
다카다 노조미

　1998년 아들이 생후 6개월 때였습니다. 생식기 옆이 부어서 시내에 있는 종합병원 소아과에 데리고 갔습니다. 단순 헤르니아라고 해서 외과 수술을 받기로 했습니다.
　그런데 수술 후에야 헤르니아가 아니라는 사실을 알았습니다. 병명도 알 수 없어 손도 대지 못하고, 그대로 수술 부위를 덮은 것입니다. 한 달 정도 입원해도 좋아지지 않아서 일단 퇴원을 했습니다. 그 때 가끔 감기에 걸렸을 때 갔던 근처 개인병원에서 소개를 받은 곳은 홋카이도에서 실력이 뛰어나다는 오타루 소아전문병원이었습니다.
　그 선생님의 진료를 받고 처음으로 병명이 림프관종임을 알게 되었고, 완전하게 낫지 않는 병이라는 것을 알았습니다. 제 아들은 3개월 후 다시 수술을 받게 되었지만, 계속해서 림프관종 세포를 하나씩 벗겨내는 수 밖에는 없었습니다. 그래서 오타루에서 수술을 하고 집으로 돌아오는 일이 반복되어 아들은 항상 엉엉 울곤 했습니다. 게다가 작년 4월 정기 검진에서는 의사 선생님으로부터 "다음 6월 진료 때는 항암제를 투여해야 하므로 입원 준비를 해 주십시오."라는 얘기를 들었습니다.
　그렇게 고민을 하고 있던 중에 지인인 이노무라씨가 추천해 준 것이 〈세이겐〉이었습니다. 4월 16일부터 〈세이겐 골드〉를 하루 1포씩 먹이기 시작하였고, 그 후 1포를 추가해서 매일 2

포씩 먹였습니다. 불과 2개월 후의 정밀 검사와 초음파 검사 결과, 회복되고 있으니 항암제 투여도 당분간은 필요 없고, 수술도 안해도 될지 모른다는 소견이 나와서 너무 기뻤습니다.

얼마 지나지 않아 인터넷으로 림프관종 전문 선생님을 찾아서 지금은 3개월에 한 번 교토의 교토부립의대에 다니고 있습니다. 그 선생님에게 <세이겐> 얘기를 했더니 계속 복용하라고 하셔서 더 자신감이 생겼습니다.

아들은 <세이겐>을 먹고 나서부터 컨디션도 좋아졌고, 림프관종 전이도 없었습니다. 요즘은 제가 다른 사람에게 도움을 받았듯이, 저 또한 저와 같은 처지에 있는 사람들에게 더 많이 <세이겐>을 전하고 싶습니다.

데무라(니시신주쿠 플라자 클리닉 원장) : 림프관종은 소아과 의가 아니면 좀처럼 진단이 어렵고, 처음부터 림프관종을 의심하지 않으면 진단을 내리기 힘든 종류의 병입니다. 빨리 전문가를 만난 것은 행운이었습니다. 전문가는 아이가 발병해도 생후 1년 이내에는 50%, 늦어도 5년 이내에는 80% 진단을 내리는 것 같습니다. 최근에는 MRI 등의 도움을 받고 있습니다.

림프관종은 림프관이 확장돼서 물이 고이는 병인데, 임상적으로는 양성 종양으로 악성 림프종과는 전혀 다른 것입니다. 에이군은 서혜부, 무릎, 흉부에 생겼습니다. 발병 부위로는 목이 가장 많은데 심장 주변에 생기면 심장이 멈추는 심장탐포나데를 유발할 수도 있어 위험합니다.

치료 방법은 림프에 들어있는 주머니를 제거하는 것인데, 위험을 동반할 때도 있고, 다 제거 못하면 재발을 반복합니다. 15년 정도 전부터 피시바닐이라는 항암제의 일종도 사용되고 있습니다. 이 피시바닐에는 면역력을 높이는 작용이 있기 때문에 에이군의 치료도 실제로는 외과 수술이 아니라 피시바닐이라는 면역 증강제를 주입시켰을 것입니다.

<세이겐>도 아시다시피 면역계를 부활시킵니다. 면역력이 활발한 아이의 몸에는 특히 효과가 있었을 것으로 보여집니다. 치유되는 것에 관계하는 사이트카인과 성장 인자 등의 활성화도 있었을 겁니다.

이노무라씨를 비롯 주위 분들의 세세한 도움에 다시 한 번 경의를 표하면서 에이군이 건강한 것을 기쁘게 생각합니다.

사회자 : 마지막으로 히라이시 선생님 부탁합니다.

히라이시(히라이시 클리닉 원장) : 저는 국립 국제의료센터에서 방사선과에 근무하고 있는데 림프관 조형은 그 날 가장 컨디션이 좋은 의사가 담당할 정도로 많은 집중을 요합니다.

실수를 하면 림프관에 주사 바늘이 들어 가는데 4시간이 걸리기도 합니다. 림프관 조형이라는 것은 작은 림프관 안에서 더 미세한 종양을 찾아내는 일로 환자가 느끼는 부담도 상당합니다.

저는 소아과 선생님과도 상담을 하고 <세이겐> 농도가 높은 <세이겐수>를 체표면에 바르도록 하고 있습니다. 그러면 림프관은 체표면에 많기 때문에 비교적 림프관의 흐름이 좋아집니다.

림프관종은 양성 종양이지만 치료에는 항암제를 사용해 그 표면의 혈관을 죽이며 림프관종을 죽이는 경우도 많습니다. 외과적 시술로 제거되면 좋겠지만 제거되지 않는 경우도 자주 있습니다.

또 성인에게도 림프관종은 있습니다. 제 클리닉에도 오른쪽 다리 허벅지 위쪽이 4배 정도가 부어서 오신 분이 계신데, 이제부터 하는 치료에서는 다카다씨의 귀중한 체험을 살려 활용하고 싶습니다.

앞날이 촉망되는 에이군이 <세이겐>을 통해 살 수 있게 되어 정말로 감사합니다. 에이군에게 요미우리 키요하라 선수의 사인볼을 선물하고 싶습니다.

2002 요메고 포럼

1. 끓는 물에 데인 화상이 완치
2. 30년 동안 고민해 온 아토피의 고통에서 해방
3. 유방암과 대수술도 다른 환자와는 달랐다.

사회자 : 쿠스모토 사장

코멘트 닥터
세키구치 모리에 : 아카사카 세키구치 클리닉 원장
김정택 : 야에스 진료소, 자연의학 임상예방연구소
　　　　　상담의
고바야시 아키히코 : 이마이케 내과, 심료내과 원장

1. 끓는 물에 데인 화상이 완치

히로시마현
토쿠나가(69세)

저는 최근 몇 십년 동안 감기 한 번 안 걸렸고 흔하다는 성인병도 걸려 본 적이 없어서 특별히 건강을 관리할 생각을 하지 않았을 뿐만 아니라, 건강 보조 식품에는 더더욱 관심을 가지지 않았습니다.

그러던 작년 8월, 저는 끓는 물에 왼손을 크게 데었습니다. 곧바로 상처를 찬물에 집어 넣었지만 손등과 손바닥에 전부 물집이 생겼고, 빨갛게 부어 올랐습니다. 그 때 갑자기 떠오른 것이 며칠 전 지인에게서 받아 찬장에 넣어 두었던 <세이겐>이었습니다. 그 지인이 건강 보조 식품으로 먹어도 좋고, 상처를 입었을 때는 상처 부위에 붙여 놓아도 좋다고 설명해 주었던 것이 기억나서, 반신반의하면서도 <세이겐>을 꺼내서 데인 손에 바르고 장갑을 낀 채 4시간 정도를 그대로 두었습니다. 그런데 장갑을 벗자 놀랍게도 물집이 흉터 하나 없이 싹 가라앉아 있었습니다.

저는 제 눈으로 확인하지 못하는 것은 잘 믿지 않는 고집스러운 면이 있기 때문에 건강 보조 식품도 그다지 신용하지 않았는데, 몸소 치유 효과를 체험하고 보니 더욱 관심을 가지게 되었습니다. 피부에 난 상처도 이렇게 금방 치료해 주는 <세이겐>이니까 건강 보조 식품으로 복용하면 건강 개선에 더 좋겠다는 확신을 가지게 되었고, 바로 회원으로 가입하여 꾸준히 먹기 시작했습니다.

또 한가지 스스로 놀라웠던 건 잠을 자다가도 눈이 뜨일 정도로 기운이 좋아졌다는 것입니다. 무슨 기운을 말하는 것인지는 여기 계신 남자 분들이라면 다 아실 것 같습니다만 덕분에 숙면을 취할 수가 없어서 고민스러울 정도입니다.(웃음) 몇 십 년은 젊어진 느낌이고, 나이는 먹었지만 장미빛 인생을 되찾은 것 같습니다. 또 나이가 들면 자연스러운 증상이라고는 하지만, 아침에 첫 소변을 시원하고 힘차게 볼 수 있을 정도로 개선되었습니다.

<세이겐>이 우리 몸 안의 조직, 세포를 정돈해주고 활성화시키는 효과가 있으니 분명 피부에도 좋을 거란 생각에 <세이겐>을 물에 녹여 하루에도 몇 번씩 직접 피부에 뿌려 주었습니다. 그랬더니 놀랍게도 흰머리의 뿌리 부분에서 검은 머리가 나기 시작하더니 하얗게 새었던 머리색이 조금씩 까맣게 변했습니다. 이것도 <세이겐>의 효과라고 밖에는 생각되지 않습니다.

사회자 : 신슈대학에서 교수직을 맡고 계신 세키구치 선생님 어떻게 생각하십니까?

세키구치(아카사카 세키구치 클리닉 원장) : 우선 화상은 ALA 중앙연구소의 동물 실험에서도 창상 치유, 즉 상처에 발라두면 개선 효과를 볼 수 있는 염증 억제작용을 한다는 것이 밝혀진 바 있습니다. 다음으로 ED(발기 장애)와 관련해서는 요즘 비아그라를 많이 드시는데, 심장병 약을 드시고 계신 분은 비아그라를 드셨을 때 부작용으로 저혈압반응을 일으켜 사망에 이르는 사고가 생길 수도 있습니다. 비아그라는 드신 후 한 시간 정도 지나면 약효가 나타나는데, 이것은 성적 흥분을 통해 대뇌에서 명령이 내려와 일종의 신경 호르몬이 분비되어 음경의 해면체 혈관이 확장되어 팽창되는 물리적 작용에 의한 효과입니다.

그렇다면 <세이겐>은 어떨까요? 천연 비아그라라고도 불리는 동충하초나 잉카 제국을 침공한 스페인 군대의 말을 건강하게 만들어줬다는 마카는 실험을 통해 번식력을 높이는 효과를 있다는 보고가 있었습니다. 이 두 재료 모두 복용 후 일주일 후부터 강장 작용을 보였습니다. <세이겐>도 이와 비슷한 메커니즘을 지니고 있는 것으로 보입니다. 즉 비아그라가 속전속결용 정력 강화제라고 한다면, <세이겐>은 자연발생적 발정 호르몬이라고 할 수 있습니다.(웃음)

사회자 : 다음으로 재일 한국인 의사회 회장을 맡고 계신 김선생님께서 본인의 체험담을 통해 <세이겐>에 관한 말씀을 들려주시겠습니다.

김정택(야에스 진료소, 자연의학 임상예방연구소 상담의) : 저는 <세이겐>을 알게된 지 아직 8개월 밖에 지나지 않았지만 그 사이에 경험한 내용을 말씀드리겠습니다. 지난 달 해외 출장을 가면서 10시간 정도 비행기를 타게 되었습니다. 평소에도 비행기 안에서 잠을 잘 자지 못하는 저는 항상 출장을 가면 시차 적응을 못해 도착 당일에는 피곤이 쌓여 있었습니다. 그런 제 사정을 알게 된 지인이 <세이겐>을 추천해 주었습니다. 곧바로 물에 타서 마셨는데 출장지에서 전혀 시차 때문에 고생하지 않았고, 밤이 되면 숙면을 취할 수 있었습니다.

또 저는 미용실에서 곧잘 머리 끝이 갈라지고 탈모도 진행되고 있다는 말을 들었는데 <세이겐>을 먹고 난 이후에는 갈라진 머리도 없어졌고, 모근부터 건강해져 머리 색도 다시 검어지고, 숱도 많아졌습니다. 이것 모두가 <세이겐>의 놀라운 힘이라고 생각합니다.

2. 30년 동안 고민해 온 아토피의 고통에서 해방

오오사카
다카모토 야스노리

 생후 6개월 때부터 저는 아토피성 피부염으로 인해 밤에도 잠을 제대로 이루지 못하는 생활을 계속해 왔습니다. 얼굴 피부는 언제나 적갈색을 띠고 있었고, 옷에는 곧잘 피가 배어나올 정도로 심각해서 여러 병원을 전전했었지만 전혀 개선될 기미를 보이지 않았습니다. 때문에 친구도 제대로 사귀지 못하고 대인 기피증에 시달렸습니다. 고등학교를 졸업하고 취직을 하긴 했지만, 역시 집중력이 떨어져 일을 제대로 처리하지 못했습니다.
 30세가 되던 해 5월 유산균 생산물질이라는 <세이겐>을 알게 되었습니다. 지금껏 아토피에 좋다는 것은 모두 써봤던 터라 별로 기대도 하지 않았습니다. 하지만 그 때 저는 눈도 제대로 뜰 수 없을 정도로 얼굴이 부어 오르고, 피부가 갈라져 걷는 것조차 불편한 상태였습니다. 회사에 갈 때 이 외에는 외출도 삼가할 정도로 심각해서 지푸라기라도 잡는 심정으로 체질개선연구회에 참석해 보기로 마음먹었습니다. 연구회에서 강연이 끝날 때쯤 히라이시 선생님께서 저를 보시고는 분명 개선될 수 있을 거라고 격려해 주셨습니다. 강연이 끝나고 상담도 받은 저는 반신반의하면서도 <세이겐>을 믿고 먹어보기로 했습니다.

5월 중순부터 <세이겐 골드> 3포와 <세이겐 알파> 3포를 5리터의 물에 녹여 비타민 C, E와 함께 마시기 시작했습니다. 그 일주일 후 증상이 더욱 심해져서 얼굴은 말이 아닌 몰골로 변했고, 몸의 피부도 온통 갈라져 노란 고름이 배어 나왔습니다. 지금까지 중에서도 최악의 상태로 변했지만, 그래도 <세이겐>을 한번 믿어보기로 한 만큼 인내심을 가지고 꾸준히 <세이겐>을 먹었습니다.

이런 상태가 한달 동안 계속되자 다시 한번 히라이시 선생님을 찾아 갔습니다. 과연 <세이겐>을 계속 먹어도 될 지 상담을 받고 싶었습니다. 히라이시 선생님은 가을이 되면 진정될테니 꾸준히 <세이겐>을 먹으라고 하셨고, 격려에 힘입어 다시 한 번 노력해보기로 했습니다. 그렇게 시간이 지나 9월 중순이 되자 어느덧 얼굴의 붉은 기운이 사라지기 시작했고, 몸의 피부도 좋아지기 시작했습니다. 그 이후로는 조금씩이긴 하지만 분명히 아토피가 개선되고 있다는 것을 느끼고 있습니다.

30여년을 괴롭혀왔던 아토피가 <세이겐>을 복용한 지 불과 4개월 만에 개선의 조짐을 보였고, 저에겐 희망이 생겼습니다. 지금껏 어두운 인생을 살아왔던 저도 내년부터는 좀 더 자신감을 회복해서 친구도 많이 사귀고, 여자 친구도 사귀어 보고 싶습니다. 이런 기회를 주시고 격려해 주신 선생님들께 감사드립니다.

고바야시(이마이케 내과, 심료내과 원장) : 저도 아토피 환자분들을 많이 진찰해 왔는데, 어려서부터 발병해서 어른이 될 때까지도 고치지 못하는 사람이 많을 정도로 난치병 중 하나입니다. 다카모토씨의 회복세는 놀라울 따름입니다. 일반적으로 아토피 환자는 정신적인 고통이 심해서 삶의 의미를 잃어버리는 경우가 많습니다. 다카모토씨는 스스로 아토피를 극복하고자 굳게 결심하고, 주위 분들과 선생님의 충고와 격려에 귀 기울이며 열심히 노력하신 결과, <세이겐>을 통해 자율신경계와 면역계가 정상으로 회복될 수 있었던 것 같습니다.

<세이겐>은 대뇌피질에 작용하여 기분을 밝게 만들어 줄 뿐만 아니라 낙관적인 사고 방식을 가질 수 있게 도와주기도 합니다. 그렇기 때문에 더더욱 좌절하지 않고 아토피와 싸워나갈 수 있었지 않았을까 합니다. 앞으로도 <세이겐>을 믿으면서 건강을 지켜 나가시기 바랍니다.

3. 유방암과 대수술도 다른 환자와는 달랐다.

자연의학 임상예방연구소 상담의
히사다 타카

저는 현재 자연의학 임상예방연구소에서 연구를 하고 있습니다. 제가 <세이겐>을 알게 된 것은 2000년 봄이었습니다. TV를 보고 있다가 문득 왼쪽 목에 4개 정도의 덩어리가 만져져서 유방을 만져보니 큰 혹 같은 것이 만져졌고, 겨드랑이 밑에도 뭔가 딱딱한 것이 느껴졌습니다. 즉시 모교인 동경여자의대에서 진찰을 받았더니 유방암이라는 진단이 나왔고, 아마 3 ~ 4기 정도 된다고 하여 즉시 수술을 받게 되었습니다.

그 때 선배 의사가 <세이겐 골드>와 <알파>를 가지고 병원을 찾아와서는 하루에 3포씩 먹어보라고 권유해서, 저는 지푸라기라도 잡는 심정으로 꾸준히 <세이겐>을 먹었습니다. 그로부터 5일 후 6시간에 걸친 대수술을 통해 유방 전체와 대흉근, 소흉근, 쇄골 밑 임파선, 겨드랑이 밑 임파선 모두를 절제해야 했습니다. 수술 후에는 분비액을 내보내기 위해 트레인이라는 관을 3개 꽂아 두었는데 여기를 통해 나오는 액체는 뿌연 것이 일반적인데, 제 몸에서는 투명한 액체가 나와서 깜짝 놀랐습니다. 다른 환자들과 달랐던 것은 <세이겐> 뿐이었기에 그 효과일 것이라고 생각하게 되었습니다. 수술 후 경과도 좋았고, 상처 회복도 빨라서 곧 방사선 치료를 받게 되었는데, 매우 힘든 치료여서 식사도 제대로 할 수 없었지만 <세이겐>만은 물에 녹여 마시곤 했습니다.

힘든 치료를 계속하며 항암제를 복용하기에 이르렀습니다. 구토와 어지러움증이 심해서 주치의와 상담을 해서 항암제 복용은 중단하기로 했고, 매일 <세이겐>을 30포씩 먹었습니다.

회복한 후에는 병원으로 돌아가 외래 환자를 담당하고 있었습니다. 그런데 얼마 지나지 않아 심장이 너무 빨리 뛰어서 다시 X-ray 검사를 받았더니, 왼쪽 폐 밑에 물이 차있으니 빨리 입원을 해서 물을 빼내야 한다고 했습니다. 하지만 저는 일단 3개월 동안 지켜보기로 하였고, <세이겐>을 매일 50포씩 열심히 먹었습니다. 그리고 4개월 후부터는 개선 조짐을 보이기 시작하더니, 결국 5개월 후 X-ray 검사에서 폐에 차있던 물은 더 이상 보이지 않았습니다. 결국 그 증상은 수술 후에 횡경막이 올라와서 그 사이에 물이 고였던 것 같았습니다. <세이겐>을 복용하면서 자연 치유력이 높아져 몸에 차있던 물을 스스로 흡수할 수 있었던 것이 아닐까 생각합니다.

  이렇게 저는 <세이겐>의 도움을 받으며 병을 극복할 수 있었습니다. 요즘은 만에 하나 암에 걸려 항암제 치료를 받게 되더라도 <세이겐>만 있다면 삶의 질을 떨어뜨리지 않을 수 있다는 확신을 가질 수 있게 되었습니다.

2002 오비히로 포럼

1. 골수종도 수술없이 일상 생활을
2. 자궁근종과 내막증 그리고 자궁암을 극복
3. 뇌내출혈도 반신마비를 면했다.

사회자 : 쿠스모토 사장

코멘트 닥터
히라이시 키쿠 : 히라이시 클리닉 원장
운텐 센카즈 : 자연의학 임상예방연구소 상담의

1. 골수종도 수술없이 일상 생활을

홋카이도 몬베츠시
나카고에 마사코(53세)

어머니는 올해 82세로 항상 감기약을 달고 사셨으며 변비도 심하셨습니다. 그러던 3년 전 어느 날 제가 운영하고 있던 미용실에 오셨던 토다씨가 '체질 개선 건강법'이란 책과 <세이겐> 3포를 주셨습니다. 그 책에는 유산균은 산에 약하고, 장에 도착하기도 전에 거의 죽어 버린다는 내용이 있었습니다. 당시 저는 어머니께 유산균 음료나 요구르트를 매일 마시도록 하고 있었기 때문에 그 내용에 상당히 충격을 받았습니다. 그래서 어머니와 둘이서 <세이겐>을 먹기 시작했습니다. 어머니는 하루에 3 ~ 6포씩 드셨습니다.

그 해 11월 경 어머니는 엉덩이 쪽에 콩만한 것이 만져진다고 하시며, 항문 주변에 염증도 생겼다고 하셨습니다. 그래서 고름을 짜내고, 상처에 <세이겐>을 바르고 반창고를 붙인 뒤 병원에 모시고 갔습니다. 그 때 치루라는 진단을 받고는 바로 수술을 했습니다. 수술 후 의사 선생님께서는 좌골에 염증이 있었는데 희귀한 증상이기 때문에 좌골의 세포를 떼어 내서 대학병원에 보냈다고 하셨습니다.

수술 한 날부터 어머니에게 매일 <세이겐 골드> 6포, <알파> 3포를 드시게 했습니다. 그러자 마취가 풀려도 아무런 고통이 없다며 어머니 본인도 깜짝 놀라셨습니다. 대학병원에 보내진 세포는 오래되어서 병명을 알 수 없다고 했었습니다. 괜찮을 거라는 말을 듣고 2주 간에 걸친 입원 생활을 마치고 퇴원했습니다.

그런데 퇴원을 하고 통원 치료를 막 시작했을 무렵 상처의 반창고를 바꾸려고 떼어보니 크림색의 진득진득한 것이 붙어 있었습니다. 선생님에게 물으니 뼈가 녹아서 그런 것이라고 하셔서 새해가 되면 큰 병원에 가기로 했습니다.

그래서 어머니께 <세이겐 알파>를 6포로 늘려서 드시게 하였는데, 그 다음 날 밤 어머니께서 큰일났다고 해서 상처를 살펴보니, 우유 같은 것이 줄줄 흘러나오고 있었습니다. 이 일을 계기로 진득진득한 것이 줄어들었고, 새해가 되어서는 반창고에 아무것도 묻어 나오지 않게 되었습니다.

1월 9일 삿포르 외과 기념 병원에 갔더니, 의사 선생님은 노인성 결핵, 뼈의 염증, 골수염, 골수종 4개의 병일 가능성이 있으니 수술해야만 한다고 했습니다. 그리고는 대수술이라 휠체어 생활을 하게 될 수도 있다고 했습니다.

수술을 앞둔 1월 23일 몬베츠의 체질개선연구회에 운텐 선생님이 오셔서 어머니와 상담을 해 주셨고, <세이겐 알파>를 하루 10포씩 먹이라고 하셨습니다. 하루 10포씩 드시면 수술 안해도 되냐는 질문에 선생님께서는 "네, 그렇습니다."라고 대답하셨습니다.

그런데 정말로 어머니는 아무런 치료도 하지 않고 삿포르에서 한 달 동안 온천 순회를 하고 돌아오셨습니다. 병명은 골수종, 즉 암이었습니다. 의사 선생님께 어머니의 여생을 여쭙자 아직 걱정 안 해도 괜찮다는 말씀을 하셨습니다. 변비도 비바스킷 복용으로 호전되었습니다. 33세의 젊은 나이에 미망인이 되셔서 저희 4형제를 열심히 키워 주신 어머니께 <세이겐> 덕분에 조금이나마 효도를 할 수 있게 되었다고 생각합니다.

사회자 : 첫 번째로 설명을 해주실 분은 텔레비전 방송을 통해서도 여러분과 친숙한 히라이시 선생님입니다.

히라이시(히라이시 클리닉 원장) : 처음 선생님의 처치에 대해서는 다소 유감스러운 부분이 있었지만, 운이 따라 주어 나카고에서는 <세이겐>을 이미 알고 있었고, 나카고에씨의 어머님도 이미 복용을 하시고 계셨습니다. 이것이 운명을 바꾼 것 같습니다.

골수종은 다발성 암이지만 머리의 뼈는 골프 공처럼 울퉁불퉁하고, 전기를 주면 골수가 투명해 보일 정도로 얇아집니다. 간호를 하기에도 매우 힘든 병입니다. 이러한 큰 병에도 <세이겐>을 드시고 계신 환자 분께서는 실제로 매우 안정된 상태를 보이십니다. 저희는 전국 각지를 다니며 한 분, 한 분 대화를 나누며 나카고에씨와 같은 실례를 많이 봐 왔습니다. 평상시에도 건강이나 생명의 중요함을 잘 인식하고 정면에서 승부하고 있는 분들이시기 때문입니다.

자세한 이야기는 운텐 선생님께서 하시겠지만 선생님의 지시대로 따라서 회복되셨습니다. 안그랬다면 82세인 어머님께서는 일어서실 수 없었을지도 모릅니다. 지금은 건강하시고 가족과 즐겁게 사시고 계십니다. 정말로 다행입니다.

운텐(자연의학 임상예방연구소 상담의) : 이 병은 10만 명에 한 명이나 두 명 있는 매우 특이한 병으로, 뼈 속에서 증식한 암세포가 정상적인 백혈구나 면역력을 파괴시켜 몸을 쇠약해지게 합니다. 보통은 뼈 속의 종양 세포를 죽이기 위해서 항암제를 투여하지만, 나카고에씨 어머님의 경우는 연세도 있으시기에 항암제를 투여하면 암세포보다 어머님의 몸이 먼저 망가질 수도 있어서, 항암제보다는 체력을 길러 골수종과 싸우는 편이 좋다고 판단했습니다.

먼저 골수종으로 뼈가 보통 사람보다 약해졌기 때문에 우선은 넘어지지 않도록 하고, 무리해서 무거운 것은 들지 않게 하는 등 뼈에 부담이 가지 않도록 하는 것입니다. 그리고 뼈가 혈액 중에 흘러 나오므로 혈중 칼슘이 높아져 신장이 망가지는 경우가 있습니다. 면역력도 저하되므로 감염에도 조심해 주십시오. 또 하나 혈액이 굳어져 혈액 순환이 잘 안 됩니다. 그렇게 되면 두통이나 손이 저리는 등의 신경 증상이 옵니다. 그리고 손가락 끝이 하얗게 되는 레이노 현상이 올 가능성도 있습니다.

제일 좋은 치료법은 하와이 같이 따뜻한 장소에서 혈액 순환이 잘 되게 하는 것입니다. 히라이시 선생님께서 발리섬에 병원을 지으신다고 하니 어머님과 함께 요양을 하시면 좋을지도 모르겠습니다.

히라이시(히라이시 클리닉 원장) : 저는 대학병원 시절에 골수종 환자를 4번 경험했지만 치료가 불가능했습니다. 지금이라면 <세이겐>을 사용한 치료법을 첫 번째 방법으로 선택을 했겠지만, 그 당시에는 <세이겐>을 몰랐습니다. 항암제도 사용했지만 정말로 매일 두통과 싸웠습니다. 머리카락은 빠지고, 일어나는 것도 불가능했습니다. 어딘가에 부딪히면 한 번에 뼈가 4개나 5개 골절되기도 했습니다. 나카고에씨 어머님은 <세이겐>으로 면역력도 향상되었고, 비교적 조기에 골수종이 발견되어 경과도 몹시 좋았다고 생각합니다.

2. 자궁근종과 내막증 그리고 자궁암을 극복

홋카이도 후카가와
츠보타 아케미(55세)

　제가 <세이겐>과 만난 것도 벌써 5년이나 지났습니다. 현재는 홈헬퍼로써 매일 많은 노인 분들을 보살펴 드리고 있지만, 그 당시에는 다른 일을 하고 있었고, 귀가 후 30분은 누워있다가 겨우 저녁 식사 준비를 하는 상태였습니다. 쿠도씨의 소개로 <세이겐>을 알게되어 하루 3포씩 먹었고, 일주일 정도 지났을 무렵부터는 아침에 눈이 쉽게 떠지고, 피로를 느끼지 않게 되었습니다. 귀가 후 눕지 않고 곧바로 식사 준비도 할 수 있게 되었습니다.
　실은 저는 이전부터 자궁근종과 자궁내막증 치료를 받고 있었습니다. 첫 번째와 두 번째 병원에서는 자궁 적출이라는 진단을 받았고, 3번째 병원에서는 자궁내막증 진단을 받고 투약 치료를 받았습니다. 치료는 생리를 멈추는 주사를 4주에 한 번 맞았고, 6개월 치료하고 6개월은 쉬면서 계속적으로 진통제를 복용했었지만 효과는 없었습니다. 제 경우 내막증의 통증은 생리가 끝난 후 몇 일이나 계속되었고, 통증이 가라앉을만 하면 또 생리통이 시작되고 했기 때문에 항상 진통제를 달고 살았습니다.
　자궁내막증이 <세이겐>으로 개선될 수 있다는 말을 듣고는 즉시 사용해 보기로 했습니다. 비데도 사용했습니다. 재작년 2월쯤에는 내막증의 통증도 완화되었습니다. 드디어 폐경이 왔나 하고 생각한 한편 가끔 부정 출혈이 일어났습니다. 세포 검사를 하고 결과를 들으러 병원에 가려는데 마침 어서 병원에서 오라고 전화가 왔습니다. 불안한 마음으로 병원에 가자 아니나 다를까 자궁암 초기였습니다. 초기에 발견되는 것은 아주 힘들다고 합니다. MRI로 확인한 결과 틀림없는 자궁암이었습니다.

쿠도씨에게 이야기를 하자 나카이 매니저가 체질개선연구회에 연락을 해 주었고, <세이겐 골드> 9포, <알파> 6포를 먹으라고 권유해서 곧바로 실행했습니다.

수술은 4월 13일로 그 전날까지 <세이겐>을 계속 먹었습니다. 전신 마취는 하지 않았고, 만약을 위해 자궁과 난소를 적출했습니다. 마취에서 깨어난 직후는 너무 아파서 진통제를 맞기까지 했지만, 다음 날 아침에 눈을 떴을 때에는 통증이 전혀 느껴지지 않았습니다. 정말로 수술을 했는지 의심이 갈 정도였습니다.

물론 입원 중에도 <세이겐>을 계속 먹었습니다. 수술 후 회복 상태도 좋아서 입원 18일만에 퇴원했고, 5일 후 외래 진찰에서 완치 판정을 받았습니다. 단 자궁과 난소를 적출했으니 호르몬의 밸런스가 무너지기도 하니까 그런 때에는 병원에 꼭 오라고 했습니다. 하지만 오늘까지 한 번도 간 적이 없습니다.

1개월 후에는 일도 다시 시작했습니다. 상처 부위도 아주 깨끗합니다. 지금은 남편, 어머니, 손자가 다 함께 <세이겐>을 복용하고 있습니다.

사회자 : 여성에게 있어서 항상 걱정스러운 병중에 하나인데, 운텐 선생님의 설명입니다.

운텐(자연의학 임상예방연구소 상담의) : 자궁근종, 자궁내막증, 자궁암. 정말로 고생하셨을 것이라 생각합니다.

자궁근종의 경우는 생리통이 상당히 심합니다. 류머티즘이나 위 통증의 치료는 심할 때 모르핀을 사용합니다. 결국 진통제입니다. 근본적으로는 자궁근종을 제거하는 것으로 고칠 수 밖에 없습니다.

자궁암은 크게 자궁경부암과 자궁체암이 있습니다. 자궁경부는 자궁의 입구, 자궁체는 안쪽입니다. 자궁암의 90%는 자궁경부암으로 츠보타씨도 자궁경부암으로 생각할 수 있습니다. 자궁경부암은 진행 상황에 따라 0 ~ 4기로 나눌 수 있습니다. 0기는 암이 자궁의 상피에 머무르고 있는 경우이며, 자궁 경부까지가 1기입니다. 자궁 아래에 있는 질의 상부 1/3이 퍼졌다면 2기이며, 암이 골반 벽까지 퍼지면 3기, 그리고 4기가 되면 자궁에 가까운 방광이나 대장, 특히 직장에 전이가 됩니다. 게다가 폐나 간까지 원격 전이도 일어나 방치하면 몸의 구석 구석까지 암으로 침범 당합니다.

자궁암으로 5년 이상 생존할 확률은 80%로, 가장 낮은 간암(14 ~ 5%)이나 그 다음으로 낮은 폐암(18%)에 비하면 치료되기 쉬운 암이라고 합니다. 단지 원격 전이되어 직장암이나 폐암에 걸리면 역시 무섭습니다. 자궁암의 최종적인 사인으로서는 요독소, 신장염이 가장 많습니다. 그리고 복막염이나 패혈증도 있습니다.

츠보타씨의 경우는 아주 초기에 발견되어 수술을 받을 수 있었고, 지금은 상처도 깨끗해지셨다고 하니 정말로 다행이라고 생각합니다.

히라이시(히라이시 클리닉 원장) : 지금 이 회장 내에 근종이 있으신 분 손 한번 들어 주시겠습니까? 돌아가신 여성을 해부하면 대체로 열 명 중 한 명은 자궁근종이라고 합니다. 그럼 자궁내막증이신 분은? 임신하면 황체 호르몬이 나오고, 자연적으로 낫는 경우도 있다고 합니다. 호르몬제나 피임약으로 인공적으로 임신 상태를 만드는 치료법도 있다고 합니다.

 자궁암은 발견이 늦으면 자궁전적출을 해야할 수도 있기 때문에 조기 발견된 것은 정말로 운이 좋았습니다. 골수종으로 고생하셨던 나카고에씨도 그렇지만 체질개선연구회에서는 암이 비교적 빨리 발견되어 회복되는 경우가 실제로 많습니다. 의사를 잘 만난 것도 있겠지만 <세이겐>과 만났기 때문이라는 생각도 듭니다. 스스로의 건강은 스스로 책임진다. 이런 사고 방식이 조기 발견에 도움이 되었을 것이라고 생각합니다.

 게다가 여러분은 많은 체험담을 알고 계시기에 병에 대한 공포감도 적고, 무슨 일이 발생하면 이렇게 하면 된다는 것이 머리 속에 있습니다. 그래서 예기치 못한 병에도 대처할 수 있는 것이라고 생각합니다.

 여러분 70세 이상에서도 자궁체암이 걸릴 수 있습니다. 자궁경부암은 60대에서도 많이 발생하니 조심하시기 바랍니다. 마지막으로, 무슨 일이 생겼을 때 용기를 갖게 해주는 친구인 <세이겐>은 정말 대단합니다.

3. 뇌내출혈도 반신마비를 면했다.

군마현 마에바시시
무라야마 토시에(62세)

　반년 전인 3월 14일 저희 부부는 치과 의원을 하고 있었습니다. 오전 일을 끝냈을 때 65세인 남편은 벨트가 채워지지 않아서 곤란한 듯한 모습으로 복도의 벽에 기대고 있다가 갑자기 복도에 쓰러져 침을 흘렸습니다. 곧바로 병원에 입원해 MRI를 찍었습니다. 담당 선생님께서는 저와 아들, 그리고 언니에게 "뇌출혈입니다. 수술을 하거나, 드릴로 머리에 구멍을 뚫고 피를 뽑게 됩니다. 오른쪽 반신 마비, 그리고 언어 장애가 올 것입니다." 게다가(울먹이며) "오늘 밤 중에 피가 멈추면 좋겠는데……"라고 하셨습니다.
　의식 불명인 남편의 입에 <세이겐>을 녹여서 발랐습니다. 치아나 잇몸, 볼의 안쪽에도 일주일 밤낮을 계속 발랐습니다. 입속은 흰 이끼가 난 것처럼 보였습니다. 그러자 다음 날에는 기적적으로 피가 멈추었습니다. 수술도, 머리에 구멍을 뚫을 필요도 없었고 단지 링거만을 이용하기로 했습니다.
　하지만 밤이 되면 간호 기준상 병실에 있을 수가 없었습니다. 하는 수 없이 집에 돌아와서 다음 날 다시 병원에 가면 남편은 도깨비 같은 신음 소리를 내고 있었습니다. 남편이 39.8℃의 고열로 고통스러워 했기 때문에 타올로 <세이겐> 파스를 만들어 남편의 후두부나 눈 위 등을 문질러 주었습니다. 그래도 열은 내리지 않았지만 또 다시 밤이 되면 귀가를 해야만 했습니다. 하지만 결국 몰래 병실에 돌아와 (회장 웃음) 아침까지 계속해서 <세이겐>을 발랐습니다.

38℃의 열이 닷새 동안이나 계속되었습니다. 도뇨관에 잡균이 들어가 감염이 일어난 것이었습니다. 도뇨관을 떼어내고 항생 물질을 대량 투여하게 되었고, 저는 더 열심히 <세이겐>을 늘렸습니다. 그러자 곧 열이 내렸습니다.

실은 오른쪽 다리도 검푸르게 부어 마비돼 있었지만, <세이겐>으로 따뜻하게 찜질과 마사지를 반복하자, 왼쪽 다리에 혈색이 돌아오고 움직일 수 있게 되었습니다. 목에 마비가 있어서 <세이겐>을 녹인 요구르트나 푸딩을 한 입씩 입에 넣어주었던 때도 있었습니다. 의사의 지시를 따르지 않고 남편에게 한 숟가락씩 먹였습니다. 이렇게라도 해서 보통 식사를 할 수 있게 되어서 기뻤습니다.

입원하고 12일째 남편은 재활 훈련 첫 날에 지팡이도 붙잡지 않고 걸었습니다. 재활 훈련 선생님도 회복력이 대단하다며 놀라셨습니다. 그리고 머지 않아 재활 훈련 전문병원으로 옮겼습니다.

생각해보니 남편은 뇌일혈의 가족력이 있었습니다. 게다가 매일 5합 정도의 술을 마셨고, 원래 혈압도 높았습니다. 지금은 한 달에 한 번 통원 치료를 받고 있지만, 남편보다 먼저 입원했고, 증상도 가벼웠던 분들께서 휠체어 생활을 하시거나 마비가 되시기도 하셨습니다. 저희 남편은 <세이겐> 덕분에 이렇게 회복되었습니다.

제가 지쳐서 남편 침대에 엎드려 잠들었을 때 남편은 부자유스러운 손으로 제 머리를 쓰다듬어 주었습니다. 저는 머리를

들 수가 없었지만 어떠한 때에도 (울먹이는 소리로) <세이겐>
은 제 마음의 버팀목이었습니다.
사회자 : 남편 분은 사모님의 애정과 <세이겐> 덕분에 회복되
셨습니다. 히라이시 선생님께 좋은 말씀 부탁드립니다.
히라이시(히라이시 클리닉 원장) : 무라야마씨 남편 분의 뇌내
출혈을 슬라이드로 설명하겠습니다. 이것은 발증 후 약 2주일
후의 ＣＴ이므로 뇌출혈 발생 직후에는 더 심했을지도 모릅니
다. 뇌출혈이나 뇌경색, 뇌종양도 그렇습니다만 불필요한 것이
있으면 머리 속의 내압, 즉 두개 내압이 항진합니다. 그러면 뇌
한가운데의 중앙선이 어긋납니다. 그런데 무라야마씨의 경우
큰 출혈층이 있는데도 중앙선이 크게 어긋나지 않았습니다. 이
것은 상당히 운이 좋았다고 할 수 있습니다. 이 중앙선에 있는
내포나 피각에는 말이나 청각을 담당하는 지각 신경, 몸의 제
어를 담당 하는 운동 신경 등 중요한 역할을 하는 장소가 있습
니다.

게다가 전대뇌동맥이라고 하는 중요한 혈관이 끊어지지 않았
기 때문에 넓고 얕게 뇌출혈을 일으켰다고 생각됩니다. 이 슬
라이드는 지금부터 1개월 반 정도 전으로 출혈층이 작아지고,
끊어진 부분도 깨끗해졌습니다. 측뇌실이나 제 3뇌실이라고
하는 뇌실도 커지지 않았기 때문에 당연히 후유증도 좋아졌으
리라 보입니다. 또 치과 의사로서 다시 일을 할 수 있게 될지도
모릅니다.

남편 분이 아직 부자유스러운 손으로 사모님의 머리를 쓰다
듬어 주신 것, 이렇게 회복되신 것은 무엇보다 사모님의 애정
덕분이라고 생각합니다. 마음과 몸으로 열심히 표현하시는 모

습에 감동했습니다. 뇌출혈이나 고혈압의 가족력을 가지고 계신 분들은 <세이겐 골드> 3포로 충분하니 꾸준히 복용하시기 바랍니다. <세이겐>은 혈압을 내리는 작용이 뛰어납니다.

무라야마 : 지금 남편은 젓가락이나 포크를 능숙하게 사용할 수 있고, 혼잡한 전철도 탈 수 있습니다. 평상시와 다르지 않은 생활을 할 수 있게 되었습니다.

운텐(자연의학 임상예방연구소 상담의) : 뇌출혈에는 피각출혈, 시상출혈, 교출혈, 소뇌출혈 등이 있는데 무라야마씨의 경우 피각출혈이라고 생각됩니다.

  뇌의 출혈 개소는 대체로 눈에 나타납니다. 피각출혈의 경우는 눈이 상처의 방향과 수평으로 향합니다. 뇌 한가운데 근처인 교출혈의 경우는 정중 고정이라고 해서 눈이 한가운데에서 움직일 수 없게 됩니다. 소뇌 출혈에서는 출혈 부분과 반대의 방향으로 눈이 움직이므로 피각출혈과는 반대입니다.

  무라야마씨의 뇌출혈의 최대의 원인은 혈압입니다. 무엇보다 혈압이 높다고 한 순간에 혈관이 끊어지는 것은 아닙니다. 뇌출혈이 되기까지는 2단계가 있습니다. 우선 고혈압이 길게 계속되면 소동맥에 혹이 생기는, 이른바 동맥류가 생깁니다. 다음에 1m의 십 분의 1인 100미크론 ~ 200미크론 정도의 가는 혈관부터 끊어지기 시작합니다.

  혈압은 역시 평소의 생활 습관이 중요합니다. 아무리 <세이겐>을 먹는다 해도 술을 매일 1병 마신다면 막을 수 없습니다. 어디까지나 올바른 생활 습관과 거기에 <세이겐>이 더해져야 합니다.

히라이시(히라이시 클리닉 원장) : 운텐 선생님께서 말씀하신 대로 입니다. 일본인에게는 고혈압과 당뇨병, 즉 생활 습관병이 많습니다. 염분을 조심하고 체중이 늘어나지 않도록 걷기 운동을 하는 등 건강한 생활에 <세이겐>을 플러스해 주시길 바랍니다. 무라야마씨도 생명을 소중히 여기고 건강을 위해 노력해 주십시오.

2002 카루이자와 포럼

1. 무서운 천식 발작과 독한 약의 부작용에서 탈출
2. 폐경색, 심부전도 일상 생활을...
3. 관절 류머티즘을 극복

사회자 : 쿠스모토 사장

코멘트 닥터
세키구치 모리에 : 아카사카 세키구치 클리닉 원장
오리타 토시히코 : 니시신주쿠 플라자 클리닉 내과부장
이시카와 스기오 : 신세이 클리닉 원장
김정택 : 야에스 진료소, 자연의학 임상예방연구소 상담의
히라이시 키쿠 : 히라이시 클리닉 원장

1. 무서운 천식 발작과 독한 약의 부작용에서 탈출

군마현 타테바야시
야지마 사다코(68세)

저는 1971년 경부터 오랜 세월에 걸쳐 천식으로 힘들어 했습니다. 처음 5년 간은 의사가 하라는 대로 성실하게 하루 3번 약을 먹었고, 결국 겨우 정상 생활을 할 수 있도록 개선되었습니다. 그러나 10년 째가 되던 6월 돌연 천식의 발작이 일어났습니다.

이전 치료를 해 주었던 의사 선생님께 가서 같은 주사를 맞아도 기침이 전혀 멈추지 않았습니다. 5년 간의 치료로 약에 대한 면역이 생긴 것이었습니다. 그 후도 여러 가지 약을 처방해 주었지만 기침은 낫지 않았고, 발작도 하루에 3 ~ 4회 일어났습니다. 한번 발작이 일어나면 배 안에서 경련이 일어나 아랫배를 양손으로 움켜 쥐고 있지 않으면 어떻게 되어 버릴 것 같은 심한 통증으로 밤에도 누워서 잘 수가 없었고, 침대에 걸쳐서 자야 하는 날들이 계속되었습니다.

수 차례 의사 선생님을 바꾸어도 보았지만 기침은 멈추지 않습니다. 게다가 1996년 9월 무렵부터 손이 부들 부들 떨려왔고, 10월에는 도로의 중앙선이 1m 폭 정도로 이중으로 보였습니다. 뇌신경 외과에 가서 CT와 MRI의 검사를 했지만 이상이 없다면서, 혹시 먹고 있는 약이 없느냐고 물으시기에 천식 약을 꺼내서 보여드렸습니다. 약을 보시더니 이 약은 현기증, 떨림, 환각 등 부작용이 심해서 운전도 불가능하니 이 약을 드시면 안정이 절대적으로 필요하다고 하셔서, 저는 일도 할 수 없게 되었습니다.

　이제 이것이 마지막이 되는 것일까 생각하면서 기운이 다 빠진 채로 유언을 쓰려고 상공회의소에 상담을 하러 갔었습니다. 그곳에서 또 발작이 일어났습니다. 흘깃 흘깃 쳐다보는 사람들 속에서 어떤 여성 한 분께서 먹으라면서 이상한 가루가 들어있는 스틱 하나와 물을 주셨습니다. 서둘러서 그것을 먹자 기침이 멈추어서 저는 깜짝 놀랬습니다. 고개를 들자 그 곳에 다름 아닌 고미야씨의 얼굴이 있었습니다. 얼떨결에 저는 "고미야씨, 정말 고미야씨 맞아요?"하고 묻자, 그녀는 "네. 저 맞아요"라고 대답했습니다. 그녀는 10년 전부터 아는 사이였는데 예전에 말랐었던 고미야씨와는 다른 사람이라고 착각할 정도로 건강해져 있어서 깜짝 놀랐습니다. 이야기를 들어보니 수술도 하지 않고 <세이겐>으로 나았다고 했습니다. 저도 곧바로 1박스를 빌려서 하루 3포씩 먹자 상태가 좋아졌지만 다음 해 6월에 또 다시 몹시 악화되었습니다. 마침 그 때 고바야시 선생님께서 혼쵸에 오셔서 상담을 받았고, 호전 반응이라며 괜찮다고 하셔서 안심하고 열심히 <세이겐>을 먹었습니다.

　지금은 거의 기침은 나오지 않습니다. 천식이라고 말해도 아무도 모를 정도로 건강해졌고, 누워 잘 수 있어서 이 기쁨을 주체할 수가 없을 정도입니다. <세이겐> 덕분에 일도 열심히 하고 있습니다.

무라야마 : 천식은 치료되기 어려운 병으로 매우 고통스러운 경험을 하셨습니다. 2년 전까지 신슈대학 교수, 지금은 아카사카 세키구치 클리닉 원장이신 세키구치 선생님, 좋은 말씀 부

탁드립니다.

세키구치(아카사카 세키구치 클리닉 원장) : 실은 저도 천식 환자였습니다. 지금 야지마씨가 하신 이야기를 저도 전부 체험했었습니다. 천식에 대해 설명하면 공기가 들어가는 기관은 대나무처럼 가운데가 비어있는데, 이것이 부어서 두꺼워졌기 때문에 속에 비어 있는 부분이 좁아지게 되고, 그래서 공기의 출입이 어려워 져서 천식이 되고, 그 안에 담이 꽉 차면 질식사를 하기도 하는 무서운 병입니다. 옛날에는 천식으로 사망하는 일이 많았지만 최근에는 치료가 발달되어서 사망하는 숫자는 적어졌습니다. 그렇지만 전국에서 연간 3천명이 천식으로 죽고 있으며, 그 절반이 75세 이상의 고령자입니다. 지금 고령자의 천식은 큰 문제가 되고 있습니다.

  기관이 붓는 것은 알레르기성 염증으로 호산구 등이 증가해 기관 전체가 빵빵하게 부어 기관이 좁아지는 것입니다. 덧붙여 기관 주위에 있는 평활근이 과도하게 수축해 공기가 통하기 어려워지는 병입니다. 야지마씨와 같은 기침을 동반하는 천식은 의사도 알아차리기 어렵습니다. 특히 기침은 밤부터 이른 아침에 걸쳐 발생합니다. 노인은 면역력이 저하되고, 스트레스가 쌓여 기침을 멈추는 약도 효과가 떨어집니다. 거기에 대기오염이나 담배라고 하는 조건이 더해집니다. 기관지염으로도 되기 쉽고, 천식도 나빠지기 쉽습니다. 기침을 멈추는 약을 처방해도 전혀 낫지 않았었지만 최근 7~8년 정도 전부터 스테로이드 흡입제를 사용할 수 있게 되었고, 천식 치료는 현격히 진보했습니다. 또 저도 가끔 사용하고 있습니다만 이 하늘색 뚜껑의 약은 기관지를 펼치는 흡입제입니다. 이것은 스테로이드가 아닙니다. 야지마씨는 아마 이것을 많이 사용했기 때문에 손의 떨림이나 신경계에 부작용이 나타난 것 같습니다. 또 저는 천식 발작이 발생하면 <세이겐> 5포를 물에 타서 입에 물고 15분 정도 지나면 좋아졌습니다. 야지마씨는 한 봉으로 좋아졌다니 정말 행운이었습니다.

<세이겐>은 훌륭한 신통력을 가지고 있네요. 그것도 단순한 신통력이 아니고 염증을 억제해 자기면역력을 높여주는 기능을 발휘한 것이지요. 정말로 다행이라고 생각합니다.

사회자 : 세키구치 선생님, 자신의 체험이 있었기 때문에 더 자세하게 해설해 주실 수 있었던 것이 아니었나 생각합니다. 다음에는 니시신슈쿠 플라자 클리닉의 오리타 선생님입니다.

오리타(니시신주쿠 플라자 클리닉 내과부장) : 여러분 안녕하십니까? 사적인 이야기이지만 도쿄여자의대 시절의 대선배이셨던 세키구치 교수님께서 경험담을 섞어 설명을 해 주셨으므로 저는 간략하게 이야기 하겠습니다.

우선 부작용 문제입니다. 최근의 환자분은 의사가 처방해주는 대로 약을 착실히 먹지 않으시는 분들도 계신데 야지마씨는 5년간 성실하게 하루 3번 꼬박 꼬박 드셨네요. 이것이 적이 된 것 같다는 생각이 듭니다. 적당히 다소 적은 듯하게 복용하셨으면 좋았을지도 모르겠네요 (장내 웃음).

<세이겐>의 천식 메커니즘은 연구소의 발표로도 소개되었지만 폐에서도 면역 방어 기구가 림프계를 통해서 활발하게 일어나고 있습니다. 아마 장관 면역, 혹은 관절 류머티즘에 있어서의 메커니즘이 폐 쪽에서도 같은 형식으로 일어나고 있다고 생각할 수 있습니다. 세이겐의 유효 성분이 폐를 무대로 면역을

가져오고, 항상성 유지 기능이 폐에서 밸런스를 잡아 천식에도 좋은 역할을 했다고 생각할 수 있습니다. 천식은 감기에 걸렸다든가, 밸런스를 무너뜨렸을 때에 악화될 가능성도 있으므로 앞으로도 세이겐을 계속 복용하시는 것이 좋을 것으로 생각됩니다. 저도 3주일 전에 감기에 걸려서 <세이겐 골드> 6포, 가끔 <알파> 1포를 더해서 3 ~ 4일을 꾸준히 복용하자 바로 나았습니다. 지금까지 경험한 적이 없는 경과였습니다.

마지막으로 야지마씨. 심각한 상황에 마침 아시는 분이셨던 코미야씨를 만나 그 자리에서 <세이겐>을 건네 받아 드시고 차도를 보이셨습니다. 그러한 분과의 만남도 역시 소중하다고 생각합니다.

2. 폐경색, 심부전도 일상 생활을...

군마현 우효우군
다나카 키요시(61세)

저의 이야기는 제 아내(이사자 / 57세)의 체험입니다. 아내는 1998년 가을 집안일을 하던 중 가슴이 답답함을 호소해서 가족들에게 이끌려 세 번의 검사를 받았습니다. 다음 해 나온 검사 결과는 폐경색이었습니다. 심장에서 혈액이 역류하고 있다고 했습니다. 그래서 아내는 국립 병원에 입원하게 되었습니다. 갱년기 장애로 3년 간 먹은 무수히 많은 약 중에 한 종류가 간에서 소화되지 않아 폐의 모세혈관에 침전되어 있었다는 결과가 나왔습니다. 게다가 모세혈관은 채소나 꽃으로 말하면 뿌리의 가느다란 부분이기 때문에 수술도 하지 못하고, 휴대 산소를 가지고 생활을 해야만 했습니다. 2001년 4월 질녀의 결혼식으로 도쿄에 갔었는데 피로연의 도중에 심부전을 일으켜서 돌아오자 마자 다시 국립 병원에 입원을 해야만 했습니다

그 해 5월은 무난히 지나갔지만, 6월이 되자 밤이 되면 열과 오한의 반복이 15일 동안이나 계속되어, 항생 물질을 비롯한 여러 가지의 치료를 받아 보았지만 결과적으로는 몸이 쇠약해져서 새로운 검사도 받을 수 없는 상태가 되었습니다.

그 때 둘째 아들이 우연히 이치카와씨에게 <세이겐>을 소개 받으며 자세한 설명을 듣고, 그날 밤부터 병원에서 <세이겐 골드> 1포, <알파> 1포를 4일간 계속 복용했었습니다. 저는 매일 퇴근길에 병원에 들렀는데, <세이겐>을 먹기 시작하고 2~3일 후부터 오한을 느낄 때를 대비해서 준비해 둔 두꺼운 이불은 사용을 안하게 되었습니다. 이것은 <세이겐>의 효과라고 느꼈습니다. 또 병에 걸리기 전부터 소식을 했던 부인은 이 때부터 병원에서 나오는 밥을 남기지 않고 깨끗이 먹었고, 다음 식사가 나오는 것도 기다리게 되었습니다. 그리고 마침내 78일 째에 퇴원을 할 수 있었습니다.

입원 중에는 11ℓ의 강한 산소를 들이마시고 있었지만, <세이겐>의 힘으로 나날이 줄어 들어 3ℓ가 된 상태에서 퇴원을 했었습니다. 지금도 3ℓ의 산소를 집에두고 사용하거나 휴대용 산소를 사용해 가사일을 하고 있습니다. 휴대용 산소를 흡입하는 모습을 호기심으로 보는 분들이 계신데, 병이나 장애를 가진 사람들에 대한 배려를 부탁드리고 싶습니다. 저는 열심히

세이겐의 고마움을 친구나 지인에게 소개할 생각입니다. 들어주셔서 감사합니다.

이시카와(신세이 클리닉 원장) : 여러분 안녕하세요. 폐색전에서 진행된 폐경색은 무서운 병입니다. 골절시에 방출된 골수 지방, 종양 세포 덩어리, 공기, 혈전 등이 말소의 정맥혈류를 타고 우심방을 지나 폐의 혈관에 걸려서 순환 장애를 일으키는 상태가 폐색전입니다. 폐경색은 폐색전으로 인해 폐조직이 망가진 상태로, 한 번 망가진 조직은 원래대로 돌아가기가 상당히 어렵고, 또 한 번 폐색전이 되면 재발하기 쉽고, 폐의 기능이 나빠지기 때문에 산소가 필요하게 됩니다.

색전이 발생한 장소가 폐혈관의 굵은 부분이냐, 말소인 가는 부분이냐에 따라서 증상은 다른데, 굵은 부분에서 발생했다면 대부분 회복이 불가능 합니다. 게다가 상당히 급성이기 때문에 돌발적인 호흡 곤란, 티아노제 등 생명과 이어지는 것도 많습니다. 생명에는 지장이 없더라도 가슴 진통, 심한 호흡 곤란, 티아노제, 빈맥, 발한, 쇼크 증상이 옵니다. 또한 혈관에도 호흡 곤란, 혈압 상승, 심장 부종 등이 일어납니다.

최근 화제가 된 이코노미 증후군도 일종의 혈전증입니다. 이것은 장시간 비행기 내에서 좁은 의자에 가만히 앉아 수분을 별로 섭취하지 않거나, 화장실 가는 것도 참는 등 여러 요인이 겹쳐서 발생하기 쉽습니다. 중년의 살이 찐 외국인 남성에게 많다고 알려져 있지만 실제로는 여성에게 많으니 주의하시기 바랍니다.

폐혈전이 발생하기 쉬운 사람은 다리 정맥류 염증이 있는 사람, 수술 등으로 장기 안정을 한 사람이나 혈액 응고가 높아지는 병을 가지고 있는 사람 등입니다. 특히 무릎관절 뒤에 정맥류가 있는 여성이나, 산후, 또는 수술 후의 사람은 주의하시기 바랍니다. 또 임신 중에는 성장하고 있는 아기를 태중에서 기르기 때문에 하체에 정맥류가 생기기 쉽습니다. 저도 있었습니다. 하지만 <세이겐>을 먹기 시작하자 어느새 나아 있었습니다.

어쨌든, 혈전증의 계기가 될만한 것은 빨리 치료해 둡시다. 예를 들어 심장의 병, 동맥 경화, 당뇨병, 혈관병은 폐혈전의 계기가 될 수 있습니다.

<세이겐>은 동맥 경화를 막고 혈관이나 세포도 젊게 소생시켜 주는 것 같습니다. 그래서 저는 <세이겐>을 아주 좋아합니다. 또 중년을 지나면 장 내에 유해균이 증가합니다. 식사를 조심하는 것은 물론이고, <세이겐>으로 혈액을 맑게 해서 혈류를 좋게 하고, 유익균이 많아 지도록 유의합시다. 그리고 정맥류, 변비를 치료해 수술 후는 빨리 움직일 수 있도록 하고 <세이겐>으로 세포를 젊게 만들고, 부활하게 합시다.

사회자 : 계속해서 고문의이신 김선생님께 한 말씀 부탁드립니다.

김정택(야에스 진료소, 자연의학 임상예방연구소 상담의) : 매우 감동적인 이야기였습니다. <세이겐>은 이런 분을 돕기 위해서 있다고 생각합니다. 폐경색은 뇌경색과 같이 혈관이 염증을 일으켜 막힐 때 일어납니다. 요컨대 뇌에 오면 뇌경색, 심장에 오면 심근경색, 폐에 오면 폐경색이 됩니다. 염증을 일으키는 가벼운 상태를 혈전이라고 부릅니다. 협심증이라든지, 뇌혈전증, 폐혈전증은 상태가 매우 가볍지만, 뇌경색을 일으켰을 때는 심각한 상태입니다. 폐경색도 같습니다. 이시카와 선생님도 말씀하셨지만 비행기에서 폐경색을 일으키는 것은 수분이 부족하거나, 운동부족일 때 발생하기 쉽습니다. 폐경색은 중년에게 있어서는 당뇨병과 같은 생활 습관병으로 인해서 뇌 쪽이나 폐의 혈관이 막히기 쉬워지면 발생하기 쉽습니다. 즉 언제나 운동을 하고, 수분을 확실히 섭취하지 않으면 안 된다고 생각합니다. 폐경색을 일으키면 가슴이 아파져 매우 괴로워집니다. 이럴 때 혈액을 정화하지 않으면 안되기 때문에 산소를 사용합니다. 11 ℓ 라는 것은 상당히 많은 양입니다. 폐경색을 일으켰을 때 혈관 안에 우로키나아제라고 하는 물질을 넣으면 낫는다고 알려져 있지만, 수술을 해서 폐경색을 고치는 방법도 있습니다. 하지만 사망률이 높기 때문에 조심해야 합니다.

그리고 <세이겐>을 먹으면 젊어집니다. 즉, 혈관이 젊어지는 것입니다. 저는 혈압도 이상 없고, 당뇨도 없고, 고지혈증도 없어 매우 건강한 편입니다. 부인되시는 분도 <세이겐>을 소중히 생각하시고 계속 드셔서 휴대 산소의 양을 줄일 수 있으면 좋겠습니다.

3. 관절 류머티즘을 극복

군마현 마에바시시
쿠보타 케이코(62세)

1994년 6월 4일 철야를 하고 난 다음날 아침 갑자기 왼쪽 집게손가락이 새빨갛게 부어 오르고 너무 아파 왔습니다. 저는 벌에 쏘였다고 생각해 그 부위를 차갑게 해보았지만, 며칠이 지나도 변화가 전혀 없어서 병원에 갔더니 류머티즘이라고 했습니다.

그런 일이 있기 일년 전부터 운전 중에 목을 왼쪽이나 오른쪽으로 돌려도 옆이나 뒤쪽이 잘 보이지 않았고, 차에서 내리거나 걷기 시작할 때도 넘어질 것 같은 생각이 들어 다리로 땅을 몇 번 치고 굽혔다 펴는 운동을 하고 나서야 걷기 시작했었습니다. 병원에도 갔었지만 아무런 검사도 하지 않았고, 살을 빼면 낫는다고 했습니다. 당시의 체중은 70kg 이상이었습니다.

류머티즘은 자꾸 자꾸 악화되어서 손목, 무릎, 발목이 빵빵하게 부어 올랐고, 팔꿈치는 딱딱하게 굽어졌고, 양손의 손가락도 마찬가지였습니다. 보행도 곤란하게 되었고, 3cm의 단사에도 양손으로 받쳐서 끌듯이 이동하는 상태였습니다. 게다가 류머티즘으로 인한 고열이 계속되어 식욕도 사라지고 통증 때문에 숙면도 하지 못해 나날이 체력은 약해져 갔습니다. 일 년 반 만에 37kg으로 체중이 줄어 뼈 위에 주름투성이의 껍데기만이 덮여있는 것처럼 보였습니다. 바닥에 긁혀서 허리에서는 피가 나고 있었습니다.

그 때 저를 걱정하던 타카사키의 츠쿠이씨가 <세이겐>을 소개해 주었습니다. 그래서 남편과 함께 체질개선연구회에 참가하게 되었고, 행사가 끝난 후 남편이 무조건 <세이겐>을 먹으라고 했습니다. 일, 가정, 돈, 시간, 아무것도 생각하지 말고 치료에 전념하라고 했습니다. 남편이 나의 생명의 은인이라고 생각한 순간 눈에는 눈물이 흘렀습니다. 저는 병이라는 베일이 벗겨지는 것처럼 점차 몸이 가벼워졌습니다.

<세이겐>은 하루에 6 ~ 9포 정도를 먹었고, 남편은 집에서 15km 떨어진 온천에 매일 데려가 주었습니다. 덕분에 통증도 사라지고, 식욕도 생겨 조금씩 좋아지는 것이 느껴졌습니다. 하지만 근육이 약해지고 다리가 휘청거립니다. 과감하게 온천의 온탕에서 매일 2 ~ 30분씩 걷기로 했습니다. 처음은 수압 때문에 힘들었지만 2년 간 탕 안에서 걷기 운동을 한 덕분에 근육도 붙어서 제대로 걸을 수 있게 되었습니다.

　　류머티즘의 약은 독하기 때문에 위나 장, 구강 등에 이상이 오는 사람이 많지만 저는 <세이겐> 덕분에 하혈도 없었고, 구내염도 걸리지 않고 8년이 지났습니다. 현재는 아들이 아픔을 잊을 수 있는 즐거운 시간을 보내라고 해서 서예나 노래 교실에 혼자 차를 가지고 다니고 있습니다.

　　병을 통해서 건강의 중요함, 가족의 따뜻함 그 외에 많은 것을 배울 수 있었습니다. 마음 속으로부터 <세이겐>에게 고마워 하고 있습니다.

사회자 : 관절 류머티즘은 자기면역증입니다. 히라이시 선생님에게 설명을 부탁하고 싶습니다.

히라이시(히라이시 클리닉원장) : 최근 일반 내과에까지 정형외과, 류머티즘 환자분들이 외래 진료를 오실 정도로 정형외과 환자분들이 늘어나고 있습니다. 저희들은 <세이겐>의 덕분에 단순한 치료에도 큰 차도를 보이는 예들이 많아 정말로 고맙다고 생각합니다. 관절 류머티즘 혹은 류머티즘 반응은 음성이지만 류머티즘 증상을 가지고 계시는 분들이 많이 오시는데 그러한 분들에게 쿠보타씨나 저희들의 경험을 얘기해 줄 수 있었으면 좋겠다고 생각합니다.

최근 <세이겐>에 글루코사민이 함유된 <GH>가 나온 덕분에 앞으로의 치료에 진보가 생길 것 같습니다. 기본적으로 <세이겐 GH> 3포, <알파> 4 ~ 5포, 여기에 <골드>를 2 ~ 3포 정도 더해서 하루에 총 10봉을 드시기를 권합니다. 그리고 욕실에서 <세이겐 골드>를 진하게 희석한 액체를 만들어서 손가락 끝이나 무릎, 발꿈치 등 통증이 있는 곳에 관절을 중심으로 바르고, 남은 액은 욕조에 붓고 몸을 담그면 류머티즘에 관한 증상이 빠르게 사라질 것입니다.

올해 쿠보타씨의 건강 진단 기록표를 보면 류머티즘 반응도 염증 반응도 아직 남아 있습니다. 힘든 하루 하루 중에 통증을 없애는 것은 매우 중요합니다. 통증이 사라지는 것만으로도 새로운 세계가 열립니다. 주위에 계신 류머티즘 환자들에게 쿠보타씨의 경험을 들려주시기 바랍니다.

저는 교다에서 자랐는데 카고시마현 출신의 아버지는 늘 군마현 상주에서는 강한 바람과 기가 센 마누라를 조심해야 한다고 들어서 군마에 대한 이미지는 아주 무서운 이미지가 있었습니다. (장내 웃음) 그런데 군마현의 아내 분들을 이렇게 실제로 보니 아주 당차고 애정이 깊고, 남편 분들은 정말로 상냥한 것 같습니다. 그런 모습들을 보면서 감동도 받고, 또 <세이겐>을 통해서 가정이 화목해지면 이렇게 멋진 인생을 보낼 수 있다는 것을 알게 되었습니다. 남편 분도 부디 몸을 소중히 해 주시고 부부가 함께 건강할 수 있도록 사이 좋게 노력해 주세요.

기타 체험담

1. 신부전을 앓아도 일상 생활이 즐겁다
2. 만성 신장염으로 보낸 긴 투병 생활이 끝났습니다.

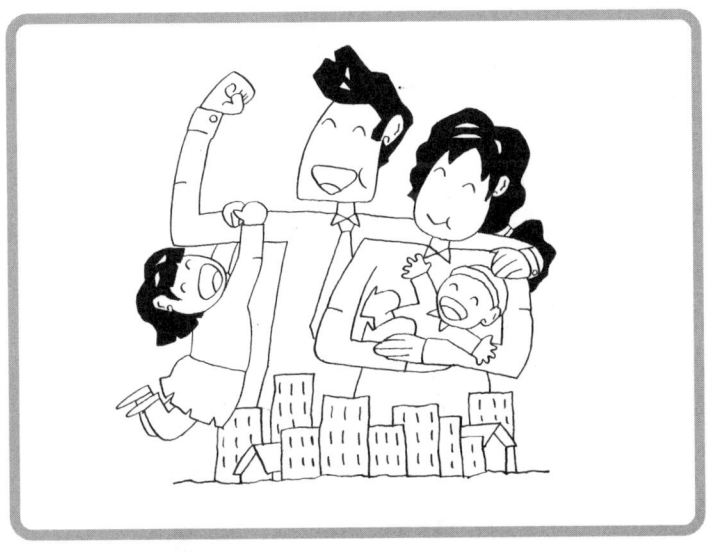

1. 신부전을 앓아도 일상 생활이 즐겁다

사이타마현 요시가와시
나카무라 에이지

저는 신부전을 앓고 있으며 인공 투석을 위해 정기적으로 통원 치료를 받고 있었습니다. 1993년 3월 친척으로부터 전화가 걸려 왔습니다. 제 병이 걱정된다고 가와구치에서 체질개선연구회가 열리니까 와 보지 않겠냐는 얘기였습니다. 그 때까지는 체질 개선이라는 말은 들어 본 적도 없고 물론 관심을 가져 본 적도 없었습니다.

그렇지만 친척의 권유에 못 이겨 창백한 얼굴을 한 채 기차를 타고 가와구치로 갔습니다. 그 때 역에서 계단을 오르내리는 게 너무도 힘들었던 기억이 생생합니다. 회장에 들어가니 지금까지 들어본 적도 없는 얘기들이 계속적으로 흘러나왔고, 각종 이야기들로 제 머리 속은 패닉 상태가 되었습니다. 하지만 결국 저를 걱정해주는 친척들의 성의를 생각해서 <세이겐>을 먹어보기로 결심했습니다.

그러자 <세이겐>을 먹기 시작한 지 3개월쯤 지났을 때부터 조금씩 얼굴색이 좋아졌고, 쌀과 표고버섯을 재배하는 일도 할 수 있게 되었습니다.

현대 의학적으로는 인공 투석을 한 번하면 평생 하지 않으면 안된다고 합니다. 그렇지만 어차피 살아가면서 뭔가 목적을 갖고 즐겁게 살고 싶다는 생각이 <세이겐>과의 인연을 만든 것 같습니다.

농사 일까지 다 할 수 있게 된 저를 보고 어느 공부 모임 때 아사쿠사의 마츠모토씨가 바비큐 파티을 열면 어떠냐고 제안을 했습니다. 그래서 그 날 바로 날을 잡고 모두가 힘을 합쳐 파티 준비를 했는데 생각지도 못한 좋은 반응이 나왔습니다. 한 명이라도 많은 사람들에게 기쁨을 주는 것은 저에게도 사는 기쁨이고, 보람이며, 내일을 향해 밝은 희망이 솟아오르는 것과 같습니다.

그 바비큐 파티도 이미 3회를 넘어 이번 가을에 4회가 예정되어 있습니다. 그 때에 맛 보실 주먹밥은 <농업용 세이겐>으로 재배한 쌀로 만든 것으로, <세이겐 쌀 코시히카리>라고 명명했습니다. 농약은 처음에 제초제 한 번만 뿌리고 그 다음부터는 일절 사용하지 않아서 대단히 몸에 좋을 뿐만 아니라 맛도 아주 훌륭합니다. <세이겐 쌀>의 맛은 밥이 차가워도 다른 것과 확실히 그 차이가 납니다. 저는 이 맛있는 <세이겐 쌀>을 많은 분들이 맛 보셨으면 하는 생각으로 지금도 농사에 힘쓰고 있습니다.

인공 투석을 받으면서도 쌀 농사, 표고버섯 재배를 하며 즐거움을 찾을 수 있는 저는 정말로 행복합니다. 그렇지만 이것은 저 한 명의 힘만은 아닙니다. 제 주위의 많은 분들이 제게 큰 힘이 되어 주셨고, 수많은 건강 식품 중에서도 가장 좋은 유산균 생산물질 <세이겐>을 만날 수 있었던 것에 진심으로 감사드리며 하루 하루를 열심히 살고 있습니다.

2. 만성신장염으로 보낸 긴 투병 생활이 끝났습니다

군마현 오오라쿠
시모야마 마스미

농가로 시집온 저는 건강이 자랑거리일 정도로 튼튼한 몸을 가지고 있었지만 15년 전 건강이 갑자기 나빠졌습니다. 감기라고 쉽게 생각했는데 고열이 며칠이나 내려가지 않아서 병원을 찾았습니다. 진찰을 받았더니 신장염이 악화되어 2시간만 늦었어도 죽었을 거라고 했고, 어쩔 수 없이 2개월을 입원했습니다. 신장염은 이미 만성이 되어 있었고, 갱년기도 겹쳐 더 이상 밭 일은 할 수 없게 되었습니다.

더구나 아이들도 병에 걸리고, 큰 사고가 나는 등 불행한 일이 계속되었습니다. 이로 인한 스트레스 때문인지 4년 전에는 오른쪽 발의 검지가 붓고 너무 아파서 병원을 찾았더니 수술 받기를 권유했습니다. 수술을 받게 되면 3개월 동안 입원해야만 했고, 재활에도 반 년이 걸린다고 들었기 때문에 저는 어떻게든 약으로 해결하고 싶었습니다. 그래서 8개월 동안 주 1회 병원에 가서 보험이 되지 않는 고가의 항생 물질 일주일치를 받아와 복용했습니다. 그러나 차도는 없었습니다. 발 뒤는 스폰지가 붙어있는 것처럼 신경이 쓰이고, 부은 발가락의 참기 힘든 통증은 끊임없이 계속되어 너무나 고통스럽고 불안했습니다. 그 즈음에 지인인 이와이씨가 저에게 체질개선연구회에 나올 것을 권유했습니다.

그것이 <세이겐>과 저의 만남의 시작이었습니다. 이대로라면 발을 절단해야 할지도 모른다는 의사 선생님의 말을 듣고는 우선 <세이겐>에 모든 것을 걸어보자고 결심했습니다. 그래서 저는 <세이겐>을 복용하면서 동시에 매일 밤 세숫대야에 따뜻한 물을 담고 <세이겐> 2포를 녹여 그 물에 발을 30분 정도 담갔습니다. 그러자 4일째부터 붓기도 통증도 줄어들기 시작하고, 발 뒤의 감각도 정상적으로 돌아왔습니다. 이 치료를 한동안 계속하자 이제는 완전히 나아 컨디션도 좋아졌습니다.

그 후 1년 정도 지났을 때 마을에서 한 건강 진단에서 혈압이 200, 혈당치가 400에 가까워 바로 입원을 하게 되었습니다. 의사 선생님은 자각 증상이 없는 것이 무서운 일이라고 말하며, 매일 매일 여러 가지 검사로 아까울 정도로 채혈을 했습니다. <세이겐>을 먹으면 호전 반응이 있다는 것은 들어서 알고 있었기 때문에 저는 빨리 집에 가고 싶다는 마음 하나로 <세이겐>을 몰래 매일 15포씩 먹었습니다. 그러자 3주째부터 혈압, 혈당치가 쑥쑥 내려갔는데, 한달 후 받은 검사 결과는 유전성 고혈압 이었습니다. 수치가 정상으로 되었기 때문에 의사는 고개를 갸우뚱거리며 퇴원 허가를 내 주었습니다.

1년 후 저는 감기로 인해 진찰을 받았는데 전과 똑같이 수치가 높게 나와 결국 입원을 하게 되었습니다. 저 번의 경험을 바탕으로 <세이겐>을 꾸준히 먹으며, 연휴의 지루함을 달래려 병원 안을 돌아다니며 빨리 연휴가 끝나기를 기다렸습니다. 이번에는 3주만에 퇴원을 했습니다. 그 후로 1년 이상이 지났지만 지금은 모든 것이 정상입니다.

<세이겐>과 인연을 맺고 3년이 지난 지금은 <골드>, <알파>를 중심으로 밤에는 <알파> 2포까지 해서 총 8 ~ 10포를 컨디

션에 맞춰서 먹고 있습니다. 요즘은 피곤하지도 않고 쾌면, 쾌식, 쾌변을 하고 있습니다. 퍼렇고 검었던 얼굴색도 건강해지고, 촉촉한 윤기가 흐릅니다. 심신 모두 젊음을 되찾은 것을 실감하고 있습니다. 큰 호전 반응을 두 번이나 경험한 것은 <세이겐>을 믿고 계속 희망을 가진 덕분으로 지금도 감사하게 생각하고 있습니다.

부록 1
〈세이겐〉의 성분과 효과

1. 〈세이겐〉의 성분
2. 〈세이겐〉의 효과
3. 임상실험 데이터(중국 화동의원)

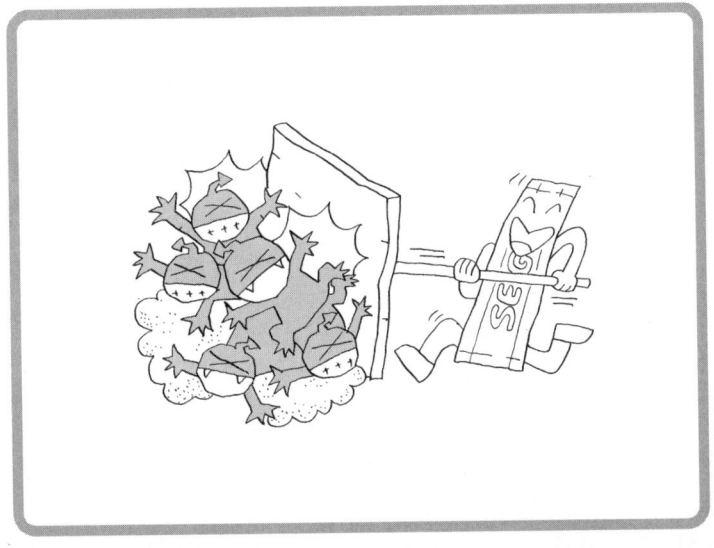

1. 〈세이겐〉의 성분

바이오 퍼멘틱스란 16종류의 유산균과 효모를 양질의 대두를 배지로 배양시켜서, 거기에서 분비된 신물질을 말합니다. 〈세이겐〉은 이 분비물들, 즉 바이오 퍼멘틱스(유산균 대사산물)를 변하지 않은 상태 그대로 추출해 내어 최고도로 농축시킨 획기적인 제품입니다.

1회용 〈세이겐〉 1포에는 대략 2,500억마리의 유산균 대사산물이 들어 있으며, 이를 65ml 유산균 음료(일반 요구르트)로 계산하면 무려 3,800병에 해당합니다. 유산균 대사산물의 성분은 아미노산, 이소플라본, 사포닌, 비타민, 미네랄을 비롯한 각종 단쇄 지방산 등 1,000여 가지의 성분이 함유되어 있으며, 그동안의 연구에 의해 밝혀진 구체적인 분석 결과는 아래와 같습니다.

주요 성분 분석

균체성분 – 무라밀 디 펩티드(MDP),펩티드글리칸, 자이모산 등
아미노산 – 발린, 류신, 이소류신, 글리신, 알라닌, 시스틴, 메티오닌, 세린, 트레오닌, 글루타민, 아스파라긴, 페닐알라닌, 티로신, 트립토판, 히스티딘, 리신, 알기닌, 플로린, 아스파라긴산, 글루타민산, GABA(r-아미노락산) 등
대두 펩티드 – BBI, 루나신 등
아그리콘형 이소후라본 – 다이제이신, 게니스테인 등
사포닌 – 대두사포닌 그룹A, 그룹B, 그룹E, 그룹D, DMP 등
단쇄 지방산 유산 – 초산, 락산, 플로피오산, 유산 등
레시틴(대두인지방질) – 포스파티딜콜린, 포스파티딜세린 등
천연비타민 – 싸이아민(비타민B1), 리보후라빈(비타민B2), 필리독신(비타민B6), 토코페롤(비타민E), 필로키논(비타민K1), 피오틴(비타민H)
천연미네랄 – 인, 칼슘, 마그네슘, 나트륨, 카륨 등
올리고당 – 스타키오스, 라피노스 등
핵산 – 디옥실리보핵산, 리보핵산, 핵산유도체 등

2. 〈세이겐〉의 효과

바이오 퍼멘틱스 제제 〈세이겐〉은 여러 분야에 걸쳐 효능을 나타내고 있습니다.

- 2세 계획이 있는 부부에게 꼭 권하고 싶습니다. 불임 부부가 〈세이겐〉을 복용하고 출산한 체험담이 많습니다. 건강한 정자와 난자의 결합 및 태아에게 좋은 환경을 주어 건강하고 총명한 2세의 출산을 도와줍니다.
- 장기능이 놀라울 정도로 향상되어 자신감이 생깁니다.
- 신진대사를 활발하게 하며 영양 밸런스를 유지시켜 모든 질병에 대한 면역력을 높여줍니다.
- 근육이 단단해지며 피부가 촉촉해집니다.
- 모든 질환은 면역력만 있다면 극복할 수 있습니다. 수술 전후 〈세이겐〉을 복용할 경우 상처가 빨리 아물고 통증은 반감됩니다. 특히 암수술 환자는 재발을 예방하고, 항암제의 부작용을 억제하는 효과가 탁월합니다.

체험한 사람들의 질병에 따른 세이겐 적용

기관	임상개선례	실험에의한효과	세이겐종류
뇌	다운증후군	기억,학습기능	세이겐3포~6포
혈관	고혈압	고혈압개선	세이겐6포~9포
폐	천식	자동면역질환	세이겐3포~6포,세이겐αEV2포
간	C형간염,알콜중독	간기능개선	세이겐6포 또는 세이겐αEV4포
신장	배뇨	신장기능개선	세이겐3포~6포
췌장	당뇨병	당뇨병개선	세이겐6포~9포 또는 세이겐αEV4포
대장	대장암,궤양,결장	대장암예방,장내 플로라개선	세이겐3포 또는 세이겐αEV4포
뼈	골다공증,골밀도저하	칼슘대사	세이겐3포 또는 세이겐GH3포
피부	아토피	알레르기 피부병 개선	세이겐2포~6포
상처	창상	상처치료	세이겐3포~6포
기타	항암제 부작용 류마티즘 에이즈성탈모	항산화	세이겐,세이겐GH,세이겐αEV
		변이원효과	세이겐3포~9포 세이겐αEV3포~9포
		0157대장균방지	세이겐3포
		우식균방지	세이겐3포~9포
		면역력향상	세이겐3포~6포
		장수	세이겐3포~6포
		항암제 부작용 개선	세이겐+세이겐αEV+별지(증상에따라)
	에이즈		세이겐20+세이겐αEV10
	탈모,대머리		세이겐6포~9포
	정력감퇴		세이겐3포~12포

＊정해진 포 수만큼을 하루에 적절히 나누어 드시면 됩니다.
＊그냥 드셔도 되며 물 등의 액체에 녹여 드시면 한층 흡수가 잘 됩니다.

3. 임상실험 데이터(중국 화동의원)

45 - 95세 남녀 환자 200명 대상
〈세이겐〉 1일 1포씩 3회 복용
임상실험기간 6개월

질환명	환자의 상태	회복률
호흡기 질환 (35명)	식욕부진이 호전	약 100%
	피로감, 무기력증이 호전	약 100%
	불면증 호전	91%
	폐부 감염 감소	85%
	천식 개선	85%
고혈압증 (30명)	혈압 하강	94%
	두통, 불면증 호소	73%
내분비계 질환 (35명)	당뇨병	28명
	혈당치 저하 및 제반 증상 개선	28명(28명 중 19명의 환자로부터 현저한 효과가 나타남)
소화기 질환 (30명)	소화불량, 설사 개선	62%
	변비 개선	75%
	식욕부진 개선	100%
소화기 암 (35명)	백혈구, NK 세포 수치 상승	75%
	정신상태 개선	74%
	불면증 개선	71%
피부 질환(35명)	습진, 건선, 대상포진, 켈로이드 호전	68%

- 중국 화동의원에서 모든 질병의 환자 200명을 대상으로 임상 실험한 결과 85% 이상의 효과를 입증한 자연면역물질이며, 당뇨병 환자의 경우 〈세이겐〉을 복용한 경우 혈당치가 상승한 환자는 1명도 없었으며 70%의 환자는 혈당치가 현저하게 낮아졌습니다.(화동의원은 저명한 의사들이 모여 있어 공산당 주요 간부들이 주로 찾는 유명한 중국 굴지의 병원)
- ※ 최근 한국식품연구원과 호서대 연구팀이 청국장의 발효산물이 당뇨예방에 탁월한 효능이있다는 연구 발표
- 미국 네바다주에서는 IRB의 승인을 받아 2006년 11월부터 암환자 120명을 대상으로 주정부 협력하에 임상 실험 중인 자연면역물질입니다.
- 중앙대학교 의료원에서는 2007년 11월부터 아토피 피부병 환자 30명을 대상으로 〈세이겐〉을 복용시키며 임상 실험 중입니다.
- 당뇨, 아토피, 변비, 화장실을 자주가는 증상은 식품으로 다스리는 것이 정석입니다.

부록 2
〈세이겐〉의 역사

1. 메치니코프의 유산균 요법
2. 기원은 불교 경전으로부터
3. 오오타니 코우즈이 농예화학연구소의 업적
4. 미생물과 공생공존
5. 사가키 카즈요시의 약력

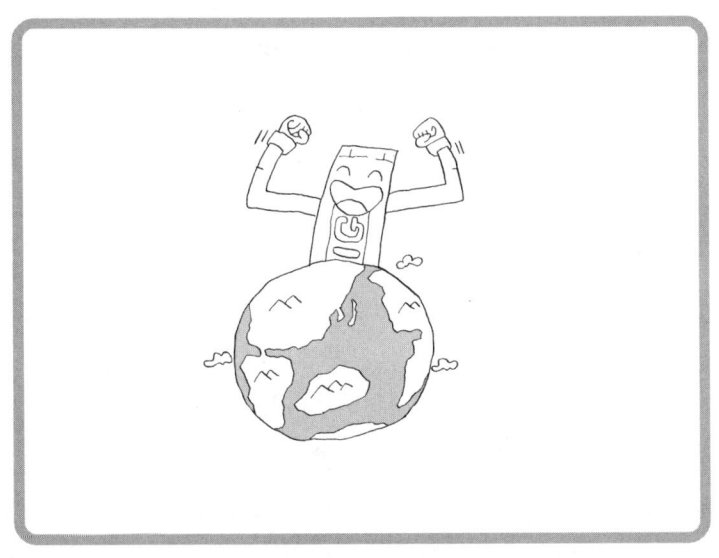

1. 메치니코프의 유산균 요법

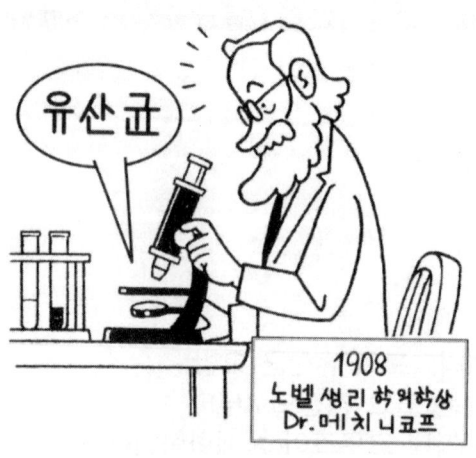

　19세기 말 프랑스의 파스퇴르연구소에 요구르트에 의한 불로장생설을 제창한 메치니코프라는 저명한 러시아인 생물학자가 있었습니다. 어느 날 메치니코프 박사는 건강하게 장수하는 사람이 많은 불가리아 지방에서 유산균 제품을 많이 먹는다는 사실을 알게 되었습니다. 그 후 박사는 이 지방의 사람들이 즐겨 먹는 유산균 제품과 요구르트 성분 속에서 한 종류의 세균을 발견하게 됩니다. 그 세균을 추출해내어 연구해 본 결과 매우 강한 살균력을 가지고 있을 뿐만 아니라, 인체에 조금도 해를 입히지 않는다는 사실을 알게 되었습니다. 박사는 곧 요구르트 속에 들어 있는 이 세균이 장내의 유해균의 활동을 억제하고, 독소의 발생을 방지하고 있다는 가설을 세우고 "이를 섭취하면 병에 걸리지 않는 체질로 바뀌게 되며, 이것이 바로 불로장생의 비결이다."라는 결론에 도달하게 되었습니다. 이것이 메치니코프의 유산균 요법입니다.

　메치니코프 박사는 이 요법의 발견과 그 후의 연구를 통해 1908년 노벨 물리학, 의학상을 수상하게 됩니다. 당시 유럽에서는 노화와 동맥경화가 문제시되고 있었습니다. 특히 동맥경화의 원인은 과음 아니면 매독이라는 설이 지배적이어서, 장내세균을 주목한 메치니코프 박사의 시점은 매우 정확하고 참신한 것이었습니다. 그러나 당시 큰 반향을 불러일으킨 이 이론도 후세에 이르러서는 방법론에 있어서 두가지 결점이 있음을 지적받게 되었는데, 이는 다음과 같습니다.

　① 분리시킨 한 종류의 균을 사용한 것
　② 살아있는 균을 마신다는 것

　서로 서로 도와가며 살아가는 균은 하나로 분리되어 버리면 그 움직임이 둔해지게 되고, 어렵게 장 속에 들어가더라도 번식할 확률이 매우 적어지게 됩니다. 또한 살아있는 균은 대부분 장까지 도달하기 전에 위산에 의해 죽어버려 먹더라도 큰 효과를 보지 못하는 것입니다. 메치니코프 박사는 아쉽게도 이 점을 발견하지 못했습니다. 당시 박사도 매일같이 요구르트를 마셨으며 이는 유럽 전체에 요구르트가 보급되는 계기가 되었습니다. 메치니코프 박사는 1916년 향년 71세의 나이로 동맥경화증을 동반한 요독증으로 생애를 마감했습니다.

2. 기원은 불교 경전으로부터

> 乳より酪(らく)を出し、
> 酪より生酥(せいそ)を出し、
> 生酥より熟酥(じゅくそ)を出し、
> 熟酥より醍醐(だいご)を出す。
> 醍醐は最上なり。
> 若服する者有らば
> 衆病皆除く。
>
> 大般涅槃経第十三より

　바이오 퍼멘틱스의 근원은 약 2500년 전의 불교 경전에까지 거슬러 올라가게 됩니다. 지금으로부터 약 1세기 전 카마쿠라 시대 초기의 승려 '신란(新鸞)'의 혈통을 이어 시혼간지(西本願寺)파의 제 22대 법주인 오오타니 코우즈이(大谷光瑞) 법사는 '대반열반경(大般涅槃經)' 속의 다음 한 구절에 주목했습니다.

제호는 맛이 최고로다. 이를 취하는 자는 만병을 물리칠 수 있을 것이며, 모든 약의 효험이 이 속에 함께 있도다.

불교에서는 종종 '제호를 맛본다'는 표현을 쓰곤 하는데 이는 진정한 즐거움, 최상의 것을 맛본다는 의미를 지니며, 이 때의 제호는 불교 경전에서 유래한 것입니다. 앞서 말씀드린 '대반열반경'의 한 구절을 현대어로 번역해 보면, "제호의 맛은 최상이다. 이를 음용하면 모든 질병으로부터 해방될 수 있으며, 다른 약을 쓸 필요가 전혀 없다." 라는 뜻이 됩니다.

또한 '대반열반경'에는 '제호'를 제조하는 과정까지도 적혀 있었습니다.

① 소에서 우유를 짜낸다.
② 우유로 酪(타락:유즙)을 만든다.
③ 타락으로부터 생수를 만든다.
④ 생수로부터 숙수를 만든다.
⑤ 숙수로부터 제호를 만든다.

맨 처음에 얻는 우유는 영양분을 고루 갖춘 배양지이며, 다음 단계의 타락은 우유로부터 지방을 걷어낸 것입니다. 그 다음 생수란 살아있는 균을 말하며, 이 균을 숙성시킨 것이 바로 숙수입니다. 그리고 마지막 단계에서 숙수로부터 얻어지는 것이 '제호'입니다. 이 '제호'가 바로 바이오 퍼멘틱스인 것입니다.

3. 오오타니 코우즈이 농예화학연구소의 업적

'대반열반경'에서 '제호'를 발견해 낸 오오타니 법사는 후에 유익균 배양 기술의 세계적 권위자가 된 마사가키 카즈요시와 만나 1932년에 중국 다리안 (大連)지방에 오오타니 코우즈이 농예화학연구소를 설립하고, 본격적으로 세균 연구에 임했습니다. 그 후 1939년 오오타니 연구소는 독자적으로 미생물 공서배양법을 발명하고 특허를 취득했습니다. 이는 메치니코프 박사의 유산균 요법 중,

① 분리시킨 한 종류의 균을 사용하고 있어 균이 제 기능을 다하지 못한다.
② 살아있는 균을 마시는 것으로는 그다지 큰 효과를 보지 못한다.

는 두가지 결점을 훌륭하게 보완해낸 것이었습니다.

이러한 공서배양법은 16종류의 유익균을 공서(共棲)시키면서 번식·배양시킨 것으로써, 최대의 특징은 상대방 균이 강해지면 그 균에 대항해 항생 작용이 발생하여 항생물질을 만들어 냄과 동시에, 스스로를 강화시키고자 하는 작용이 일어나게 되어 공생 번식하는 과정에서 균들 서로가 서로를 강화해 나간다는 점입니다. 상호 작용에 의해 강화된 균이 만들어내는 물질에는 20종류 이상의 아미노산, 각종 비타민, 각종 미네랄을 포함해 소량이지만 충분히 제기능을 다 할 수 있는 핵산 물질 (DNA,RNA)이 포함되어 있었습니다. 이와 더불어 이 균들의 분비액은 매우 뛰어난 활성을 보인다는 것도 알아낼 수 있었습

니다. 이 공서배양법이야 말로 메치니코프 박사가 처음에 제창한 유산균 요법의 완성판이라고 할 수 있으며, 일본을 대표하는 미생물학자들 사이에서도 이 이론과 기술은 높이 평가되었습니다. 이 공서배양법을 보다 구체적으로 설명하자면 아래와 같습니다.

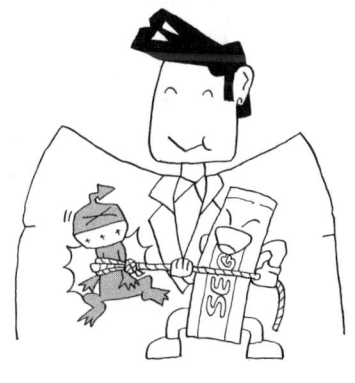

① 먼저 16가지 종류의 유익균을 한 종류씩 배양하여 강화시킨다.
② 다음 단계로 이들 균을 4종류씩 4개의 군으로 나누어 각각 공서배양한다.
③ 평상시의 수배에 달하는 장시간 배양을 실시한다. 이때 배양 온도의 이동성 방식을 통해 분비물의 생산량을 증가시킨다.
④ 마지막으로 그 분비물이 변화하지 않은 상태에서 추출해 내어 최고도로 농축시킨다.

이와 같은 방법으로 추출된 원액으로부터 정제된 것이 바이오퍼멘틱스입니다. 이렇듯 메치니코프 박사의 위대한 발견은 오오타니 농예화학연구소의 연구를 통해 결실을 맺게 된 것입니다.

4. 미생물과 공생공존

메치니코프 박사의 발견과 오오타니 법사의 유언을 받들어 공서배양법을 최종적으로 완성시킨 것은 마사가키 카즈요시였습니다. 마사가키는 생애의 대부분을 미생물과 함께 보냈습니다. 1950년 1월 25일 국회에서 '수명론과 유익세균에 대해' 라는 제목으로 연설을 하여 후생노동성 장관(한국의 보건복지부 장관)으로부터 감사장을 받기도 했습니다. 그 연설의 내용은 다음과 같습니다.

"이 세상에 존재하는 모든 것은 수명을 지니고 있지만, 그 이상적인 수명, 즉 천명에 대해서 그리고 모든 동물의 수명에 대해서 연구해 본 결과 2가지 결론을 얻을 수 있었습니다. 그 중 한 가지는 일정 성장기간의 5배 이상을 생존한다는 이론이며, 다른 한 가지는 장내 독소의 발생과 수명이 밀접하게 연관되어있다는 사실입니다. 모든 생물은 태어나서 어른이 되기까지의 성장기간의 약 5~12배의 기간을 생존하게 됩니다. 예를 들어 개는 태어난 지 2년만에 성인견이 되며, 그 기간의 5배 이상, 즉 10살에서 15살 정도의 수명을 가지고 있습니다. 또한 코끼리는 성장기간이 20년 정도로서 그 5배 이상인 150살 이상의 수명을 가지고 있습니다. 이런 식으로 생각해 볼 때 학자들이 추정하는 인간의 성장기간은 대체로 25년이므로, 이론상으로는 그 5배인 125살까지가 인간의 수명인 셈입니다. 그러나 왜 인간은 그렇게 길게 살지 못하는 것일까요?

여기에는 앞서 말씀드린 두 번째 이론이 깊게 연관되어 있습니다. 즉 장 속에 유해균이 번식하여 독소가 발생한 동물은 수명이 짧아지게 되고, 독소가 없는 동물은 반대로 수명이 길어지는 것입니다. 예를 들어 조류는 장이 매우 짧아 섭취한 음식의 영양소만을 빠르게 흡수한 후 찌꺼기는 바로 배설해 버리기 때문에 장 속에서 이상 발효 또는 부패가 일어날 확률은 거의 없습니다. 800년 전의 언어를 사용해 말을 하는 앵무새가 있다는 미국의 보고서도 있습니다만, 조류가 이상하리만치 수명이 긴 것은 장 속에 유해균이 번식할 틈이 없기 때문입니다. 예로부터 거북이는 만년을 사는 동물로 알려져 있고, 학 또한 천년을 산다는 선금으로 알려져 있습니다. 실제로 학은 90~100년, 거북이는 300년 정도의 긴 수명을 가지고 있으며, 이들 동물의 장은 언제 들여다보아도 부패균이 번식하지 않아 악취가 나지 않습니다.

　인간 중에서도 산 속에서 생활하는 사람의 변은 악취가 거의 없으며 매우 장수를 하는 것으로 알려져 있습니다. 이에 비해 도시에 사는 사람들이 섭취하는 음식은 자연 그대로의 것이 거의 없어 장 속에서는 이상 발효가 많아져 독소가 생겨나게 됩니다. 이 독소가 몸에 흡수되어 장기가 쇠퇴하고 정해진 수명을 다하지 못하고 노쇠해버리는 것입니다. 메치니코프 박사는 이 점에 착안하여 유산균 요법을 발견한 후 세상에 발표했지만 거기에는 두 가지 결점이 있었습니다. (중간 생략)

　여기에서 저희 연구소에서는 균의 공서배양법을 발명해 냈습니다. 이 공서배양법의 흥미로운 점은 상대방 균이 강해지면 강해질수록 그 균에 대해 항생 작용을 일으켜 항생 물질을 만들어냄과 동시에 스스로를 강화시키고자 하는 작용을 하게 된다는 것입니다. 그럼으로써 균들 서로가 서로를 강화시켜 나간다는 점이 바로 공서배양법의 이론인 것입니다.

 이 유익 세균의 분비물은 양이 많아지면 먹기가 힘들어지므로 변화하지 않은 상태에서 농축시켰습니다. 따라서 소량을 마시는 것만으로도 위장내에서 살아있는 균을 따로 번식시킬 필요 없이 100% 효과를 볼 수 있는 것입니다. 이는 장관성 자가중독이라는 독소를 방지하기에도 매우 적합한 요법일 뿐만 아니라, 지금으로부터 2500년 전 불교 경전에도 담겨있어 오오타니 코우즈이 법사가 연구를 시작하게 된 것입니다.

 '제호'는 매우 뛰어난 맛을 지닌 균의 분비물입니다. 뛰어난 맛이라고 표현하는 이유는 이를 모든 인간이 섭취할 필요가 있기 때문입니다. 즉 몸에 좋은 성분을 섭취하여 장 속의 이상 발효를 방지함으로써 영양분은 체내에 완전히 흡수시키고, 반대로 독소는 흡수시키지 않게 되는 것입니다. 이러한 의미에서 인간이 완전히 수명을 다하고 나아가서는 그 수명을 연장시키기 위해서는 이 방법을 우선시하지 않으면 안되는 것입니다. 불교가 수명론을 다루고 있는 이상 이 '제호'의 제조법이 거론되는 것 또한 당연한 것이라고 볼 수 있습니다.

 오오타니 코우즈이 법사는 이 유익 세균을 일반적으로 응용하는 것 이외에 태아에게도 영향을 줄 수 있을 것이라는 생각을 했습니다. 모태에 독소가 발생하면 태아에게도 안좋은 영향을 미치게 되므로 이러한 장내 독소의 발생을 예방하여 건강한 아이가 태어날 수 있게 하는 것입니다. 태아의 몸이 아직 완전히 만들어지지 않아 조직이 약할 때에 독소를 흡수하

게 되면 장래의 건강에도 영향을 미칠 가능성이 있기 때문입
니다. 이렇듯 응용의 폭을 넓혀감으로써 온 국민을 건강 체질
로 바꾸어가고자 하는 것입니다. 이와 더불어 정신적인 단련
을 함께함으로써 몸과 마음을 일치시켜 더 나아가서는 지능
적인 문화를 만들어 나가자는 것입니다. 이는 일본의 장래에
있어서도 매우 중요한 부분이며 하루 빨리 이를 전국적으로
보급시켜 국민의 질적 향상에 이바지하고자 합니다.

〈사가키 카즈요시의 약력〉

- 1901년　동경 태생
- 1921년　교토연생학관 입학. 교토대학 교수, 곤토가네스케 농학박사, 키무라 의학박사와 함께 미생물학 연구
- 1926년　학사 과정 수료
- 1928년　교토연생학관 미생물 연구부원
- 1929년　응유제조법 발명, 특허취득.
- 1930년　동경 연생학관 지관장으로 취임. 프랑스식 세균 연구실 건설
- 1932년　오오타니 코우즈이에게 사사, 화학 불교의 연구에 임함
- 1938년　전쟁에 소집되어 야전병의 건강에 관한 세균학적 현장 연구에 임함
- 1939년　귀환한 후 동경 보호균화학연구소를 설립 후 소장으로 취임.
　　　　　미생물 공서배양법을 발명, 특허 취득.

- 1943년 '중요의약품균제제'인 '쥰세이소킨'의 제조법 완성. 중국 다리안(大連)지방에 오오타니 코우즈이 농예화학연구소 차장으로 취임, 불교 경전 속의 미생물학 연구.
- 1946년 미생물을 사용한 자연의 맛 유도물질 제조법 완성.
- 1947년 중국 다이렌지방의 연구소를 일본으로 철수, 식물성 단백질을 사용한 치즈 제조법 완성.
- 1949년 국회에서 '불교 원리의 응용 범위'를 강연, '타카세 소우타로 문부 대신(문화부 장관)으로부터 찬사를 받음.
- 1950년 국회에서 '수명론과 유익세균' 강연, 하야시 죠지 후생대신(보건부 장관)으로부터 찬사를 받음.
- 1952년 라듐을 이용한 화장품 연구
- 1960년 미생물을 이용한 향, 맛, 색을 연구
- 1961년 미생물의 분비물을 이용한 향료의 개선법과 악취제거법 연구
- 1962년 미생물의 분비물을 이용한 피부보호법 연구

- 1964년   폐기가스의 독성 제거, 완전 연소, 열효율의 상승, 슬러지의 분산, 철제금속의 부식방지에 효과적인 미생물 생산물질의 제조법 연구
- 1966년   누룩 효모의 발육촉진용 첨가물 제조법을 발명, 특허 취득(제470689호)
- 1970년   주식회사 오오타니 코우즈이 농예화학연구소의 대표이사로 취임.
  특허 제 470689호의 제조법에 따라 장내 유익세균의 번식을 촉진하고, 장내세균의 균형을 회복시키고, 황산화수소 등 독성 가스의 발생을 제거하는 유효미생물 분비액 제조법을 완성시킴.
- 1980년   앞서 말한 분비액의 상품화
- 1982년   프랑스 파스퇴르연구소를 방문, 메치니코프 박사의 연구 업적 시찰.
- 1985년   향년 85세의 나이로 타계

감수를 마치며

지난 한 세기동안 의학계는 눈부신 발전을 거듭하며 진보했습니다. 질병 치료에 있어도 세포 뿐만이 아니라 보다 근본적인 분자생물학적 레벨에서 접근할 수 있었습니다. 전세계적으로도 인간의 몸속에 존재하는 미확인 물질을 발견해내기 위해 치열한 경쟁이 벌어지고 있습니다. 제 전문 분야인 내분비계에 있어서도 하루가 다르게 새로운 해석과 해명이 이루어지고 있으며, 그 결과 노화의 진행속도도 많이 늦출 수 있게 되어 실제로도 많은 사람들이 치료를 받고 있습니다.

귀국 후 저는 유산균 생산물질 제품과 자료를 제공받아 당시 근무 중이던 동경여자의과대학에서 〈세이겐〉을 애용하는 환자들을 대상으로 특별진료를 하며 데이타를 수집하기 시작했습니다.

병원의 일반적인 치료와는 달리 체질과 건강상태에 따라 자유롭게 복용하는 경우가 많아 개인차도 있었고, 정확한 수치를 측정하기에는 많은 어려움이 뒤따랐습니다. 그러나 맨 처음 그 효과를 실감하게 된 것은 정신질환과의 연관성에서 였습니다. 우울증에 시달리던 환자의 상태가 양호해진 예를 많이 볼 수 있었으며, 또한 간, 소화기 장애, 갱년기 증상 등 광범위한 분야에서 효능이 있다는 데이터를 얻을 수 있었습니다. 그 후 유산균 생산물질 〈세이겐〉은 임상분야에 있어서 실로 광범위한 유용성을 지니게 되었습니다.

〈세이겐〉은 한마디로 말해서 무한한 생명을 가진 유산균이 유한한 생명(수명)을 가진 인간에게 주는 선물로 창조해낸 물질이라고 할 수 있습니다. 저는 내분비학 연구 인생 40년만에 〈세이겐〉을 알게된 것, 그리고 그 〈세이겐〉의 임상적인 해명에 임하게 된 것을 매우 기쁘게 생각하며 또 감사하고 있습니다.

■ 데무라 히로시(出村博)
▶ 1934년 생. 토호쿠대학 의학부 졸업
▶ 미국 유타대학 및 코넬대학 유학
▶ 동경여자의과대학 내과 주임교수, 동경여자의과대학병원 부원장, 일본 내분비학회 이사장, 후생노동성(한국의 보건복지부) 중앙 약사심의회 위원 등 역임
▶ 현 동경여자의과대학 명예교수, 의료법인 시세이회 이사장, 니시신주쿠 플라자 클리닉 원장, 자연의학 임상예방연구소 소장

신간 안내

1권 목차

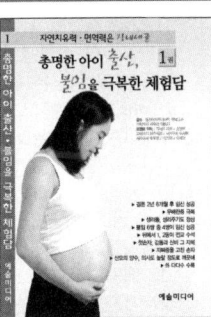

Chapter 1. 육아·출산 체험수기
1. 전수현 체험수기
2. 좌담회 – 어린이와 〈세이겐〉
  1) 결혼 후 2년 6개월이 지나도 아이가 생기지 않아
  2) 카와사키병도 말끔히 극복하고 지능도 향상
  3) 뒤에서 1, 2등을 다투던 아들이 전교 수석으로 졸업
  4) 산만했던 아들이 명문교인 케이오고등학교에 합격
  5) 산부인과에서도 깜짝 놀랄 정도로 양수가 깨끗해
  6) 출생시 체중 596g이던 초미숙아가 〈세이겐〉으로 정상아로
• 코멘트 1.
  불임으로 고민하는 분들 6쌍 중 4쌍이 임신 성공
• 코멘트 2.
  〈세이겐〉은 3가지 점에서 모체를 보호하고 태아에게도 좋은 영향을 끼쳐
• 코멘트 3.
  〈세이겐〉의 신비한 작용을 쥐를 사용한 실험을 통해 검증해 나가고자 합니다
3. 육아·출산 체험수기
  1) 무배란증을 극복
  2) 사랑스러운 첫손자, 감동과 신비 그 자체
  3) 나는 엄마 배 속에 있을 때부터 〈세이겐 베이비〉
  4) 열성 경련 극복
  5) 쌍둥이를 임신하고 난소낭종을 극복
  6) 저는 〈세이겐 베이비〉입니다
  7) 큰 딸의 생리통이 사라지고 생리 주기도 정상으로
  8) 불규칙했던 생리가 정상으로
  9) 선천성 소아마비, 뇌에도 장애가
  10) 어머니가 보내준 선물
  11) 자폐증을 고친 손자
  12) 아들의 다운증후군이 개선
  13) 다동증, 연구개열 등 여러 장애를 안고 태어난 아들
  14) 유아의 시력·체력이 믿을 수 없을 만큼 개선
  15) 6살 아들의 고지혈증이 개선
  16) 불안 억제, 우울증 극복
Chapter 2. 대체의학으로써의 각계 각층의 의견
  1. '암을 고치는 재택요법 대사전'
  2. 현장 의사들의 이야기
    1) 장 속에 조성되는 비밀의 화원
    2) 나의 유방암 치료를 도와준 바이오 퍼멘텍스 〈세이겐〉
    3) 동양 의학과 서양 의학의 교두보 〈세이겐〉
    4) 가장 중요한 것은 면역력을 높이는 일

5) 일본의 의사들도 바이오 퍼멘텍스와 같은 대체의료에 대해 알아 두었으면
　3. 좌담회 1 -유산균 생산물질이란 무엇인가?
　4. 좌담회 2 -〈세이겐〉체험담
Chapter 3. 건강과 유산균
　1. 진정한 의미의 건강이란
　　1) 장은 건강의 기본
　　2) 장 속의 슈퍼맨 선옥균
　　3) 건강의 핵심은 대장 건강
　　4) 바이오 퍼멘틱스는 생활의 지혜
　2. 〈세이겐〉의 성분과 효과
　　1) 〈세이겐〉성분
　　2) 〈세이겐〉효과
　　3) 임상실험 데이터(중국 화동의원)
　3. 〈세이겐〉의 역사
　　1) 메치니코프의 유산균 요법
　　2) 기원은 불교 경전
　　3) 오오타니 코우즈이 농예화학연구소의 업적
　　4) 미생물과 공생공존
　　5) 사가키 카즈요시의 약력

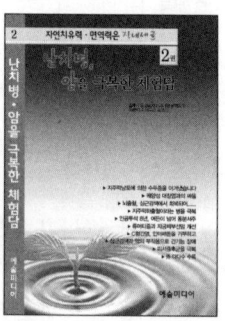

〔2권 목차〕

1. 2007 교토 포럼
　1) 지주막낭포에 의한 수두증을 이겨냈습니다
　2) 중인두암, 구개편도선암의 개선
2. 2006 CMC 포럼
　1) 교원병에 걸린 딸아이가 건강한 아이를 출산하는 기적이
　2) 궤양성 대장염과의 싸움
　3) 뇌출혈, 심근경색에서 회복되어...
3. 2005 오키나와 포럼
　1) 생리가 40일이나 지속, 호르몬 밸런스, 자궁암 개선
　2) 협심증, 심근경색, 뇌경색, 폐렴을 극복
　3) C형 간염, 간세포암 수술을 극복
4. 2005 마쓰에 포럼
　1) 혈소판 감소증과 유방암 등 많은 병을 극복
　2) 폐렴, 폐화농증을 극복
　3) 식도암 수술 후 5년 경과, 80세까지 일을 계속하고 싶다
5. 2005 요메고 포럼
　1) 전립선암 선고 받고...
　2) 중증 화상, 피부이식에도 빠르게 회복
　3) 갑자기 찾아온 골육종과 폐암과의 싸움
6. 2005 다카라즈카 포럼
　1) 자궁암이 복막암으로...
　2) 지주막하출혈이라는 병을 극복

7. 2005 군마 포럼
   1) 인공투석 8년, 여든이 넘어 동분서주
   2) 28세에 류머티즘 관절염 발병
   3) 유방암 수술 후 회복
   4) 연구개열 장애. 삼출성 중이염, 수면 장애, 다동증을 극복
8. 2005 삿포르 포럼
   1) 30년간 앓아온 당뇨병
   2) 클론병과 후신경 신경아세포종
9. 2005 야마나시 포럼
   1) 당뇨병의 합병증, 망막증과 인공투석
   2) C형 간염, 난소 종양을 극복
   3) 류머티즘과 자궁체부선암 개선
10. 2005 후쿠오카 포럼
    1) 네프로제 증후군 발병 후 당뇨병, 뇌경색 극복
    2) 폐비정형항균증 치료제의 부작용 개선
11. 2004 하마마츠 포럼
    1) C형 간염, 인터페론을 거부하고
    2) 거대 간낭포, 신장 결석을 개선
    3) 50년을 고민해 오던 축농증을 극복, 남편은 대장암을...
    4) 596g 초미숙아가 쑥쑥!
12. 2004 도쿄 포럼
    1) 위암에서 식도, 나중에는 복막으로 전이, 그리고 수신증과의 싸움
    2) 아토피성 피부염, 스테로이드와 싸움 끝
13. 2003 도쿄 포럼
    1) 백혈병, 무균실 입원 생활로 인한 우울증. 지금은 육체적, 정신적 해방
14. 2003 오사카 포럼
    1) 만성 두통과 신장, 담낭 결석, 3중고의 탈출
    2) 수혈로 인한 C형 간염 극복
    3) 폐암과 함께 10년, 항암제를 거부하고
    4) MRSA감염, 경이적인 회복을...
15. 2003 하마마츠 포럼
    1) 당뇨병 지금 분투 중
    2) 〈세이겐〉으로 이겨낸 메니에르 증후군
    3) 심근경색과 약의 부작용으로 간 기능 장애
    4) 피셔 증후군을 극복
16. 2002 후쿠오카 포럼
    1). 하행결장암 II기에서 극복
    2). 피부암, 골수염, 치주농루를 극복
    3). 뇌경색, 두 번째 발작에서 탈출
    4). 의료 사고로 인한 뇌 장애를 극복
17 기타 체험담
    1). 위에 생긴 폴립을 극복
    2). 구내염, 파킨슨병 환우에게 전하고 싶다
    3) 급성 신부전 등 사경을 헤매다 일상 생활로...

(4권 목차)

1. 쾌면, 쾌식, 쾌변은 유산균 생산물질로
2. 유산균 생산물질로 병원 단골 타이틀 반환!
3. 말려들던 손·발톱, 생리통, 건조한 피부, 화상도 OK!
4. 유산균 생산물질을 누구에게나 권하고 싶습니다.
5. 피로회복에는 유산균 생산물질이 최고!
6. 내 머리카락에 기적이 일어났다.
7. 호전 증상을 몰라 포기할 뻔…….
8. 치매 예방이 되는 유산균 생산물질.
9. 각막 헤르페스.
10. 등 중앙에 종양을 제거해도 마비증세가……
11. 길랑바레 증후군을 극복하고……
12. 이하선암, 망막박리도 이겼다.
13. 세균성 수막염이 K.O패
14. 파킨슨병이 쾌차
15. 구내염 재발과 각종 염증 반응이 제로.
16. 파킨슨병, 구내염도 사르르.
17. 갑상선 기능항진증을 극복.
18. 재생불량성 빈혈, 악성 림프종도 이기고 있다.
19. 악성 림프종의 항암제 고통.
20. 중이염, 맛도 소리도 되찾았다.
21. 후두암 수술 후 소리도 되찾았다.
22. 정맥 돌출, 목의 부종이 너무 쉽게……
23. 당뇨병, 걱정하지 마세요.
24. 유산균 생산물질을 먹고 당뇨병이 쾌유
25. 당뇨는 물론 변비까지…
26. 고혈압, 당뇨병을 동시에 해결
27. 요로 결석이 단번에 해결
28. 결석이 사라졌다.
29. 담낭 수술도 가볍게 끝냈습니다.
30. 신우암 환우가 이 글을 읽었으면……
31. 천식, 만성 간염, 위궤양도 사라졌다.
32. 아내는 알레르기성 천식이, 남편은 비후성비염이, 손자는 소아축농증이, 할머니는 당뇨병이……
33. 축농증도 냄새를 맡을 수 있다.
34. 피부암을 고친 유산균 생산물질은 세기말의 보물
35. 아토피성 피부염과의 전쟁에서 이기고 있다.
36. 아들은 아토피가, 딸은 자폐증이 만족스럽게……
37. 무균 피부병을 극복.
38. 건성 피부도 매끈 매끈하게.
39. 교원병(경피증)
40. 한 달 걸릴 골절이 5일만에……
41. 골절된 손목도 빨리 아물었다.

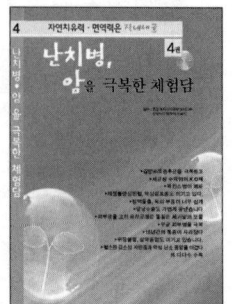

42. 통풍을 물리치는 유산균 생산물질의 힘.
43. 물이 찼던 발목도, 무릎 통증도 가라앉았다.
44. 무릎 통증, 저도 믿을 수 없네요.
45. 15년간의 통증이 사라졌다.!
46. 복합골절이 경이적으로 회복.
47. 경추 추간판헤르니아, 요통이 눈 녹듯 사라졌다.
48. 간 기능 장애, 골다공증, 류머티즘의 약골이…
49. 20년이나 고생하던 요통이 순식간에…
50. 류머티즘의 고통 10년.
51. 류머티즘은 진단도 어려웠다.
52. 3개월 복용으로 류머티즘 통증이 사라졌다.
53. 류머티즘에서 기인한 폐선증.
54. 류머티즘 관절염이 저절로 나았다.
55. 20년의 고통 관절 류머티즘을 이겼다.
56. 요산성 관절염의 통증을 잊었다.
57. 요산성 관절염도 완치되었다.
58. 류머티즘 통증이 사라졌다.
59. 유방암 수술 후의 변비도 해결.
60. 유방암 수술후의 불면증도 해결되었습니다.
61. 유방암 수술후의 불면증이 눈 녹듯.
62. 유방암 항암제 투여도 부작용이 없었다.
63. 유방암, 난소암, 전립선암 환자를 지켜본 체험담.
64. 난소 종양을 극복하고…
65. 혈소판 감소성 자반병과 악성 난소 종양을 이겼다.
66. 돌발성 혈소판 감소성 자반병에 걸려서…
67. 특발성 혈소판 감소성 자반병과 아토피 체험담.
68. 뇌경색을 극복.
69. 남편은 뇌경색, 아내는 무증상경색을 극복.
70. 뇌경색에 의한 구음 장애도, 고혈압, 당뇨병도 동시에.
71. 뇌종양 후유증, 위암도 극복.
72. 뇌경색, 신장 수치도 정상으로.
73. 뇌출혈 후유증, 하수체선종 후유증도 말끔히.
74. 심한 현기증, 메니에르병으로부터 해방.
75. 원인 모를 어지러움증을 극복했다.
76. 끈질긴 편두통으로부터 구해 준 나의 왕자님
77. 원인 없는 두통도 사라졌다.
78. 지주막하출혈에서 다시 살아나다.
79. 지주막하출혈을 극복.
80. 지주막하출혈로부터 살아 돌아왔다.
81. 지주막하출혈도 장애를 모른다.
82. 만성 신장염으로 보낸 긴 투병 생활이 끝났습니다.
83. 조기골암, 진균성 패혈증, 급성신부전, 호중구 기능저하증.
    〈세이겐〉으로 생명있는 날들이 돌아왔다.
84. 신부전도 정상인과 같이…
85. 극심한 만년 설사 증세에서 해방되다.

86. 의사인 남편이 만성설사증.
87. 설사와 출혈섞인 배변을 극복.
88. 혈변이 쾌변으로.
89. 위장불량, 상악동염도 이기고 있습니다.
90. 위장 장애로 먹기 시작했는데…
91. 변비 때문에 행복합니다.
92. 설사도 변비도 유산균 생산물질로 관장해 보세요.
93. 관장은 습관성이 될 우려가 있습니다.
94. 위 부종 진단받고 수술도 안했는데?
95. 3개월 시한부의 위암도 극복
96. 전이된 위암 4기도 극복.
97. 위암 수술 후 항암제 부작용도 모르고…
98. 대장암 수술 후유증도 몰라…
99. 폐암과 함께 살아온 10년.
100. 폐결핵, 암을 이기고…
101. 폐기종, 흉막염, 빠른 회복에 놀라…
102. 특발성 확장형 심근증도 살 맛이 난다.
103. 심장에 관한한 종합환자.
104. 심근경색, 병원 생활이 끝났습니다.
105. B형 말기 간경변, 7개의 정맥류 수술도 Ok.
106. 20년간 앓아온 C형 간염, 간암수술도 13일 만에 퇴원.
107. C형 간염 때문에 오는 경련.
108. C형 간염 개선.
109. 고혈압, 간장, 당뇨, 동시에 해결.
110. 놀랄만큼 좋아진 간기능.
111. 간기능 저하는 저절로.
112. 신기한 인연으로 이어진 〈세이겐〉과의 만남.
113. 참새가 가르쳐 준 유산균 생산물질의 힘.
114. 중상인 비둘기도……
115. 〈세이겐〉이 구해 준 사랑하는 나의 토끼.
116. 애견 주디의 자궁내막증도 극복.
117. 개의 심장사상충도 기적적으로.

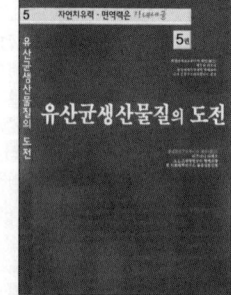

⸨5권 목차⸩

제1부. 장내세균 연구를 통한 제언(提言)

제1장. 인류와 장내세균, 그 공생의 규칙
- 우리 몸 속에서 숨쉬고 있는 100종류 1조(兆) 개의 생명
- 인간은 정말 만물의 영장인 존재인가?
- 성인의 몸을 구성하고 있는 세포는 60조(兆) 개
- 장 속에 살고 있는 세균은 100조(兆) 개
■ 외부 세계에 개방되어 있는 장기, 소화관에서의 사람 VS 세균의 공방

- 세균은 소화관을 통해서 침입한다.
- 위산이라는 교묘한 덫으로 세균의 침입에 대항
- 소장의 내벽은 테니스코트 1만분의 1로, 제 2의 방어벽이 된다.
- 담즙과 이자액의 더블 공격을 돌파할 수 있는 정예의 장내세균
- 대장은 세균의 온상, 살기 좋은 서식처
- 장내세균은 몸 속의 제 2의 화학공장
- 장내세균의 유익한 활동을 120% 활용하기 위해서….

제2장 사람의 수명을 좌우하는 장내 플로라
■ 장 속에서 만들어지는 비밀의 화원(花園) : 장내 플로라
- 완전 무균 상태에서 보호된 아기는 출생하는 순간 세균의 세례를 받는다.
- 대장의 세균이 선임병(先任兵)이 되어 장내 환경을 정비한다.
- 이유기가 되면 장내 플로라는 이미 성인화가 된다.
- 인상(人相), 수상(手相) 그리고 균상(菌相)인 장내 플로라
- 최초의 장내 플로라의 설계도는 이유식으로 그려진다.
- 사람과 장내세균이 주고 받는 거룩한 약속으로 장내 플로라가 완성된다.
- 장 속에서는 매일 매일 목숨을 건 전쟁 같은 땅 빼앗기가 일어나고 있다.

■ 반드시 기억하세요. 장내 플로라의 공죄(功罪)
- 건강을 지배하는 배 속의 미세한 생명체.
- 장내세균의 유용(有用)한 활동
- 장내세균의 유해(有害)한 활동
- 발암 물질의 장간순환에서 암의 위험도도 증대!
- 암모니아 장간순환에서는 간성혼수(肝性昏睡)도!
- 그 외 장내세균의 활동
- 장내 균총과 신체의 관계
- MIZUTANI'S SUGGESTION-1. 장내 플로라 de 자기진단

■ 이화학연구소에서의 연구
- 유용균 우세 플로라를 향한 도전
- 장내 플로라의 개성은 수명을 지배한다.
- 유용균의 먹이, 유해균의 먹이
- 이화학연구소 프로젝트① 장수와 장내 플로라
- 이화학연구소 프로젝트② 비피더스균 증식인자의 특정(特定)
- 이화학연구소 프로젝트③ 발암과 장내 플로라
- MIZUTANI'S SUGGESTION-2. 식물섬유 de 플로라개혁
- 이화학연구소 프로젝트④ 요구르트와 건강
- 이화학연구소 프로젝트⑤ 세균 연구에서 유산균 생산물질 연구로

■ 유산균 생산물질 바이오 퍼멘틱스란?
- 기원은 1939년, 반세기에 걸친 학술적 해석이 진행 중
- 포함되어 있는 주된 성분 생체에 관련된 검증 개시

DOCTOR'S VIEW
- 장내세균은 어떤 생물?
- 폭음, 폭식이 생체의 장벽을 약하게 하고, 세균의 침입이나 번식을 돕는 것을 명심
- 변비는 장내세균의 보고(寶庫)

- 일본인 2명중 1명이 헬리코박터피로리균 보균자
- 모유는 아기를 위한 완전식
- 박테로이데스는 왜 최우세균인가?
- 세균과 공생하는 능력을 기르지 못한 비극의 소년, 데이비드
- 항생물질 활용에 경종! 면역력 저하와 내성균의 출현
- 발암의 메커니즘
- 장수하는 사람의 배 속은 비피더스균이 가득
- 유즈리 하라식 장수 음식은?
- 클로로포름 내성균(CRB)이란 어떤 균?
- 프로바이오틱스, 프레바이오틱스, 신바이오틱스
- 미생물 생산물질의 은혜

제3장. 미즈타니 보고서 : 유산균 생산물질 바이오 퍼멘틱스의 연구 실적
- 대장암 : 종양 발생률 약 30%억제, 평균 종양 수와 크기도 줄어들다.
- 발암 물질 : 바이오 퍼멘틱스의 양을 늘리는 것으로 발암 물질에 대항하는 항변 이원 작용도 파워업
- 당뇨병 : 포도당 단백질과의 결합을 저해하고, 합병증을 예방. 혈당치는 약 30% 억제
- 고혈압 : 바이오 퍼멘틱스 단 1회 투여로 확실한 혈압 하강 작용 확인.
- 알레르기 질환 : 만성 기관지 천식의 원인인 류코트리엔(leukotriene)류를 억제
- 간, 신장 기능 장애 : 간장에서 AST(GOT), ALT(GPT)를 약 70%, 신장에서 BUN을 약 30% 억제
- 류머티즘성 관절염 : 자기면역성 관절염에 대한 바이오 퍼멘틱스의 투여 효과
- 창상 치료 : 상처의 회복력이 빨라짐
- 활성산소의 억제 : 과잉 활성 산소를 제거하고, 혈액 중 과산화지질도 45% 억제
- 면역 조절 작용 ① : 분비형 IgA의 유도
- 면역 조절 작용 ② : 종양 세포의 증식 억제
- 면역 조절 작용 ③ : 바이오 퍼멘틱스에 포함되 있는 면역 조절 작용 물질 검토
- 스트레스 억제 : 스트레스에 있어서의 바이오 퍼멘틱스 투여 효과
- BF 구성 물질의 특정 : 바이오 퍼멘틱스의 정체를 밝혀라!
- 특허신청과 취득 : 바이오 퍼멘틱스에 관련된 특허를 세계에 신청, 취득. 이화학연구소와의 공동특허／(주) A.L.A의 특허신청
- 유산균 연구자로부터 제언(提言) : A.L.A 중앙연구소 소장, 카네우치 쵸지
- 맺음말 : 진화하는 바이오 퍼멘틱스

TECHNICAL INDEX
- 변이원물질에 대해서
- 실험동물에 대해서
- 고혈압 자연발생증 랫드는 최대혈압이 200mmHg!
- 액체칼럼 크로마토그래피는 분자의 크기를 이용해 물질을 분리, 분석
- ACE 저해물질이 고혈압을 뿌리부터 제거하는 이유
- 고속액체크로마토그래피는 염증 유인물질 류코트리엔류를 확실히 포착한다.
- 류코트리엔은 알레르기 반응으로 방출되어 기관지 천식을 만성화시킴.
- AST(GOT), ALT(GPT)는 간세포의 파괴로 유리

- 디옥시콜산과 D-갈락토사민에서는 간 장애도 그 타입이 다르다.
- 혈중 요소질소라는 노폐물로 신장 기능 체크!
- 회복되기까지의 소요 일수는 연령과 반비례 - 10세의 경우 7일, 70세의 경우 35일.
- 활성 산소가 질병이나 노화의 실제 범인 - 만병일독설(萬病一毒說)
- SOD는 활성 산소의 청소실
- 장관(腸管) 면역과 분비형 IgA의 활동

제2부 최전선 의료에서의 제언

제1장 데무라 보고서 2006 유산균 생산물질의 임상례
■ 유산균 생산물질과의 만남
- 환자가 알려준 유산균 생산물질
- 1994년 상해 화동의원에서 열린 임상 발표에 참가
- 유산균 생산물질의 기원은 1932년 오오타니 코우즈이 농예화학연구소에서
- 1995년, 동경여자의대 병원에서 유산균 생산물질 애용자의 특별 진료 개시
- 2000년, 니시신주쿠 플라자 클리닉에서 진료 개시

■ 유산균 생산물질이란 무엇인가?
- 유산균 생산물질이란?
- 유산균 생산물질에 포함된 주요 성분
- 유산균 생산물질 활용법에 대한 조언/유산균 생산물질을 서플리먼트로 응용한 예
- 유산균 생산물질의 작용에 관한 고찰
- 유산균 생산물질에 의한 건강 증진 사례

■ 스트레스와의 관계
- 현대인은 스트레스병
- 이마죠 토시히로의 실험 결과
- 쾌식, 쾌면, 쾌변의 리듬과 유산균 생산물질
- 유산균 생산물질 애용자에게 공통적으로 보여지는 에너지와 밝은 성격!
- 스트레스가 원인으로 일으키기 쉬운 주요한 병

■ 암과의 관계
- 암(악성 신생물)은 현대인의 사인(死因) 제 1위
- 암의 주요 부위
- 암의 새로운 치료법 면역 치료에 대한 기대
- 암의 면역 요법의 종류
- 암 환자에게 신뢰 받고 있는 유산균 생산물질
- 암 개선에 관한 면역 부활(賦活)을 서포트
- 유산균 생산물질 중 유효 성분이 악옥(惡玉)균의 해를 방지하고 암세포를 조기에 아포토시스(apoptosis : 세포의 자살 현상)시킨다.
- 유산균 생산물질은 암 발병에 관련된 호르몬 작용을 조정한다

■ 정신·신경 질환과의 관계
- 증례 101 백혈병, 우울증(여성 51세)에서 심신(心身) 해방
- 증례 002 지주막하출혈(남성 60세) 후유증 회복

- 증례 103 다운증후군(남성 45세) 정신 활성화
- 증례 004 메니에르 증후군(남성 45세) 증상 완화
- 증례 005 람세이 헌트 증후군(남성 45세) 마비 완화
- 증례 006 난청(여성 72세) 실청(失聽) 상태를 개선
- 증례 007 신경성 식욕 부진증 (여성 34세) 설사약 복용 중지와 체중 증가

[나의 시각] 마음을 다스리는 호르몬과 신경 전달 물질, 유산균 생산물질의 관계에 주목!
　　　　　 장과 뇌에도 작용하는 유산균 생산물질
　　　　　 유산균 생산물질의 성분 중 활성형 이소플라본이 갱년기 〈우울증〉을 개선

■ 소화기 질환과의 관계
- 증례 008 대장암(남성 52세) 방사선 부작용의 완화
- 증례 009 C형 만성간염(여성 41세) 검사치 호전
- 증례 010 간경변(남성 62세) 간기능치 정상화
- 증례 011 간장암(남성 63세) 종양의 현저한 축소
- 증례 112 스키루스성 위암(여성 48세) 연명(延命)
- 증례 102 크론병·후신경 신경아세포종(여성 24세)
- 증례 013 궤양성 대장염(여성 54세) 설사 증상이 사라짐

[나의 시각] C형 만성 간염→ 간경변→간암의 연쇄를 끊을 것을 유산균 생산물질에 기대한다.
- 면역기능 조정 작용이 다각적으로 발휘되고 있다
- 유산균 생산물질로 대장암 발증을 억제!
- 단쇄 지방산과 궤양 위험 인자 〈피로리 균〉
- 유산균 생산물질은 장에서부터 건강을 만들어 건강을 증진시킨다

■ 호흡기 질환과의 관계
- 증례 014 폐기종(COPD)(남성 68세) 호흡 개선
- 증례 015 기관지 천식·호산구성 폐렴(여성 60세) 위기에서 탈출
- 증례 016 폐암(남성 65세) 수술 양호
- 증례 117 상인두암(남성 45세) 병상을 극복

[나의 시각] COPD 치료와 유산균 생산물질
- 기관지 천식의 치료와 유산균 생산물질의 작용
- 폐암과 QOL, 그리고 유산균 생산물질
- 수술이 필요한 폐암, 항암제와 방사선 치료가 효과가 있는 폐암

■ 순환기 질환과의 관계
- 증례 017 고혈압(남성 53세) 정상 영역으로
- 증례 018 심근경색(남성 60세) 약의 감량

[나의 시각] 고혈압 치료와 유산균 생산물질의 강압 작용
　　　　　 허혈성(虛血性) 심질환의 치료와 다면적인 서플리먼트의 효과

■ 내분비·대사 질환과의 관계
- 증례 019 당뇨병(남성 63세) 놀라운 개선 효과
- 증례 020 가족성 고지혈증(남성 45세) 회복
- 증례 021 천식,바제도병(여성 53세) 수술 예후 양호
- 증례 022 갑상선 악성 종양(여성 53세) 현저하게 축소

[나의 시각] 당뇨병 개선 증례로, 유산균 생산물질과의 관계를 해명
　　　　　 유산균 생산물질의 혈액을 부드럽게 하는 작용이 고지혈증 개선에 작용했다

■ 신장, 비뇨기 질환과의 관계
• 증례 023 네프로제 증후군(여성 52세) 부종이 사라져
• 증례 124 인공 투석 8년(남성 80세) 건강히 동분서주!
• 증례 025 전립선암(남성 60대) 완쾌
[나의 시각] 유산균 생산물질의 이뇨 효과가 네프로제 증후군을 호전시킨다.
　　　　　신장 기능을 서포트한 사례도 다수!
　　　　　암세포가 사라진 것을 볼 때마다 신기함과 놀라움을 느끼고 있습니다.
■ 혈액, 뼈와의 관계
• 증례 126 악성 림프종 (여성 30세) 치료 부작용 완화
• 증례 027 골다공증(남성 61세) 돌발성 요통의 개선
• 증례 028 교통사고에 의한 골절(여성 61세) 단기간 회복
[나의 시각] 동경여자의과대학 병원의 치료와 유산균 생산물질의 제휴로 대응
　　　　　유산균 생산물질이 뼈를 서포트한다.
■ 교원병, 알레르기와의 관계
• 증례 029 악성 류마티스성 관절염(여성 62세) 통증 완화
• 증례 030 전신 홍반성 루푸스(SLE)(여성 29세) 신기능 부활
[나의 시각] 입과 피부에 침투하는 유산균 생산물질
　　　　　면역 이상에 작용하는 가능성에 대해
■ 부인과 질환과의 관계
• 증례 031 유방암(여성 57세) 종양 축소
• 증례 032 난소암(여성 65세) 수술, 컨디션 상태 양호
• 증례 033 갱년기 장애(여성 57세) 두통이 사라짐
[나의 시각] 여성 호르몬 의존암에 대한 유산균 생산물질의 작용 방법
　　　　　침묵의 살인자 난소암
■ 피부 질환과의 관계
• 증례 104 아토피성 피부염(남성 34세)과의 투쟁
• 증례 035 심상성 백반증(남성 57세) 개선
• 증례 036 화상(남성 25세) 빠른 완치
• 증례 037 장년성 탈모증(남성 76세) 두발 재생
[나의 시각] 난치성 아토피에 유산균 생산물질로 만든 연고를 사용
　　　　　자기 면역 구조에 작용하는 유산균 생산물질
　　　　　유산균 생산물질의 창상 치유 촉진 작용을 실감
　　　　　탈모 개선에 작용한 여성 호르몬과 성장 호르몬과 같은 작용
　　　　　의사의 관심을 집중시키고 있는 유산균 생산물질

MEDICAL VIEW
• 스트레스의 정체 : 좋은 스트레스와 나쁜 스트레스
• 최대의 스트레스는 정신적 스트레스
• 스트레사(stressor)는 중핵(대뇌, 시상하부)에서 2개의 경로로 나뉘어 면역계를 이중으로 억제
• 스트레스 단백질 HSP와 유산균 생산물질
• 암 체질은 유전하는 것인가? 게놈 해설로 진척되는 암 유전자에 대한 해명
• 정신 신경병의 원인에 대한 새로운 해명
• 인지증 방지에 기대를 모으는 ACE 저해 인자

- 신경 줄기세포 의 발견으로 뇌세포는 재생하는가?
- 심한 변비와 유산균 생산물질과 관장
- 단식에 얽힌 에피소드
- 기관지 천식의 어원과 과거 100년의 발자취
- 감기에는 유산균 생산물질
- 심혈관 내분비 대사학의 진보
- 고혈압 동맥경화와 유산균 생산물질
- 강압제 선택 방법
- 심혈관 내분비 대사학의 진보
- TOP을 차지하는 순환기 질환 의료비
- 꿈의 재생 의학에 의한 치료(장기 이식의 대체)
- 비만
- 인공 투석에 의한 만성신염과 당뇨병성 신증
- 전립선암의 치료법
- 조혈 줄기세포 이식 요법 (제대혈 이식)
- 난치병인 교원병 치료가 진보
- 유방암의 치료법과 선택에 대한 조언
- 항원이나 항체를 응용한 알레르기 치료가 등장
- 맘모그라피에 의한 유방암 발견률 상승

제 2장 의료 현장에서 넓게 퍼지고 있는 유산균 생산물질
- 이시카와 노부코 : 의학의 사명과 유산균 생산물질
- 오도다 시게루 : 구강의 건강과 유산균 생산물질
- 코바야시 아키히코 : 사람을 진단한다, 나의 의료와 유산균 생산물질
- 세키구치 모리에 : 유산균 생산물질과 같은 대체 의료의 유익을 알아 주기를 바란다
- 히사타 다카 선생님 : 유산균 생산물질 체험과 서플리먼트로서의 고찰
- 와타나베 요시노리 : 현대인의 마음병과 어린아이의 성장, 유산균 생산물질이 최적

제 3장 노화 방지의 꿈을 향해서
- 노화 방지를 목표로 의료는 지금 장르를 초월하고 있다.
- 종합 호르몬 보충 요법
- 와카마쯔 신고 선생님의 노화 방지 미용 의료
- 가또우 노부요 선생님의 자락 요법
- 대체 의학으로서 서플리먼트

＊신간은 계속 나옵니다.